创新型医药卫生类专业精品教材

康复护理学基础

主　审　冯晓东
主　编　王小井
副主编　李丽英　王利平　宋志明

江苏大学出版社
JIANGSU UNIVERSITY PRESS
镇　江

内容提要

本书以学生为主体，对接行业需求，兼顾专业知识传授、职业能力培养和职业素养培育，以“实用为主、够用为度”为原则，系统地阐述康复护理学的相关知识。全书共 7 个项目，具体包括康复与康复护理、康复护理评定、常用的康复治疗技术、常用的康复护理技术、常见神经系统疾病的康复护理、常见运动系统疾病的康复护理和常见慢性非传染性疾病的康复护理。

本书结构编排合理，内容深入浅出、系统全面，体例新颖，实用性强，可作为各类院校护理、助产等相关专业的教材。

图书在版编目（CIP）数据

康复护理学基础 / 王小井主编. -- 镇江 : 江苏大学出版社, 2024. 8.（2025. 5.重印） -- ISBN 978-7-5684-2233-8

Ⅰ. R47

中国国家版本馆 CIP 数据核字第 2024AW8367 号

康复护理学基础

Kangfu Hulixue Jichu

主　　编 / 王小井
责任编辑 / 李　娜
出版发行 / 江苏大学出版社
地　　址 / 江苏省镇江市京口区学府路 301 号（邮编：212013）
电　　话 / 0511-84446464（传真）
网　　址 / http://press.ujs.edu.cn
排　　版 / 北京时代华都印刷有限公司
印　　刷 / 北京时代华都印刷有限公司
开　　本 / 787 mm×1 092 mm　1/16
印　　张 / 16.5
字　　数 / 381 千字
版　　次 / 2024 年 8 月第 1 版
印　　次 / 2025 年 5 月第 2 次印刷
书　　号 / ISBN 978-7-5684-2233-8
定　　价 / 59.00 元

如有印装质量问题请与本社营销部联系（电话：0511-84440882）

本书编委会

主　审　冯晓东

主　编　王小井

副主编　李丽英　王利平　宋志明

参　编　齐亚莉　马　琳　王新荣

　　　　杨晶晶　李　蕊　聂群成

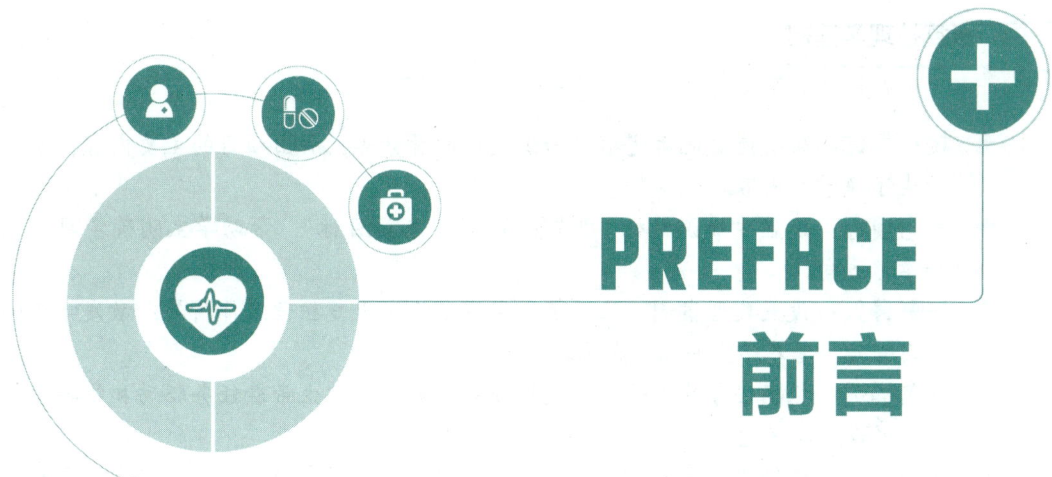

前言

世界卫生组织强调，康复是全民健康覆盖的重要内容之一，是实现确保健康生活、促进全面健康目标的关键策略。由国家卫生健康委等 8 部门于 2021 年联合制定发布的《关于加快推进康复医疗工作发展的意见》指出，康复医疗工作是卫生健康事业的重要组成部分，加快推进康复医疗工作发展对于全面推进健康中国建设、实施积极应对人口老龄化的国家战略、保障和改善民生具有重要意义。

但是，我国康复事业起步晚，基础薄弱，整体水平有待提高，科技创新能力尚需增强。要推动康复事业高质量发展，必须加强人才队伍建设，而人才培养的根本靠教育。基于此，我们经过深入调研、分析和讨论后，组织编写了《康复护理学基础》。本书旨在通过科学的体系、精练的语言、丰富的体例，培养学生在康复护理领域的综合素质，使他们能够迅速成长为符合国家需求的、具备高水平专业技能的康复护理人才。

总体来说，本书主要具有以下特色。

1 素质强化，立德树人

党的二十大报告指出："育人的根本在于立德。"为落实立德树人根本任务，培养"以德为先，德才兼备"的中国特色社会主义事业建设者和接班人，本书以润物细无声的方式对学生进行素质教育，以期提升学生的职业素质和人文素质，帮助学生树立正确的人生观、世界观、价值观。例如，项目首页的"学习目标"囊括"素质目标"，引导学生有意识地加强综合素质培养；在正文中设置"康复风向标""康复守护者"等模块，介绍行业政策、前沿资讯、优秀人物事迹，将行业发展、创新实践、职业精神等内容融入教材中，以坚定学生助力康复护理行业发展、提升康复护理专业水平和服务质量、培养高尚的道德品质、做德才兼备的合格医学人才的理想信念。

2 体例新颖，理念创新

在编写本书时，我们始终遵循"实用为主、够用为度"的原则，力求突出"以学生为中心"，突出"教、学、做"一体，注重培养学生观察、分析、解决临床实际问题的能力，并以此创新教材编写形式。全书采用"项目引领、任务驱动"的编写模式，每个项目设置项目导读、学习目标、项目学习效果检测、项目学习成果评价，每个任务按照"任务导入→任务描述→知识讲解→任务实施"的形式展开。

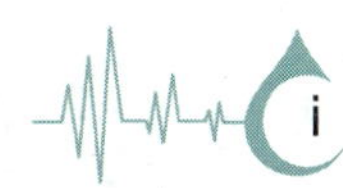

◆ 项目导读：简明扼要地讲述项目知识设计的背景等，引出项目的主要内容，帮助学生了解学习内容。

◆ 学习目标：设置“知识目标”“技能目标”“素质目标”，帮助学生明确学习重点和学习方向。

◆ 任务导入：设置典型案例，让学生真实感受临床康复护理工作情景，激发学生的学习兴趣，培养学生的职业思维。

◆ 任务描述：根据任务导入的情景设置相关任务，使学生带着任务驱动和维持自身学习的动机与兴趣。

◆ 知识讲解：遵循“实用为主、够用为度”的原则，语言精练，重点突出。同时，文中穿插大量图、表，利用图、表的直观性和概括性协助学生理解和记忆相关知识；设置“康复小锦囊”“康复充电站”“康复互动坊”等模块，帮助学生拓展知识宽度、提升思维广度。

◆ 任务实施：以“学习回顾→模拟操作→总结思考”的模式，通过情景演练等形式，引导学生全面、系统地将所学知识应用于实际，主动提升自身实践能力。

◆ 项目学习效果检测：设置与正文内容相关的填空题、单项选择题、多项选择题和思考题，检测学生对知识的掌握程度。

◆ 项目学习成果评价：以自评与师评相结合的方式，从知识与技能、学习过程与方法、情感与素质三个方面对学生的综合能力进行评价，使学生能够有针对性地改进和提升。

3 校企合作，工学结合

本书由一线骨干教师和临床医疗专家共同参与编写。编写人员在编写时充分考虑教学大纲要求与岗位需求，采用产教融合的机制，将基础理论与临床实践相融合，以期拓展学生的思维，提高学生的临床实践能力，打通学校课程教学和临床工作衔接的“最后一公里”。

4 立体教学，平台支撑

本书配有丰富的数字资源，读者可以借助手机或其他移动设备扫描二维码观看微课视频，也可以登录文旌综合教育平台“文旌课堂”查看和下载本书配套资源，如教学课件、课后习题答案等。读者在学习过程中有任何疑问，都可以登录该平台寻求帮助。

此外，本书还提供了在线题库，支持“教学作业，一键发布”，教师只需通过微信或“文旌课堂”App扫描扉页二维码，即可迅速选题、一键发布、智能批改，并查看学生的作业分析报告，提高教学效率、提升教学体验。学生可在线完成作业，巩固所学知识，提高学习效率。

本书由冯晓东（河南中医药大学康复医学院）担任主审，王小井（济源职业技术学院）担任主编，李丽英（山东医学高等专科学校）、王利平（济源职业技术学院）、宋志明（郑州大学第一附属医院）担任副主编，齐亚莉（济源职业技术学院）、马琳（济源职业技术学院）、王新荣（济源职业技术学院）、杨晶晶（济源职业技术学院）、李蕊（济源职业技术

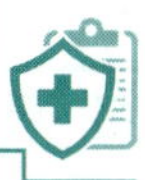

学院)、聂群成(济源职业技术学院)参与编写。由于编者水平有限,书中难免存在疏漏和不妥之处,诚请广大读者批评指正。

特别说明:

(1)本书在编写过程中,参考了大量资料并引用了部分文章和图片。这些引用的资料大部分已获授权,但由于部分注明来源的资料来自网络,我们暂时无法联系到原作者。对此,我们深表歉意,并欢迎原作者随时与我们联系,我们将按规定支付稿酬。

(2)本书所选案例均来源于真实事件,但为了避免误会,部分人物使用了化名。

(3)本书没有注明资料来源的案例均为编者根据真实事件改编。

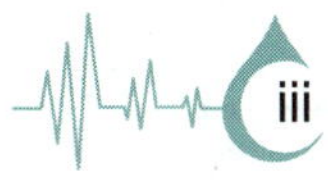

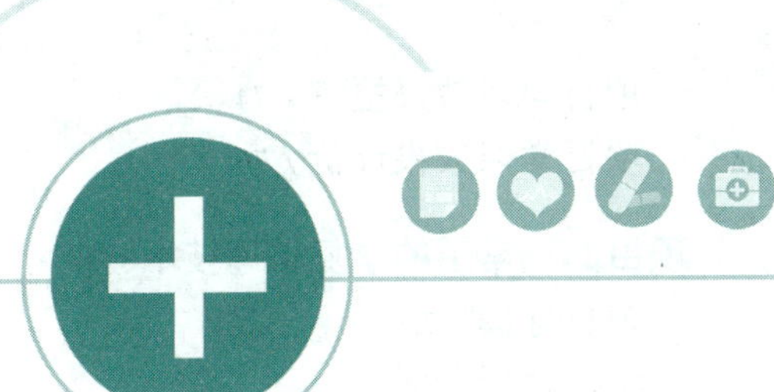

CONTENTS 目录

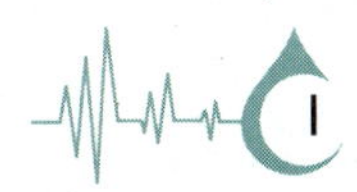

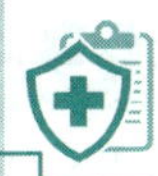

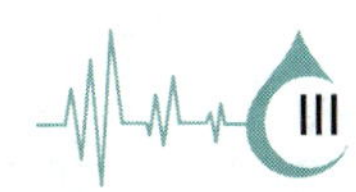

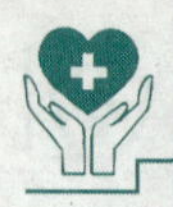

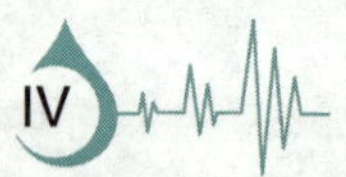

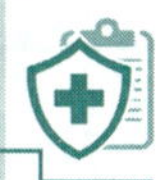

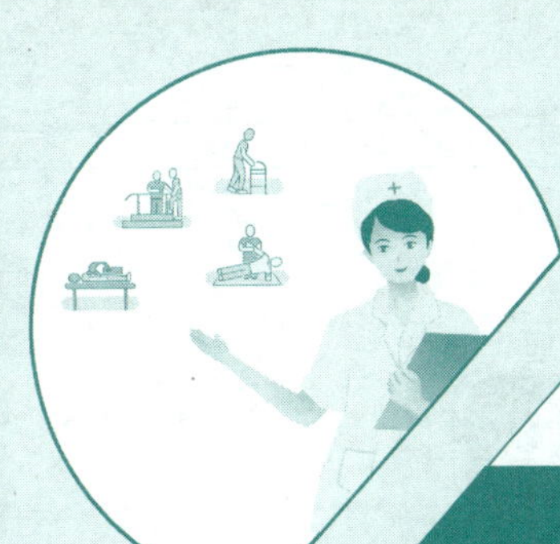

项目一

康复与康复护理

项目导读

随着社会的发展、人们健康需求的提高和医学的不断进步，人们对健康的追求也由简单的“没有疾病”发展到“身体、心理和社会适应的良好状态”。在这一背景下，康复医学迅速发展起来，其内容主要包括康复预防、康复评定和康复治疗。康复护理学是康复医学的重要组成部分，是一门结合康复医学与护理学理论的应用学科，同时也是一门建立在基础护理、临床护理和人文社会科学知识之上的新兴学科。

学习目标

知识目标

✧ 掌握康复、康复护理的含义，康复护理的原则。
✧ 熟悉康复的对象、目标，康复医学的内容、服务方式与工作方式，康复护理的工作内容。
✧ 了解康复医学、康复护理学的含义。

技能目标

✧ 能够应用康复护理的原则指导临床康复护理工作。

素质目标

✧ 保持对康复护理的兴趣，热爱康复护理工作。
✧ 树立康复护理观念和健康责任意识，具有同理心、爱心、强烈的责任感和乐于奉献的精神。

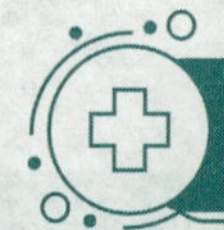

任务一 认识康复与康复医学

任务导入

张爷爷因患有脑卒中入院，经过治疗和护理，张爷爷的病情逐渐稳定、生命体征逐渐平稳，但是肢体的运动功能却大不如前，日常生活无法自理。医生建议张爷爷去医院康复科接受康复训练，以逐渐恢复肢体运动功能，从而恢复自理能力。张爷爷的家人听取了医生的建议，将张爷爷送往康复科接受康复训练，护士小李成为张爷爷的责任护士。

任务描述

为张爷爷办理完住院手续后，小李计划为张爷爷做入科宣教。

一、康复

（一）康复的含义

康复是指通过综合、协调地应用各种措施，消除或减轻康复对象的生理、心理、社会功能障碍，使其增强自理能力、提高生活质量、回归社会的过程。

康复有广义和狭义之分。广义的康复包括医学康复、康复工程、教育康复、社会康复、职业康复五个方面。狭义的康复主要指医学康复，是指通过医学或医疗手段来促进康复对象身心康复的方法。医学康复是康复的重要组成部分，是康复在医学领域中的应用。

（二）康复的对象

随着社会的发展、健康理念的不断进步，康复对象的范围逐渐扩大，现已涵盖各类具有康复需求的人群，主要包括伤病残者，老年人群和亚健康人群。

（三）康复的目标

康复的目标是使康复对象在生理、心理和社会功能方面达到或保持一种最佳的状态。尽管有些伤病残者的病理变化无法消除，但经过康复，其可以在与伤、病、残共存的情况下达到最佳的生存状态。

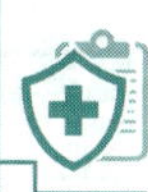

二、康复医学

（一）康复医学的含义

康复医学是指以研究伤病残者功能障碍的预防、评定和治疗为主要任务，以改善躯体功能、提高生活自理能力、提高生活质量为目的的医学专科。康复医学是以人为中心的生物-心理-社会医学模式的具体体现，反映了现代人对医疗保健和康复需求的更高要求。

康复互动坊

根据所学知识，查阅相关资料，谈一谈康复与康复医学的区别与联系。

（二）康复医学的内容

康复医学主要包括康复预防、康复评定和康复治疗三个方面。

1. 康复预防

康复预防是指通过各种有效手段预防各类残疾的发生，或延缓残疾进展的过程。其包括一级预防、二级预防和三级预防。

（1）一级预防：指预防各类疾病或伤残造成身体结构损伤。有效的一级预防是康复预防的关键，主要措施包括健康咨询和健康教育，孕期及围产期保健，预防接种，防治老年病、慢性病和职业病，宣传健康生活，防止意外事故，保持良好心态等。

（2）二级预防：指限制或逆转由身体结构损伤造成的活动受限或残疾，主要措施是早期发现、诊断和治疗患者的伤、病、残情况。

（3）三级预防：指防止活动受限或残疾转化为参与受限或残障，减少残疾和残障给个人、家庭和社会造成的影响。例如，给予伤病残者日常生活活动训练，使其提升自理能力。

2. 康复评定

康复评定是指在临床检查的基础上，对伤病残者的功能状况及其水平进行客观、定性和/或定量的判断，并对判断结果做出合理解释的过程。康复评定的内容包括躯体功能评定、认知功能评定、言语功能评定、心理功能评定和社会功能评定五个方面。

（1）躯体功能评定：包括人体发育、姿势、关节活动、肌力、肌张力、平衡和协调、步行功能、心肺功能的评定等。

（2）认知功能评定：包括注意力、记忆力、计算力、时间和空间定向力的评定等。

（3）言语功能评定：包括口语、书面语、手语、身体语言、书写能力的评定等。

（4）心理功能评定：包括行为、智力、人格、情绪的评定等。

（5）社会功能评定：包括人际交流、职业能力、组织和策划能力的评定等。

3. 康复治疗

康复治疗是指通过多种有效的专科治疗方法，最大限度地改善伤病残者功能障碍的过程。其原则是早期介入、综合实施、循序渐进、主动参与。康复治疗是康复医学的重要内容，常用的康复治疗方法包括物理治疗、作业治疗、言语治疗、心理治疗等。

（三）康复医学的服务方式与工作方式

1. 康复医学的服务方式

（1）机构内康复：指在具体的康复机构内开展的康复服务。康复机构包括综合医院中的康复科（部）、康复门诊、专科康复门诊，以及康复医院（中心）等。机构内康复设备完善、专业人员配备齐全、服务水平高，能在伤、病、残的早期就给予康复或预防性治疗，并能够有效解决伤病残者不同时期的各种康复问题，但收费较高，且不够便捷、数量和资源有限，因此服务对象有限。

（2）上门康复：是介于机构内康复和社区康复之间的一种过渡形式，是指由具有一定水平的康复专业人员，走出机构到伤病残者的家中或居住的社区中开展的康复服务。上门康复的特点是伤病残者不用到康复机构，便可以得到基本的康复服务，但服务时间及专业人员数量有限，服务的内容也往往会受到一定的限制。

（3）社区康复：指在社区内或基层中开展的康复服务。社区康复依靠社区资源为本社区伤病残者开展就地服务，强调社区、家庭和个人共同参与，以医疗、教育、职业、社会等全面康复为目标。但社区康复往往具有康复设备比较简单、专业人员不够全面、康复水平较低等不足。

2. 康复医学的工作方式

康复医学是一个全面的医疗服务体系，涉及面广，需要多学科专业人士相互协作，因此康复医学的工作方式是组建康复治疗组对伤病残者开展康复服务。其中，康复治疗组包括康复医生、康复护士和康复治疗师三类医务人员。

（1）康复医生：是康复治疗过程的负责人，负责制订伤病残者在整个康复过程中的治疗方案，以及协调治疗组内各部门的工作。

（2）康复护士：负责伤病残者在康复过程中与护理有关的技术的实施。

（3）康复治疗师：在康复医生的指导下，负责制订和实施具体的康复治疗方案。康复治疗师又包括物理治疗师、作业治疗师、言语治疗师、矫形器师、心理治疗师、文体治疗师、职业咨询师、社会工作者和营养师等。

康复风向标

《关于加快推进康复医疗工作发展的意见》政策解读

康复医疗工作是卫生健康事业的重要组成部分。加快推进康复医疗工作发展对全面推进健康中国建设、实施积极应对人口老龄化国家战略，保障和改善民生具有重要意义。为贯彻落实党中央、国务院重要决策部署，增加康复医疗服务供给，提高应对重大突发公共卫生事件的康复医疗服务能力，结合医疗机构高质量发展要求以及康复医疗工作短板弱项，在对康复医疗工作深入研究、总结经验的基础上，国家卫生健康委会同有关部门研究制定了《关于加快推进康复医疗工作发展的意见》（以下简称《意见》）。

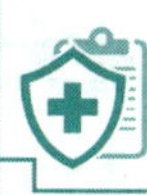

《意见》分为七部分：第一部分，总体要求和主要目标；第二部分，健全完善康复医疗服务体系，包括增加提供康复医疗服务的医疗机构和床位数量，加强康复医院和综合医院康复医学科建设，加强县级医院和基层医疗机构康复医疗能力建设，完善康复医疗服务网络；第三部分，加强康复医疗人才培养和队伍建设，包括加强康复医疗人才教育培养，强化康复医疗专业人员岗位培训，加强突发应急状态下康复医疗队伍储备；第四部分，提高康复医疗服务能力，包括完善康复医疗工作制度、服务指南和技术规范，加强康复医疗能力建设，提高基层康复医疗能力，提升中医康复服务能力；第五部分，创新康复医疗服务模式，包括逐步推进康复与临床多学科合作模式，积极发展社区和居家康复医疗，推动康复医疗与康复辅助器具配置服务衔接融合；第六部分，加大支持保障力度，包括统筹完善康复医疗服务价格和医保支付管理，调动康复医疗专业人员积极性，加强康复医疗信息化建设，推动康复医疗相关产业发展；第七部分，组织实施，包括加强组织领导，明确部门职责，强化指导评估，加大宣传力度。

资料来源：《〈关于加快推进康复医疗工作发展的意见〉政策解读》，中华人民共和国国家卫生健康委员会官网，2021 年 6 月 16 日，有改动

任务实施

结合本任务所学知识，根据表 1-1 完成任务实施。

表 1-1　任务实施活动表

类别	任务描述
学习回顾	回顾康复的含义、对象和目标，康复医学的含义、内容、服务方式和工作方式
模拟操作	（1）学生自由分组，每组 8～10 人 （2）根据任务导入的情景，组员扮演张爷爷和护士小李进行模拟对话 （3）对话内容主要包括以下几方面：① 小李向张爷爷介绍康复科的工作内容；② 小李向张爷爷说明将为其提供康复服务的人员及服务形式。模拟时，可根据任务导入的情景扩展对话内容 （4）其余组员仔细观看，并提出意见
总结思考	根据点评意见，总结模拟操作中的不足，思考解决问题的方法并改正
	总结本任务学习中遇到的难题及其解决方法
	总结本任务学习的收获与感受

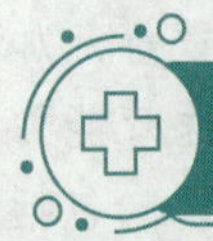

任务二　走进康复护理

任务导入

张爷爷在康复科接受一段时间的康复训练后，肢体的运动功能得到了明显的改善，自理能力有了显著的提高，经评定可以出院。出院当天，护士小李向张爷爷一家详细讲明了张爷爷出院后的康复注意事项，并演示了各项康复护理操作。小李还特别叮嘱张爷爷，一定要坚持训练，保持良好的心态，早日回归家庭和社会。张爷爷表示，感谢小李在住院期间对他进行的康复护理，小李的悉心护理和不断鼓励让他充满信心。

任务描述

得到张爷爷的认可，小李受到莫大的鼓励，一股职业自豪感油然而生。小李决定写一篇自媒体文章，让更多的人了解康复护理。

一、康复护理与康复护理学

（一）康复护理的含义

康复护理是指在康复治疗方案实施过程中，护士紧密配合康复医生、康复治疗师和其他康复专业人员，向患者提供的以功能训练为核心的护理活动。其目的是预防残疾的发生或减轻残疾带来的损害，尽量减少继发性功能障碍的发生，维持和强化患者残存功能和能力，最大限度地恢复患者的生活能力，提高患者的生活质量，使患者早日回归家庭和社会。康复护理是康复治疗的重要组成部分，贯穿于康复治疗的全过程。

（二）康复护理学的含义

康复护理学是指主要研究与伤病残者、老年体弱者的生理、心理、社会功能康复相关的护理理论、护理技术的学科。它是康复医学的重要组成部分，也是护理学的一个重要分支，是建立在基础护理、临床护理和人文社科上的新兴学科。

二、康复护理的原则

（一）预防在先，早期介入

预防在先、早期介入是康复护理的首要原则。疾病的急性期和恢复早期，是患者恢复功能的黄金期，此时开展康复护理，能够有效预防继发性功能障碍的发生。

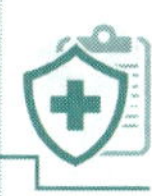

（二）鼓励参与，注重功能

许多患者愿意接受被动的替代护理，如由护士或患者家属帮助完成进食、刷牙、洗脸、移动、更衣等日常生活活动，而康复护理强调的是自我护理，鼓励患者独立完成日常生活活动，即在病情允许的情况下，通过护士的指导训练，充分发挥患者的潜能，使患者自主完成部分或全部的日常生活活动。对于不能自我护理的患者，可采取协同护理的方式，即在发挥患者最大主动性的前提下，给予其完成日常生活活动最小的帮助，为其适应新生活、回归社会创造条件。

康复互动坊

患者赵先生，脑出血术后第 7 周，目前神志清、精神好、言语流利，左侧肢体活动正常，右侧肢体活动不良，右侧上肢肌力 3 级，右侧下肢肌力 4 级。护士小张查房时发现，赵先生的妻子在为赵先生刷牙、洗脸。护士小张认为赵先生妻子的做法不妥当。

请以小组为单位讨论：为什么护士小张认为赵先生妻子的做法不妥当？护士小张应如何与赵先生的妻子进行沟通？

（三）整体全面，结合实际

护士应以整体观来看待患者，从生理、心理、社会等方面对其实施全面康复护理；将功能训练与日常生活活动相结合，与患者的家庭、社区环境相结合，以促进患者提高自理能力和环境适应能力。

（四）团队协作，共同实施

护士应密切配合康复治疗组其他成员的工作，共同为患者实施康复治疗方案，共同促进患者的全面康复。

三、康复护理的工作内容

（一）实施临床常规护理

临床常规护理的内容主要包括饮食护理、心理护理、病情观察、安全护理、健康教育等。

（二）实施康复专科护理

康复专科护理是指为患者实施的以改善或提高功能为核心的，及时、恰当的护理。例如，指导患者进行运动功能训练、日常生活活动训练、良肢位摆放，指导患者使用轮椅、假肢、矫形器、助行器，等等。

（三）协助康复治疗

一方面，护士要在康复医生或康复治疗师对患者实施康复治疗时密切配合；另一方面，护士要严密观察、监督患者康复治疗的执行情况，对患者的错误行为及时予以纠正，对患者遇到的困难及时解决，并向康复医生或康复治疗师反馈。

（四）定期进行康复护理评定

康复护理评定是康复护理的重要环节，贯穿于康复护理的始终。在患者康复的全过程中，护士要定期对患者进行康复护理评定，以了解患者当前的一般状况、主要功能障碍及康复效果，有针对性地调整康复护理措施，为患者回归社会做好准备工作。

（五）开展康复健康指导

在康复护理过程中，护士要向患者及其家属开展功能训练、日常生活饮食、心理状况等方面的健康指导，使患者及其家属了解康复进程，掌握相关康复护理技术，使患者坚持训练，积极面对困难，养成良好心态，逐渐提高自理能力与日常生活活动能力，逐步实现“自我护理”，以更好地回归家庭和社会。

任务实施

结合本任务所学知识，根据表 1-2 完成任务实施。

表 1-2　任务实施活动表

类别	任务描述
学习回顾	回顾康复护理与康复护理学的含义，康复护理的原则，康复护理的工作内容
模拟操作	（1）结合所学知识，联系任务导入的情景，编写一篇自媒体文章，介绍康复护理的相关内容 （2）具体要求如下：① 文章内容需包含康复护理的含义、原则、工作内容等，可根据本任务学习的自我感受适当扩展，合理即可；② 文章形式不限，鼓励图文结合、形式创新，字数不少于 300 字 （3）编写完成后交给任课教师点评
总结思考	根据点评意见，总结模拟操作中的不足，思考解决问题的方法并改正
	总结本任务学习中遇到的难题及其解决方法
	总结本任务学习的收获与感受

项目学习效果检测

一、填空题

1. 康复是指通过综合、协调地应用各种措施，消除或减轻康复对象的________，使其________、________、________的过程。

2. 康复医学的三级预防是指防止活动受限或残疾转化为________或________，减少

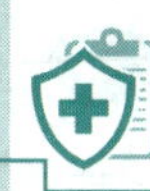

残疾和残障给个人、家庭和社会造成的影响。

3．康复护理学是指主要研究与伤病残者及老年体弱者________、________、________康复相关的护理理论、护理技术的学科。

4．康复医学的服务方式可分为________、________和________三种。

5．康复评定是指在临床检查的基础上，对伤病残者的功能状况及水平进行________、________和/或________的判断，并对判断结果做出合理解释的过程。康复评定的内容包括________、________、________、心理功能评定和社会功能评定等五个方面。

二、单项选择题

1．康复护理强调的是（　　）。

A．替代护理　　B．皮肤护理　　C．自我护理

D．心理护理　　E．饮食护理

2．下列选项中，不符合康复护理的原则的有（　　）。

A．强调自我护理

B．不宜早期进行

C．提倡将功能训练与日常生活活动相结合

D．重视心理护理

E．注重团队协作

3．下列关于康复医学的描述，正确的是（　　）。

A．康复医学只针对后遗症进行处理

B．康复医学是临床医学的重复

C．机构内康复是最全面的康复医学服务方式，没有缺陷

D．以研究伤病残者功能障碍的药物治疗为主要任务

E．以组建康复治疗组为主要工作方式

三、多项选择题

下列选项中，属于康复护理目的的有（　　）。

A．预防残疾的发生，或减轻残疾带来的损害

B．使患者尽量减少继发性功能障碍

C．提高患者的生活质量

D．消除患者的病理变化

E．代替患者完成日常生活活动

四、思考题

1．康复治疗组包括哪几类医务人员？分别承担哪些责任？

2．简述康复护理工作的主要内容。

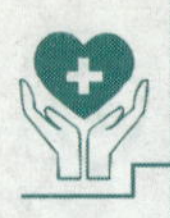

项目学习成果评价

结合自身的学习情况，按照表 1-3 中的评价标准对本项目的学习成果进行自评，并请任课教师进行评价。

表 1-3　项目学习成果评价表

<table>
<tr><td>班级</td><td></td><td>任课教师</td><td colspan="3"></td></tr>
<tr><td>姓名</td><td></td><td>学号</td><td colspan="3"></td></tr>
<tr><td>项目名称</td><td colspan="5">康复与康复护理</td></tr>
<tr><td rowspan="2">评价项目</td><td rowspan="2" colspan="2">评价标准</td><td rowspan="2">分值</td><td colspan="2">评分</td></tr>
<tr><td>自评分</td><td>师评分</td></tr>
<tr><td rowspan="4">知识与技能</td><td colspan="2">掌握康复、康复护理的含义，康复护理的原则</td><td>25</td><td></td><td></td></tr>
<tr><td colspan="2">熟悉康复的对象、目标，康复医学的内容、服务方式与工作方式，康复护理的工作内容</td><td>20</td><td></td><td></td></tr>
<tr><td colspan="2">了解康复医学、康复护理学的含义</td><td>15</td><td></td><td></td></tr>
<tr><td colspan="2">能够将康复护理相关知识准确运用到临床康复护理工作中</td><td>10</td><td></td><td></td></tr>
<tr><td rowspan="2">学习过程与方法</td><td colspan="2">课前自主预习，发现、提出问题；课上专心听讲，思考、解决问题；课后积极复习，归纳、应用知识</td><td>5</td><td></td><td></td></tr>
<tr><td colspan="2">主动参与问题讨论和小组活动，积极完成任务实施</td><td>5</td><td></td><td></td></tr>
<tr><td rowspan="2">情感与素质</td><td colspan="2">对康复医学及康复护理有浓厚的兴趣，有成为康复专科护士的强烈意愿</td><td>10</td><td></td><td></td></tr>
<tr><td colspan="2">具备康复护理工作所需的正确的价值观、职业责任观和康复护理观</td><td>10</td><td></td><td></td></tr>
<tr><td colspan="3">合计</td><td>100</td><td></td><td></td></tr>
<tr><td colspan="3">总分（自评分×40%+师评分×60%）</td><td colspan="3"></td></tr>
<tr><td>自我评价</td><td colspan="5"></td></tr>
<tr><td>教师评价</td><td colspan="5"></td></tr>
</table>

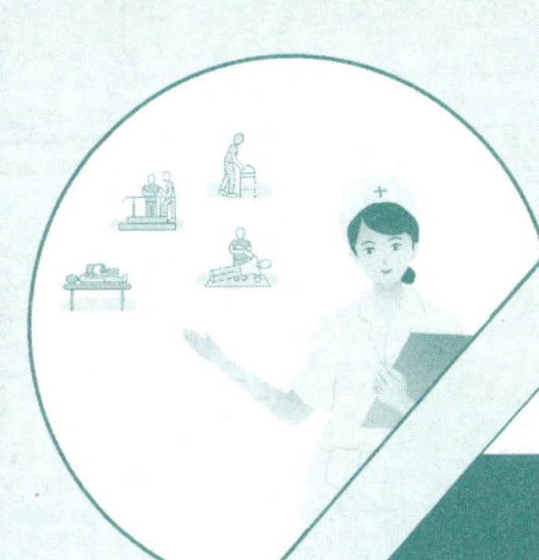

项目二 康复护理评定

项目导读

康复护理评定是指按一定的标准评定、分析患者功能障碍程度的过程。康复护理评定是患者康复过程中的一个关键步骤，它不仅能够帮助护士了解患者当前的健康状况，而且能为护士制订个性化的康复护理计划提供依据。

学习目标

知识目标

- ✧ 掌握肌力、肌张力、关节活动度、平衡能力和协调能力的评定方法，认知功能评定的方法和注意事项，疼痛的概念、分类和评定方法，失语症、构音障碍的概念和评定方法，日常生活活动能力的概念和内容，生活质量的概念和评定内容。
- ✧ 熟悉肌力、肌张力、关节活动度、平衡能力和协调能力的概念，日常生活活动能力和生活质量的评定方法。
- ✧ 了解患者常见的异常心理及常用的心理评定量表。

技能目标

- ✧ 能够熟练运用各种评定方法，评定患者的运动功能、认知功能、疼痛情况、言语功能、日常生活活动能力、生活质量及心理情况。

素质目标

- ✧ 培养爱岗敬业、严谨求实、乐于奉献、勇于创新的工作态度。
- ✧ 树立护理安全管理和风险防范意识，以及以生命为重的职业精神。
- ✧ 具备团结协作、认真负责的职业素养。

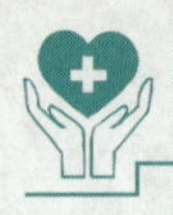

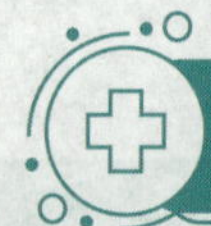

任务一　评定运动功能

任务导入

患者王女士，45 岁，因左侧股骨干骨折术后 3 个月出现局部疼痛、左膝关节活动受限入院。入院检查：左下肢负重困难，不能独立行走，无明显畸形，末梢血运良好，感觉功能无异常；左侧大腿外侧可见长约 10 cm 的手术疤痕，局部轻度红肿、皮温增高、有压痛和叩击痛；左膝关节活动度 0°～90°，股四头肌肌力评级为 4 级；X 线检查提示左侧股骨干中下部骨折术后复位良好，内固定器形态正常、稳定。

任务描述

护士长计划带实习护士小李一起完成对王女士的运动功能评定。

一、肌力评定

肌力是指肌肉收缩时产生的最大力量。肌力评定是指通过测定患者的肌肉或肌群自主收缩时产生的最大力量，来检查其肌肉功能状态的一种方法，是运动功能评定的基本方法之一。常用的肌力评定方法有徒手肌力检查和器械肌力评定。

（一）徒手肌力检查

1. 概念

徒手肌力检查（manual muscle test, MMT）是指护士指导患者在特定的体位下，分别在消除重力、抗重力或抗阻力的状态下做特定的动作，再按照一定的标准评定其受检肌肉或肌群肌力的评定方法。

徒手肌力检查

2. 分级标准

徒手肌力检查普遍应用的分级标准是由哈佛大学的洛维特教授提出的 6 级分级法，如表 2-1 所示。

表 2-1　洛维特 6 级分级法

等级	评级标准	占正常肌力的百分比
0	肌肉无可见或可触及的收缩	0
1	肌肉有收缩，但无关节运动	10%
2	关节在消除重力状态下可全范围运动	25%

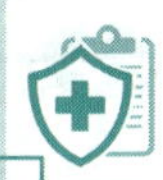

续表

等级	评级标准	占正常肌力的百分比
3	关节在抗重力状态下可全范围运动，但不能抗阻力	50%
4	关节在抗重力、抗部分阻力状态下可全范围运动	75%
5	关节在抗重力、抗充分阻力状态下可全范围运动	100%

3．注意事项

（1）操作前向患者说明检查的目的、步骤和方法等，以消除其紧张心理，取得充分的理解与配合。

（2）协助患者采取正确的检查姿势，并注意将患者的近端肢体固定于适当位置，以防出现替代动作。

（3）每次检查都应先测健侧肌肉，再测患侧同名肌。一般认为两侧检查结果差异大于10%才有临床意义。

肩前屈肌群徒手肌力评定法

（4）徒手肌力检查不适用于由中枢神经系统疾病导致的痉挛性瘫痪患者。

（二）器械肌力评定

当患者受检肌肉或肌群的肌力超过3级时，可采用器械肌力评定进行更细致的肌力评定。常用的肌力评定器械有握力计、捏力计、拉力计、手提测力计和等速肌力仪等。

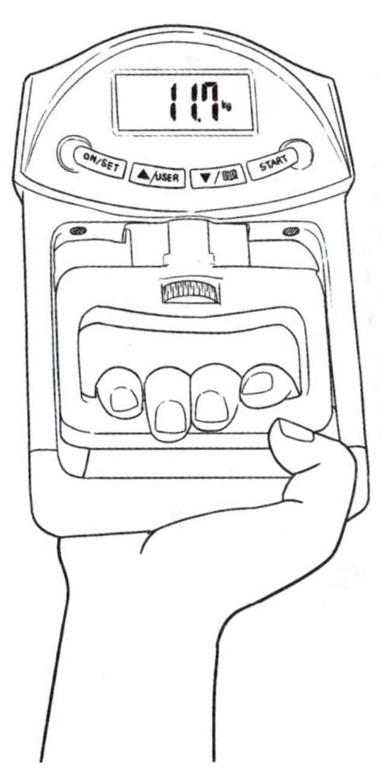

图2-1　手握握力计

1．握力评定

嘱患者取坐位，将上臂置于体侧，屈肘90°，前臂和腕部取中立位，用最大力量握住握力计的手柄，测试3次，3次结果中的最大值即为患者的握力，如图2-1所示。握力主要反映屈指肌群的肌力，通常用握力指数来评定。握力指数的计算公式如下：

握力指数 = 握力（kg）/体重（kg）×100

握力指数大于50，表示患者的握力正常。

2．捏力评定

嘱患者将拇指与其余手指相对，用最大力量捏压捏力计，测试3次，3次结果中的最大值即为患者的捏力，如图2-2所示。捏力主要反映拇对掌肌和其余四肢屈肌的肌力，其正常值约为握力的30%。

3．拉力评定

嘱患者双脚站在拉力计（见图2-3）上，双膝伸直；将手柄调至患者膝关节高度；嘱患者双手握住手柄两端，伸腰用力向上拉手柄。拉力主要测定背肌的肌力，通常用拉力指数来评定。拉力指数的计算公式如下：

$$拉力指数 = 拉力（kg）/体重（kg）\times 100$$

一般男性拉力指数的正常值为150～300，女性为100～150。

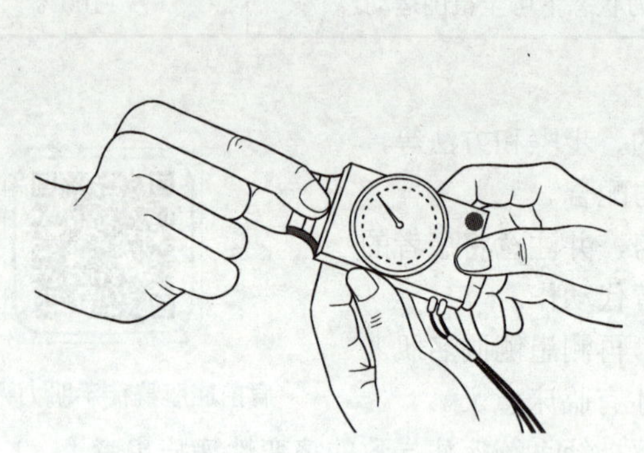
图2-2 手捏捏力计

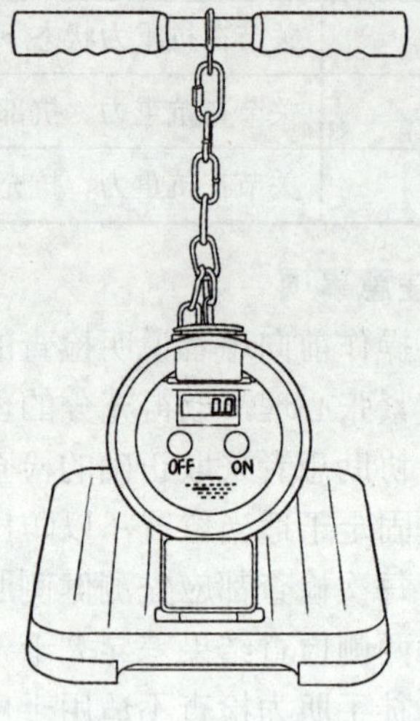

图2-3 拉力计

4．等速肌力评定

等速肌力评定是指采用等速测力仪（见图2-4）来测量并评定肌力的一种器械肌力评定方法。

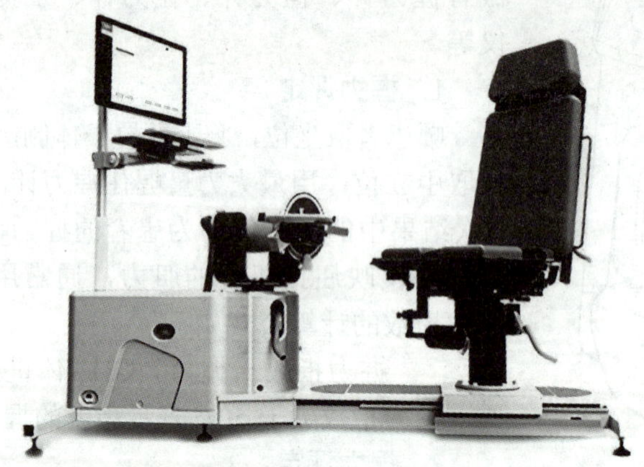
图2-4 等速测力仪

康复小锦囊

等速测力仪内部有特制的结构会使运动的角速度保持恒定。当角速度确定后，患者用力越大，仪器提供的阻力越大；患者用力越小，仪器提供的阻力越小。

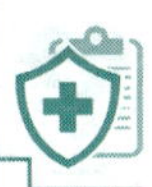

二、肌张力评定

（一）肌张力的概述

肌张力是指肌肉组织在静息状态下的紧张度，是维持身体各种姿势和正常活动的基础。

1. 肌张力的分类

根据机体状态，肌张力可分为静止性肌张力、姿势性肌张力和运动性肌张力三种。

（1）静止性肌张力：指肌肉处于静止状态下的紧张度。

（2）姿势性肌张力：指人体维持一定姿势（如站姿和坐姿等）时，肌肉所具有的紧张度。

（3）运动性肌张力：指肌肉在运动过程中的紧张度。

2. 肌张力的异常情况

（1）肌张力增高：表现为在患者肢体放松的状态下，护士被动活动患者的关节时，感觉到明显的阻力，甚至很难进行。

（2）肌张力降低：表现为在患者肢体放松的状态下，护士被动活动患者的关节时，几乎感觉不到阻力；或者患者无法自主抬起肢体，当护士抬起肢体松手后，肢体会立即向重力方向下落。当肌张力显著降低时，患者的肌肉松弛无力，无法维持正常的肌肉外形和弹性。

（3）肌张力障碍：表现为患者出现由不自主性、持续性肌肉收缩引起的扭曲、重复运动或者姿势异常。

（二）肌张力的评定方法

目前多采用改良阿什沃思量表（见表 2-2）评定肌张力。评定时，患者宜取仰卧位，护士根据被动活动患者的上、下肢关节时所感受到的阻力来评定肌张力。

表 2-2　改良阿什沃思量表

级别	评定标准
0 级	无肌张力增高。被动活动患侧肢体在整个关节活动度内均无阻力
1 级	肌张力稍增高。被动活动患侧肢体到关节活动度的终末端时，有轻微的阻力
1^{+}级	肌张力稍增高。被动活动患侧肢体到 1/2 关节活动度时，有轻微“卡住”的感觉，后 1/2 关节活动度中有轻微的阻力
2 级	肌张力轻度增高。被动活动患侧肢体在大部分的关节活动度内均有阻力，但仍可以活动
3 级	肌张力中度增高。被动活动患侧肢体在整个关节活动度内均有阻力，活动比较困难
4 级	肌张力高度增高。患侧肢体僵硬，被动活动阻力很大，十分困难

康复互动坊

患者张女士，60 岁，有高血压史和糖尿病史，2 个月前于家中突发言语不能、肢体乏力，被紧急送往医院。CT 检查显示，张女士左侧基底节区梗死。在病情得到稳定控制后，张女士开始接受康复治疗，现已能独立站稳，能动态维持身体稳定但不能对抗外界干扰，上肢可摸到后背。被动活动张女士的股四头肌时，护士可在全范围内感受到中等程度的阻力，活动较困难但能够完成。

请同学们仔细阅读上述案例，两人一组，模拟对张女士做肌张力评定的情景。

三、关节活动度评定

（一）关节活动度的概述

关节活动度（range of motion, ROM）又称关节活动范围，是指关节活动时可达到的最大弧度，可分为主动关节活动度和被动关节活动度。评定关节活动度对于判断病因、评定关节活动障碍的程度和评定治疗效果有重要作用。

（二）关节活动度的评定方法

评定关节活动度常用量角器测量法。常见的测量工具包括通用量角器（见图 2-5）、电子角度计、指关节量角器和方向盘量角器等。

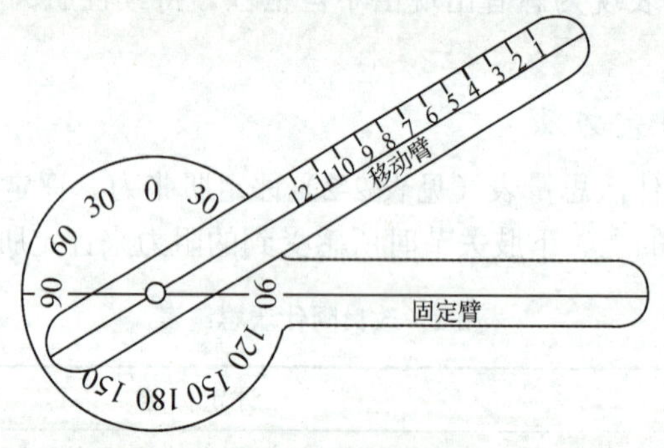

图 2-5　通用量角器

以通用量角器为例，关节活动度的测量方法如下：将通用量角器的轴心对准关节的运动轴中心，固定臂与构成关节的近端骨的长轴平行，移动臂与构成关节的远端骨的长轴平行；关节活动时，固定臂不动，移动臂随着构成关节的远端骨的移动而移动，移动臂移动终末所显示的弧度即为该关节的活动度。四肢主要关节的活动度的测量方法如表 2-3 所示。

膝关节活动度的测量

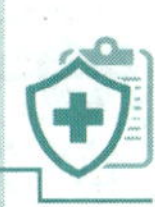

表 2-3　四肢主要关节的活动度的测量方法

关节	体位	运动方向	通用量角器的放置位置			正常参考值
			轴心	固定臂	移动臂	
肩关节	坐位或站位，臂置于体侧，肘伸直	前屈、后伸	肩峰	与腋中线平行	与肱骨纵轴平行	前屈 0°～180°，后伸 0°～50°
	同上	外展	肩峰	与身体中线平行	同上	0°～180°
	仰卧位，肩外展 90°，肘屈 90°	旋内、旋外	鹰嘴	与腋中线平行	与前臂纵轴平行	均为 0°～90°
肘关节	仰卧位、坐位或站位，臂取人体解剖位	屈曲	肱骨外上髁	与肱骨纵轴平行	与尺骨纵轴平行	0°～150°
桡腕关节	坐位或站位，前臂完全旋前	掌屈、背伸	尺骨茎突	与前臂纵轴平行	与第二掌骨纵轴平行	掌屈 0°～90°，背伸 0°～70°
	坐位，屈肘，前臂旋前，腕中立位	尺偏、桡偏	腕背侧中点	前臂背侧中线上	第三掌骨纵轴上	尺偏 0°～55°，桡偏 0°～25°
髋关节	仰卧位或侧卧位，健侧下肢伸直	前屈	股骨大转子	与身体纵轴平行	与股骨纵轴平行	0°～125°
	侧卧位，被测下肢在上	后伸	同上	同上	同上	0°～15°
	仰卧位	内收、外展	髂前上棘	左、右髂前上棘连线的垂线上	髂前上棘至胫骨中心的连线上	均为 0°～45°
	仰卧位，两小腿于床沿外下垂	旋内、旋外	髌骨下端	与地面垂直	与胫骨纵轴平行	均为 0°～45°
膝关节	俯卧位、侧卧位或坐在椅子边缘	屈曲、伸展	股骨外侧髁	与股骨纵轴平行	与胫骨纵轴平行	屈曲 0°～135°，伸展 0°

测量时，应注意以下事项：

（1）准确定位关节活动的起始位置，严格按操作规范测量，以保证测量结果准确、可靠。

（2）当患者的关节存在活动障碍时，主动关节活动度和被动关节活动度均应测量，并分别记录。

（3）在测量受累关节的活动度前，应先测量健侧相应关节的活动度。

四、平衡能力与协调能力评定

（一）平衡能力评定

1. 平衡能力的概述

平衡能力是指身体保持一种姿势，或在运动或受到外力作用时能调整并维持姿势稳定的一种能力。平衡能力可分为静态平衡能力和动态平衡能力。其中，动态平衡能力又可分为自主动态平衡能力和他动动态平衡能力。

康复小锦囊

静态平衡能力是指人体或人体的某一部位在无外力作用下保持某种特定姿势的能力。

自主动态平衡能力是指人体在自主运动或转换姿势的过程中，重新获得稳定状态的能力。

他动动态平衡能力是指人体在外力作用下恢复稳定状态的能力。

2. 平衡能力的评定方法

（1）简易评定法

简易评定法的具体方法如下：患者双足并拢站立，两手向前平伸，双眼闭合。平衡能力异常者表现为站立不稳或倾倒。

（2）量表评定法

目前临床上常用的平衡量表有伯格平衡量表、Tinetti 步态和平衡量表、Brunel 平衡量表和简易平衡评定系统测试量表等。此处重点介绍伯格平衡量表。

伯格平衡量表包括 14 个评定项目，每个评定项目有 1 个开始指令和 5 个评分标准（分别计 4 分、3 分、2 分、1 分、0 分），如表 2-4 所示。评定结果为 0～20 分，提示患者平衡能力差，需要戴矫形器或乘坐轮椅；评定结果为 21～40 分，提示患者有一定的平衡能力，可在外力辅助下步行；评定结果为 41～56 分，提示患者平衡能力较好，可独立步行。此外，评定结果<40 分，提示患者有跌倒风险。

表 2-4　伯格平衡量表

评定项目	开始指令	评分标准	
1. 从坐到站	请站起来，尝试不用你的手支撑	不用手支撑能够独立地站起并保持稳定	4 分
		用手支撑能够独立地站起	3 分
		几次尝试后自己用手支撑站起	2 分
		需要他人少量的帮助才能站起或保持稳定	1 分
		需要他人中等或大量的帮助才能站起或保持稳定	0 分

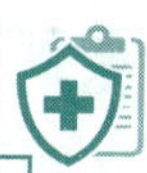

续表

评定项目	开始指令	评分标准	
2．无支撑站立	请在无支撑的情况下站立 2 min	能安全站立 2 min	4 分
		在监护下能站立 2 min	3 分
		在无支撑的情况下能站立 30 s	2 分
		需要若干次尝试才能在无支撑的情况下站立 30 s	1 分
		在无支撑的情况下不能站立 30 s	0 分
3．无支撑坐位	请将上肢交叉放在胸前并尽量坐稳	能安全地保持坐位 2 min	4 分
		在监护下能保持坐位 2 min	3 分
		能坐 30 s	2 分
		能坐 10 s	1 分
		在没有靠背支撑的情况下，不能坐 10 s	0 分
4．从站到坐	请坐下，尽量不要用手帮助	稍微用手帮助就能安全坐下	4 分
		需借助双手来控制身体的下降速度	3 分
		需用小腿的后部顶住椅子来控制身体的下降速度	2 分
		能独立坐下，但不能控制身体的下降速度	1 分
		需要他人帮助才能坐下	0 分
5．转移	请从床转移到椅	稍微用手帮助就能安全地转移	4 分
		绝对需要用手帮助才能安全地转移	3 分
		需要口头提示或监护才能安全地转移	2 分
		需要一个人的帮助才能安全地转移	1 分
		需要两个人的帮助或监护才能安全地转移	0 分
6．无支撑闭目站立	请闭上眼睛站立 10 s	能安全地站立 10 s	4 分
		在监护下能安全地站立 10 s	3 分
		能安全地站立 3 s	2 分
		不能站立超过 3 s，但站立稳定	1 分
		需要两个人的帮助才能安全地站立	0 分
7．双脚并拢无支撑站立	请你在无帮助的情况下双脚并拢站立	能独立地将双脚并拢并安全站立 1 min	4 分
		能独立地将双脚并拢并在监护下站立 1 min	3 分
		能独立地将双脚并拢，但不能保持站立 30 s	2 分
		需要别人帮助将双脚并拢，但能保持站立 15 s	1 分
		需要别人帮助将双脚并拢，不能保持站立 15 s	0 分
8．站立情况下双上肢前伸	请将上肢抬高 90°，将手臂伸直并尽可能前伸	能前伸 25 cm 以上	4 分
		能前伸 12 cm 以上	3 分
		能前伸 5 cm 以上	2 分
		上肢可以前伸，但需要监护	1 分
		在尝试前伸时失去平衡或需要外部支持	0 分

续表

评定项目	开始指令	评分标准	
9．站位从地面捡物	请把双脚前的鞋捡起来	能轻易且安全地将鞋捡起	4 分
		能在监护下将鞋捡起	3 分
		能伸手向下达到距鞋 2～5 cm 处且独立地保持平衡，但不能将鞋捡起	2 分
		伸手不能将鞋捡起，且过程中需要监护	1 分
		不能试着做伸手向下捡鞋的动作，或在帮助下才能做出此动作	0 分
10．转身向后看	请先从左肩上向后看，再从右肩上向后看（护士可在患者正后方拿一物品，鼓励患者转身）	能从左、右两侧向后看，重心转移良好	4 分
		仅能从一侧向后看，另一侧重心转移较差	3 分
		仅能转向侧面，但可以维持身体平衡	2 分
		转身时需要监护	1 分
		需要帮助以防失去平衡或摔倒	0 分
11．原地旋转 360°	请完整旋转 1 周，暂停一会儿，再从另一个方向完整旋转 1 周	在 4 s 内，能安全地完成 2 次 360°转身	4 分
		在 4 s 内，仅能从一个方向安全地完成 1 次 360°转身	3 分
		能安全地转身 360°，但动作缓慢	2 分
		需要密切监护或口头提示	1 分
		转身时需要帮助	0 分
12．无支撑情况下双脚交替踏台	请交替将脚踏在台阶/踏板上，连续做直到每只脚接触台阶/踏板 4 次	能独立地站立，且能在 20 s 内完成 8 次	4 分
		能独立地站立，完成 8 次需要 20 s 以上	3 分
		在监护下能完成 4 次	2 分
		在少量帮助下，能完成 2 次以上	1 分
		需要帮助以防摔倒或完全不能做	0 分
13．无支撑情况下双脚前后站立	请将一只脚放在另一只脚的正前方（前脚脚跟应在后脚脚趾前面，如果不行，可扩大步幅）	能独立地将双脚一前一后地排列（无距离）并保持 30 s	4 分
		能独立地将一只脚放在另一只脚的前方（有距离，步幅超过另一只脚的长度，宽度接近正常人走步宽度）并保持 30 s	3 分
		能独立地迈一小步并保持 30 s	2 分
		向前迈步需要帮助，但能保持 15 s	1 分
		迈步或站立时失去平衡	0 分
14．单腿站立	请尽最大努力单腿站立	能独立抬腿并保持 10 s 以上	4 分
		能独立抬腿并保持 5～10 s	3 分
		能独立抬腿并保持 3～5 s	2 分
		试图抬腿，不能保持 3 s，但可维持独立站立	1 分
		不能抬腿，或需要帮助以防摔倒	0 分

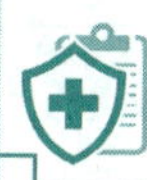

（二）协调能力评定

1．协调能力的概述

协调能力是指人体产生平稳、准确、有控制的运动的能力。运动的质量应包括按照一定的方向和节奏、采用适当的力量和速度、达到准确的目标等方面。协调能力障碍又称共济失调。

2．协调能力的评定方法

协调能力的评定方法主要是观察患者完成指定动作时是否直接、精确，时间是否正常，有无辨距不良、震颤或僵硬。

（1）上肢协调能力的评定方法

- 指鼻试验：患者将一侧上肢伸直外展，用伸直上肢的示指指尖以不同的方向和速度反复触及自己的鼻尖。护士应指导患者分别在睁眼和闭眼的状态下进行指鼻试验，并比较左右两侧的差异。
- 指指试验：患者上肢向前伸直，从高处向下用自己的示指去触及护士伸出的示指。护士应指导患者分别在睁眼和闭眼的状态下进行指指试验，并比较左右两侧的差异。此外，护士还可以通过改变自己示指的位置，来评定患者对方向、距离改变的应变能力。

（2）下肢协调能力的评定方法

下肢协调能力评定常用跟-膝-胫试验。具体方法如下：患者闭目仰卧，抬起一侧下肢，将该侧脚跟放在对侧下肢的膝盖上，沿着胫骨前缘向下推移。协调能力异常者抬腿、触膝时易出现辨距不良和意向性震颤，下移时常摇晃不稳。

任务实施

结合本任务所学知识，根据表 2-5 完成任务实施。

表 2-5　任务实施活动表

类别	任务描述
学习回顾	回顾肌力、肌张力、关节活动度、平衡能力、协调能力的概念和评定方法
模拟操作	（1）学生自由分组，每组 8～10 人 （2）根据任务导入的情景，组员扮演护士长、实习护士小李和患者王女士，进行情景模拟 （3）模拟内容至少包括以下几个方面：① 护士长向小李介绍常用的评定运动功能的方法；② 护士长指导小李为王女士选择合适的评定方法；③ 护士长指导小李完成对王女士运动功能的评定 （4）其余组员仔细观看，并提出意见
总结思考	根据点评意见，总结模拟操作中的不足，思考解决问题的方法并改正
	总结本任务学习中遇到的难题及其解决方法
	总结本任务学习的收获与感受

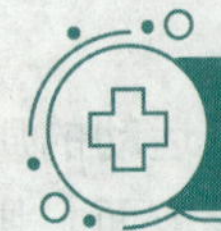

任务二　评定认知功能

任务导入

患者赵先生，72 岁，因记忆力下降半年余入院。医生经询问得知：近半年来，患者经常忘记最近发生的事情，有时甚至能忘记家属的名字；患者既往有高血压病史和糖尿病史，且其父在 80 岁时被诊断为阿尔茨海默病。头颅 MRI 显示患者存在轻度脑萎缩，未见明显梗死灶或出血。

任务描述

为进一步了解赵先生的情况，护士长决定带着实习护士小周评定赵先生的认知功能。

认知功能是指个体获取、加工、存储和使用信息的能力，包括注意力、记忆力、观察力、想象力和学习力等。

一、认知功能的评定方法

临床上常采用简易精神状态检查量表（见表 2-6）来评定患者的认知功能。评定标准如下：满分 30 分，回答正确计 1 分，回答错误计 0 分，文盲患者总分不应低于 17 分，小学文化程度患者总分不应低于 20 分，初中以上文化程度患者总分不应低于 24 分。在标准分数以下者应考虑存在认知功能障碍，需做进一步检查。

表 2-6　简易精神状态检查量表

项目	评分
（1）今天是星期几？	
（2）今天是几号？	
（3）现在是几月份？	
（4）现在是什么季节？	
（5）今年是哪一年？	
（6）你现在在哪个省（市）？	
（7）你现在在哪个区（县）？	
（8）你现在在哪个街道（乡、镇）？	
（9）你现在在什么地方？	
（10）你现在在几楼？	

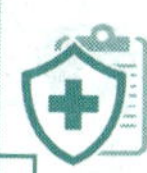

续表

项目	评分
（11）复述：皮球	
（12）复述：国旗	
（13）复述：树木	
（14）计算：100-7	
（15）计算：93-7	
（16）计算：86-7	
（17）计算：79-7	
（18）计算：72-7	
（19）回忆并口述：皮球	
（20）回忆并口述：国旗	
（21）回忆并口述：树木	
（22）辨认：铅笔	
（23）辨认：手表	
（24）复述：四十四只石狮子	
（25）口头指令：用右手拿纸	
（26）口头指令：将纸对折	
（27）口头指令：放在大腿上	
（28）阅读并执行卡片上的指令（指令为闭眼睛）	
（29）说出一个完整的句子	
（30）按样画图（如下图）	
总分	

二、认知功能评定的注意事项

（1）在评定患者的认知功能之前，应先确认患者有无意识障碍，能否理解并配合执行护士的检查指令，即要对患者进行意识障碍评定。目前意识障碍评定最为通用的工具是格拉斯哥昏迷量表（详见项目五任务二）。

（2）在进行认知功能评定之前，应向患者家属说明评定的目的、要求和主要内容，以取得配合。

（3）认知功能评定应在融洽的气氛中进行，评定过程中要注意观察患者的状态。

（4）评定过程中勿随意纠正患者的错误反应，勿提示或暗示患者。

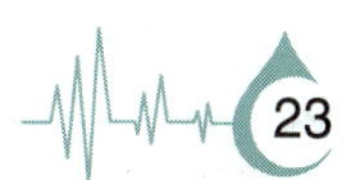

（5）若患者身体状况不佳或情绪明显不稳定，不应勉强其继续接受检查。

任务实施

结合本任务所学知识，根据表 2-7 完成任务实施。

表 2-7　任务实施活动表

类别	任务描述
学习回顾	回顾认知功能的评定方法和注意事项
模拟操作	（1）学生自由分组，每组 8～10 人 （2）根据任务导入的情景，组员扮演护士长、实习护士小周和患者赵先生，进行情景模拟 （3）模拟内容至少包括以下几个方面：① 护士长向小周介绍认知功能的评定方法和注意事项；② 护士长指导小周对赵先生进行认知功能评定 （4）其余组员仔细观看，并提出意见
总结思考	根据点评意见，总结模拟操作中的不足，思考解决问题的方法并改正
	总结本任务学习中遇到的难题及其解决方法
	总结本任务学习的收获与感受

任务三　评定疼痛

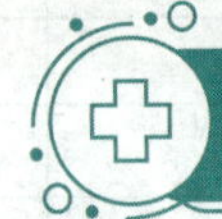

任务导入

患者李先生，28 岁，在驾驶汽车时遭遇侧面撞击，被紧急送入医院。体格检查：血压 120/82 mmHg，心率 95 次/min，呼吸 20 次/min，体温 36.7℃，有轻微的头部外伤和右腿肿胀。右腿 X 线检查显示右胫骨骨折。急诊手术后，医生用石膏固定患者右腿。术后 1 周，患者一直说自己右下肢很疼。

任务描述

为进一步了解患者的疼痛情况，护士长计划带实习护士小苏对李先生进行疼痛评定。

一、疼痛的概述

（一）疼痛的概念

疼痛是一种与组织损伤或潜在损伤相关的、不愉快的主观感觉和情感体验，是常见

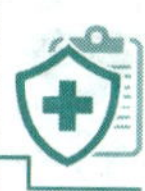

的临床症状之一。

（二）疼痛的分类

疼痛的分类标准包括疼痛的性质、部位及持续时间等，此处主要介绍以疼痛的性质为分类标准的疼痛类型。

1. 刺痛

人体对刺痛的主观感受是痛觉迅速产生和消失，疼痛部位明确。刺痛常伴有受刺激肢体的保护性反射，如下意识躲避等，一般不伴有明显的不良情绪反应。

2. 灼痛

人体对灼痛的主观感受是痛觉缓慢产生和消失，往往难以忍受，疼痛部位不明确。灼痛多伴有自主神经症状及强烈的情绪反应。

3. 酸痛

人体对酸痛的主观感受是疼痛缓慢，部位广泛，无法指出疼痛的具体部位，疼痛感难以描述。酸痛常伴有内脏与躯体反应和较强的情绪反应。

4. 放射痛

放射痛是指出现在远离病变部位的体表或深部组织的疼痛，多由周围神经根病变引起，表现为疼痛沿着受累神经向其支配的远端区域传导。在临床上，很多疾病都是以放射痛为首发症状或主要症状，如腰椎间盘突出症等。

5. 牵涉痛

牵涉痛是指由内脏疼痛引起的体表疼痛。例如，阑尾炎可引起脐周围或上腹部疼痛，心肌缺血可引起心前区、左肩和左上臂尺侧疼痛，胆囊病变可引起右肩区疼痛等。

二、疼痛的评定方法

疼痛评定的目的是准确判断疼痛的部位、强度、特性、发展过程，明确疼痛的原因，确定疼痛对运动功能和日常生活活动能力等的影响，为选择正确的治疗方法提供依据。疼痛评定的常用方法如下。

（一）视觉模拟评分法

视觉模拟评分法（visual analogue scale, VAS）是临床上最常用、最简单的疼痛评定方法。具体操作方法如下：① 准备一张卡片，在卡片正面画一条 10 cm 长的线段，线段两端分别写上“无疼痛”和“极度疼痛”；在卡片的反面画一条完全相同的线段；② 随后，护士嘱患者在卡片正面的线段上画点标出自己感受到的疼痛程度；③ 护士在卡片反面测量患者所标点距“无疼痛”端的距离，并以此距离作为患者的疼痛程度，如图 2-6 所示。

（二）口述描绘评分法

口述描绘评分法（verbal descriptor scale, VDS）是一种用形容词来描绘疼痛程度和变化的评分方法，包括 4 级评分法、5 级评分法和 6 级评分法等。以 4 级评分法为例，疼痛等级评分标准如下：1 级为无痛，2 级为轻微疼痛，3 级为中度疼痛，4 级为剧烈疼痛。在临床上，一般将 1 级计为 0 分，每增加 1 级则多计 1 分。

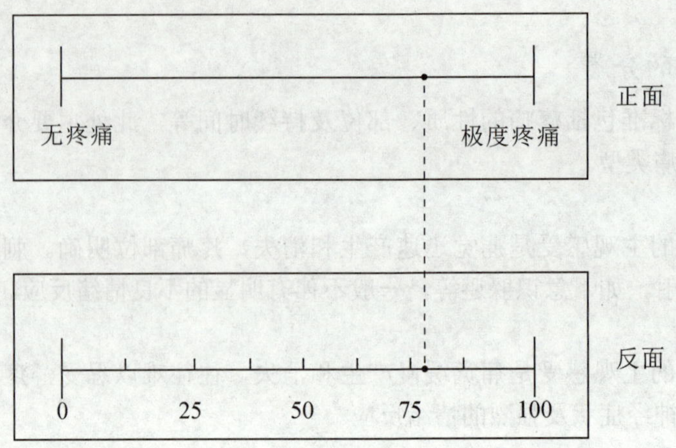

图 2-6　视觉模拟评分法

（三）数字分级评分法

数字分级评分法（numerical rating scale, NRS）以数字 0～10 来描述疼痛程度。其中，0 表示无痛，10 表示最痛，患者根据个人感受选择其中一个数字。

（四）麦吉尔疼痛问卷法

麦吉尔疼痛问卷法（McGill pain questionnaire, MPQ）包括 20 组对疼痛的描述词，其中第 1～10 组为感觉类描述词，第 11～15 组为情感类描述词，第 16 组为评价类描述词，第 17～20 组为其他相关类描述词。MPQ 的具体操作方法如下：① 嘱患者在各组词中分别选一个与自己疼痛程度相近的描述词；② 根据患者所选描述词在各组的位置，得到相应的序号数；③ 将患者所有的序号数相加即为患者的疼痛评定指数。

任务实施

结合本任务所学知识，根据表 2-8 完成任务实施。

表 2-8　任务实施活动表

类别	任务描述
学习回顾	回顾疼痛的概念和分类，疼痛的 4 种评定方法
模拟操作	（1）学生自由分组，每组 8～10 人
	（2）根据任务导入的情景，组员扮演护士长、实习护士小苏和患者李先生进行模拟操作
	（3）演练内容至少包括以下几个方面：① 护士长向小苏介绍疼痛的概念、分类和评定方法；② 护士长指导小苏对李先生进行疼痛评定
	（4）其余组员仔细观看，并提出意见
总结思考	根据点评意见，总结模拟操作中的不足，思考解决问题的方法并改正
	总结本任务学习中遇到的难题及其解决方法
	总结本任务学习的收获与感受

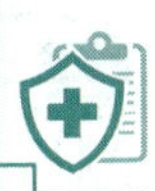

任务四　评定言语功能

任务导入

患者张女士，55 岁，惯用右手，文化程度为大专。张女士于 2 个月前的凌晨，在安静状态下突感右侧肢体活动不便、言语不清，遂来院就诊。入院后行头颅 CT 检查，结果提示左颞叶脑梗死。经治疗，目前张女士的肢体功能基本恢复，但言语功能仍无改善。

任务描述

为进一步了解张女士的言语功能情况，护士长计划带实习护士小刘对张女士进行言语功能评定。

一、言语功能的概述

（一）言语与语言

言语是指说话及表达的能力；而语言是口语、书面语及肢体语言等交流符号的集合系统，它是一个自然发展起来的，包括语音、词法、句法及语义规则的体系。

（二）言语障碍

言语障碍是指口语形成障碍，表现为发音困难、嗓音产生困难、发音时气流中断或言语韵律异常等。典型的言语障碍有失语症、构音障碍、语言发育迟缓和口吃等。

二、言语障碍的评定方法

（一）失语症的评定方法

失语症是指由大脑受损导致的一种获得性言语障碍，表现为听、说、读、写等多种言语功能不同程度的受损。轻症者仅有部分言语功能受限；重症者言语功能完全丧失，无法交流。我国常用的失语症评定方法有以下两种。

1．中国康复研究中心汉语标准失语症检查

中国康复研究中心汉语标准失语症检查包括两部分：第一部分由 12 个问题组成，用于了解患者言语的一般情况；第二部分由 30 个分测验组成，分为 9 个项目，包括听理解、复述、说、出声读、阅读理解、抄写、描写、听写和计算。

2．汉语失语成套测验

汉语失语成套测验包括会话、复述、命名、理解、阅读、书写、结构与视空间、运

用、计算和失语症总结 10 个项目。

（二）构音障碍的评定方法

构音障碍是指由神经病变所致的与言语相关的肌肉麻痹、收缩力减弱或运动不协调等引起的言语障碍。构音障碍常用的评定方法有 Frenchay 评定法和中国康复研究中心构音障碍评定法，此处主要介绍 Frenchay 构音障碍评定法。Frenchay 构音障碍评定量表包括 8 个功能（共 28 个项目）的内容，每个项目按损伤严重程度从 a 至 e 分为 5 级，a 为正常，e 为严重损伤，如表 2-9 所示。

表 2-9 Frenchay 评定量表

功能	项目	损伤严重程度 a 正常← →严重损伤 e				
		a	b	c	d	e
反射	咳嗽					
	吞咽					
	流涎					
呼吸	静止状态					
	言语时					
唇	静止状态					
	唇角外展					
	闭唇鼓腮					
	交替发音					
	言语时					
颌	静止状态					
	言语时					
软腭	进流质饮食					
	抬高					
	言语时					
喉	发音时间					
	音调					
	音量					
	言语时					
舌	静止状态					
	伸舌					
	上下运动					
	两侧运动					
	交替发音					
	言语时					

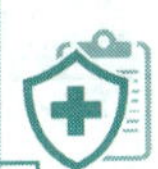

续表

功能	项目	损伤严重程度				
		a 正常←		→严重损伤 e		
		a	b	c	d	e
言语	读字					
	读句子					
	会话					
	速度					

任务实施

结合本任务所学知识，根据表 2-10 完成任务实施。

表 2-10　任务实施活动表

类别	任务描述
学习回顾	回顾言语的概念，言语障碍的概念和类型，失语症和构音障碍的评定方法
模拟操作	（1）学生自由分组，每组 8～10 人 （2）根据任务导入的情景，组员扮演护士长、实习护士小刘和患者李先生，进行情景模拟 （3）模拟内容至少包括以下几个方面：① 护士长向小刘介绍言语的概念、言语障碍的概念和评定方法；② 护士长指导小刘对李先生进行言语障碍评定 （4）其余组员仔细观看，并提出意见
总结思考	根据点评意见，总结模拟操作中的不足，思考解决问题的方法并改正
	总结本任务学习中遇到的难题及其解决方法
	总结本任务学习的收获与感受

任务五　评定日常生活活动能力和生活质量

任务导入

患者杨先生，43 岁，因左侧肢体运动功能障碍 1 月余入院。医生经询问得知：杨先生 1 个月前无明显诱因出现左侧肢体无力，左上肢持物不稳，不能行走，但无头痛、恶心、呕吐等症状。头颅 CT 检查提示脑梗死。治疗 1 周后，杨先生的生命体征平稳，大小便能自控，但遗留左侧肢体活动障碍，需要在他人帮助下洗脸、刷牙、进食、如厕，且转移时需要少量帮助，步行时需要大量帮助。此外，目前杨先生言语流利且清晰，听理解正常，左侧鼻唇沟稍浅，伸舌无偏斜，左上肢肌张力增高、关节主动屈伸不充分，肱二头肌反射及膝反射活跃，巴宾斯基征阳性，踝关节僵硬。与医生商议后，杨先生决定转入康复治疗科接受康复治疗和护理。

任务描述

为进一步了解杨先生的情况，护士长计划带实习护士小王对杨先生开展日常生活活动能力和生活质量的评定。

一、日常生活活动能力评定

（一）日常生活活动能力的概述

巴塞尔指数评分量表的使用

日常生活活动（activity of daily living, ADL）是指个人为满足日常生活的需要每天所进行的必要活动。狭义上，它包括进食、穿衣、洗澡、大小便控制及行走等基本的动作与技巧；广义上，除上述基本日常生活活动外，还包括在家庭、社交、经济和工作等方面安排自己生活的方式。日常生活活动能力是指个人完成日常生活活动所具备的能力。

完成日常生活活动对于健全人来说毫无困难；但对于病、伤、残者来说，简单的穿衣、如厕、刷牙、洗脸和起床等都可能有不同程度的困难。实现日常生活活动的最大程度自理，不仅是康复工作最重要的目标之一，也是患者重拾生活信心的最佳方式之一。最大限度地提升自身日常生活活动能力，有助于患者重新找回在家庭和社会中的角色与地位，获得更多的成就感和尊重。

（二）日常生活活动能力的评定方法

巴塞尔指数（Barthel index, BI）评定法是目前临床应用最广、研究最多的一种日常生活活动能力评定方法，具有操作简单、可信度高、灵敏度好等优点。

巴塞尔指数的评定内容包括进食，洗澡，修饰，穿、脱衣，控制大便，控制小便，如厕，座椅转移，平地行走 45 m 和上下楼梯 10 项内容，满分 100 分，其评分标准如表 2-11 所示。

表 2-11　巴塞尔指数评分量表

序号	项目	分值			
		自理	稍依赖	较大依赖	完全依赖
1	进食	10	5	0	0
2	洗澡	5	0	0	0
3	修饰	5	0	0	0

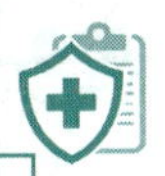

续表

序号	项目	分值			
		自理	稍依赖	较大依赖	完全依赖
4	穿、脱衣	10	5	0	0
5	控制大便	10	5（偶尔失控）	0（失控）	0
6	控制小便	10	5（偶尔失控）	0（失控）	0
7	如厕	10	5	0	0
8	座椅转移	15	10	5	0
9	平地行走 45 m	15	10	5（需轮椅）	0
10	上下楼梯	10	5	0	0

护士计算出患者的总分后，按下列标准判断患者日常生活活动的独立程度（4 个功能等级）：0～20 分为极严重功能障碍，日常生活活动完全依赖；21～40 分为重度功能障碍，日常生活活动明显依赖；41～60 分为中度功能障碍，日常生活活动部分自理；60 分以上为轻度功能障碍，日常生活活动基本自理。

二、生活质量评定

（一）生活质量的概述

生活质量（quality of life, QOL），也称生命质量、生存质量、生活素质等，是康复工作中最重要的内容之一。生活质量不仅与客观上的生活水平及身心健康水平有关，也与人们能否获得快乐、幸福、舒适、安全的主观感受有关。临床上，生活质量的评定内容包括以下几个方面：

（1）躯体功能方面：包括睡眠、饮食、行走、大小便自我控制、自我料理、家务操持和休闲等。

（2）心理功能方面：包括抑郁、焦虑、孤独感、自尊、记忆力、推理能力和应变能力等。

（3）社会功能方面：包括家庭关系、社会支持、与他人交往、就业情况、经济状况、社会整合和社会角色等。

（4）疾病特征与治疗方面：包括疾病症状和治疗副作用等。

（二）生活质量的评定方法

1．访谈法

访谈法是指通过面对面地交谈或电话交谈来了解患者的心理、行为、健康状况和生活水平等，从而综合评定其生活质量的一种方法。

2．观察法

观察法是指在一定时间内、特定条件下，通过感官或借助一定的科学仪器，观察患者的心理行为或活动、疾病症状及相关反应等，从而综合评定其生活质量的一种方法。观察法常用于植物人状态、精神障碍、阿尔茨海默病或危重患者的评定。

3．症状定式检查法

症状定式检查法用于生活质量评定时仅限于评定疾病症状和治疗副作用。该法把疾病各种可能的症状或治疗的副作用列举出来，由护士或患者选择，选项可以是“有”“无”两项，也可以是程度等级选项。

4．量表评价法

量表评价法是指使用经考察验证具有较高信度、效度和反应度的标准化测定量表，对患者的生活质量进行综合评定的一种方法，是目前采用范围最广的生活质量评定方法。根据评定主体的不同，量表评价法可分为自评法和他评法。其中，健康调查量表 36（short form 36, SF-36）是目前世界上公认的具有较高信度和效度的普适性生活质量量表之一。

健康调查量表 36

（三）生活质量评定的注意事项

（1）选择量表时要留意它的可测量性、敏感度、接受度、是否易于理解和平衡性等方面。

（2）选择的量表既要具备国际通用性和可比性，又要照顾到不同国家、地区的本土文化和民族文化元素，必要时应对相关内容进行文化调适。

（3）尽量为患者选择其所患疾病的专用生活质量量表，以便测得该疾病患者特有的问题。

（4）注意不同数据采集过程中的技巧，如访谈法中访谈员的素质培训、量表评价法中量表的编印质量等细节，以进一步提高生活质量评定的准确性。

任务实施

结合本任务所学知识，根据表 2-12 完成任务实施。

表 2-12　任务实施活动表

类别	任务描述
学习回顾	回顾日常生活活动能力的概念和评定方法，生活质量的概念、评定内容、评定方法和注意事项
模拟操作	（1）学生自由分组，每组 8～10 人 （2）根据任务导入的情景，组员扮演护士长、实习护士小王和患者杨先生，进行情景模拟 （3）模拟内容至少包括以下几个方面：① 护士长向小王介绍日常生活活动能力的概念、评定方法和生活质量的概念、评定内容、注意事项；② 护士长指导小王对杨先生进行日常生活活动能力评定和生活质量评定 （4）其余组员仔细观看，并提出意见
总结思考	根据点评意见，总结模拟操作中的不足，思考解决问题的方法并改正
	总结本任务学习中遇到的难题及其解决方法
	总结本任务学习的收获与感受

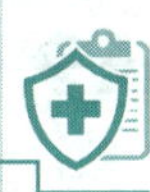

任务六　评定心理

任务导入

小刘是一名19岁的大二在读生，她本应和同学们一起享受大学生活，可是半年前的一场车祸，使她的双腿严重受损，给她的生活带来巨大的变化。受伤后，小刘一直在接受康复治疗，但她认为自己的进步速度总是达不到自己的预期，尤其是看到同学们分享精彩的大学生活时，会变得更加焦虑。近1个月来，小刘心情日渐低落，睡眠质量明显下降，有时甚至整晚无法入眠，食欲也大不如前。

任务描述

康复治疗科护士长在了解到小刘的情况后，决定带领实习护士小杨对小刘进行心理评定。

一、心理的概述

心理属于大脑的高级功能，是指大脑对客观现实的主观反映。心理健康是指有利于自身发展，能维持良好的生活质量和社会适应力的适宜的心理状态。当个体的心理过程和心理特征发生异常改变时，就会产生异常心理，常见的异常心理有焦虑、抑郁、自卑、孤独、依赖和退化等。正确评定个体的心理状态，有助于预防其心理疾病的发生。

二、心理的评定方法

（一）焦虑的评定方法

1. 焦虑自评量表法

焦虑自评量表（self-rating anxiety scale, SAS）能准确反映伴有焦虑倾向的评定对象的主观感受。该量表有20道测试题目，每道题目对应4个选项，每个选项对应不同的分数。患者完成测试后所得的总分可反映其焦虑情况。总分越低越好，超过50分即表示患者伴有焦虑，需接受进一步的诊断和治疗。

焦虑自评量表

2. 汉密尔顿焦虑量表法

汉密尔顿焦虑量表（Hamilton anxiety scale, HAMA）用于诊断焦虑症，以及评定患者的焦虑程度。该量表共14个项目，其中第1～6及第14项反映精神性焦虑，第7～13项反映躯体性焦虑，具体内容如表2-13所示。评定时，由两名经过培训的评定者分别采用交谈与观察的方式评定患者，评定时间为 10～15 min。评定完毕，两者独立评分，取平均值为患者最终得分。

表 2-13　汉密尔顿焦虑量表

序号	项目	表现特点	分数				
1	焦虑心境	担心、担忧，感到有最坏的事情将要发生，容易激惹	0	1	2	3	4
2	紧张	紧张感，易疲劳，不能放松，情绪反应，易哭，颤抖，感到不安	0	1	2	3	4
3	害怕	害怕黑暗、陌生人、独处、动物、乘车、旅行及人多的场合	0	1	2	3	4
4	失眠	难以入睡，易醒，睡眠不足，多梦，梦魇，夜惊，醒后感疲倦	0	1	2	3	4
5	认知功能	注意力不集中，记忆力差	0	1	2	3	4
6	抑郁心境	丧失兴趣，对以往的爱好缺乏快感，忧郁，早醒，昼重夜轻	0	1	2	3	4
7	躯体性焦虑（肌肉系统）	肌肉酸痛，活动不灵活，肌肉跳动，肢体抽动，牙齿打战，声音发抖	0	1	2	3	4
8	躯体性焦虑（感觉系统）	视物模糊，发冷发热，软弱无力感，浑身刺痛	0	1	2	3	4
9	心血管系统症状	心动过速，心悸，胸痛，血管跳动感，晕眩，期前收缩	0	1	2	3	4
10	呼吸系统症状	胸闷，窒息感，叹息，呼吸困难	0	1	2	3	4
11	胃肠道症状	吞咽困难，嗳气，消化不良，肠鸣、肠蠕动感，腹泻，便秘，体重减轻	0	1	2	3	4
12	生殖泌尿系统症状	尿频，尿急，停经，性冷淡，早泄，阳痿	0	1	2	3	4
13	自主神经系统症状	口干，面色潮红或苍白，多汗，起“鸡皮疙瘩”，毛发竖立，紧张性头痛	0	1	2	3	4
14	会谈时的行为表现	一般表现：紧张、忐忑不安，咬手指，紧紧握拳，摆弄手帕，面肌抽动，顿足，手抖，皱眉，表情僵硬，肌张力高，叹息样呼吸，面色苍白 生理表现：吞咽，呃逆，安静时心率快，呼吸快（20 次/min 以上），腱反射亢进，四肢震颤，瞳孔放大，眼睑跳动，易出汗，眼球突出	0	1	2	3	4

汉密尔顿焦虑量表每个项目按症状轻重分为 0～4 分五个级别。其中 0 分为无症状；1 分为症状轻微；2 分为有肯定的症状，但不影响生活和活动；3 分为症状重，需要干预，或已影响生活和活动；4 分为症状极重，已严重影响生活和活动。根据患者的总分可判定其焦虑状态，如表 2-14 所示。

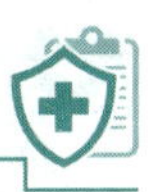

表 2-14 汉密尔顿焦虑量表判定标准

总分	判定结果
低于 7 分	无焦虑
7～14 分	可能有焦虑
15～21 分	肯定有焦虑
22～29 分	肯定有明显焦虑
高于 29 分	可能为严重焦虑

（二）抑郁的评定方法

1. 抑郁自评量表法

抑郁自评量表（self-rating depression scale, SDS）用于评定患者抑郁状态的轻重程度及其在治疗中的变化。

抑郁自评量表

汉密尔顿抑郁量表评分标准

2. 汉密尔顿抑郁量表

汉密尔顿抑郁量表（Hamilton depression scale, HAMD）是目前国内和国际上使用最广泛的抑郁评定量表，具体内容如表 2-15 所示。评定时，护士根据对患者的观察及评分标准，圈出相应分数。采用汉密尔顿抑郁量表评定抑郁程度一般需要 15～20 min，主要取决于患者的病情严重程度及其合作程度。

表 2-15 汉密尔顿抑郁量表

序号	表现特点	分数				
1	抑郁情绪	0	1	2	3	4
2	有罪感	0	1	2	3	4
3	自杀	0	1	2	3	4
4	入睡困难	0	1	2	—	—
5	睡眠不深	0	1	2	—	—
6	早醒	0	1	2	—	—
7	工作无兴趣	0	1	2	3	4
8	迟缓（指语言迟缓和思维缓慢，注意力难以集中）	0	1	2	3	4
9	激越	0	1	2	3	4
10	精神性焦虑	0	1	2	3	4
11	躯体性焦虑	0	1	2	3	4
12	胃肠道症状	0	1	2	—	—
13	全身症状	0	1	2	—	—
14	性症状	0	1	2	—	—
15	疑病行为	0	1	2	3	4

续表

序号	表现特点		分数				
16	体重减轻		0	1	2	—	—
17	自知力		0	1	2	—	—
18	昼夜症状变化	A 白昼	0	1	2	—	—
		B 黑夜	0	1	2	—	—
19	人格或现实解体		0	1	2	3	4
20	偏执症状		0	1	2	3	4
21	强迫症症状		0	1	2	3	4
22	能力减退感		0	1	2	3	4
23	绝望感		0	1	2	3	4
24	自卑感		0	1	2	3	4

注：0 分表示无症状，1～4 分表示症状从轻到重。

康复小锦囊

激越是指有明显的坐立不安和过多的肢体活动，并伴有焦虑或其他痛苦体验的精神病理状态。

根据患者的总分可判定其抑郁程度，如表 2-16 所示。

表 2-16　汉密尔顿抑郁量表判定标准

总分	判定结果
低于 8 分	无抑郁
8～20 分	轻度抑郁
21～35 分	中度抑郁
高于 35 分	重度抑郁

任务实施

结合本任务所学知识，根据表 2-17 完成任务实施。

表 2-17　任务实施活动表

类别	任务描述
学习回顾	回顾心理和心理健康的概念，常见的异常心理，焦虑和抑郁的评定方法
模拟操作	（1）学生自由分组，每组 8～10 人 （2）根据任务导入的情景，组员扮演护士长、实习护士小杨和患者小刘，进行情景模拟

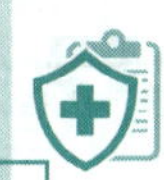

续表

类别	任务描述
模拟操作	（3）模拟内容至少包括以下几个方面：① 护士长向小杨介绍心理和心理健康的概念、常见的异常心理和常用的心理评定方法；② 护士长指导小杨评定小刘的心理 （4）其余组员仔细观看，并提出意见
总结思考	根据点评意见，总结模拟操作中的不足，思考解决问题的方法并改正
	总结本任务学习中遇到的难题及其解决方法
	总结本任务学习的收获与感受

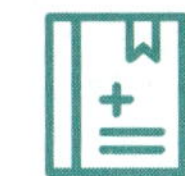

项目学习效果检测

一、填空题

1．关节活动度包括主动关节活动度和________。

2．平衡能力可以分为________、自主动态平衡能力和________三类。

3．根据性质，疼痛可以分为________、________、________、放射痛和牵涉痛。

二、单项选择题

1．下列选项中，属于肌张力评定常用方法的是（　　）。

A．洛维特 6 级分级法　　B．改良阿什沃思量表法
C．伯格平衡量表法　　D．数字评分法
E．巴塞尔指数评定法

2．徒手肌力检查将肌力分为（　　）。

A．4 级　　B．5 级　　C．6 级
D．7 级　　E．8 级

3．巴塞尔指数总分低于 20 分提示（　　）。

A．日常生活活动完全依赖　　B．日常生活活动明显依赖
C．日常生活活动部分自理　　D．日常生活活动基本自理
E．完全自理

4．下列选项中，不属于疼痛评定方法的是（　　）。

A．视觉模拟评分法　　B．神经肌肉电刺激法
C．口述描绘评分法　　D．数字分级评分法
E．麦吉尔疼痛问卷法

5．简易精神状态检查量表的满分标准是（　　）。

A．10 分　　B．20 分　　C．30 分
D．40 分　　E．50 分

三、多项选择题

1．测量关节活动度常用的工具有（　　）。

A．通用量角器　　B．电子角度计　　C．指关节量角器

D．三角板　　E．脊柱活动量角器

2．下列选项中，属于巴塞尔指数评定内容的有（　　）。

A．进食　　B．睡觉　　C．大便和小便控制

D．洗澡　　E．穿衣

四、思考题

1．简述认知功能评定的注意事项。

2．简述生活质量的评定内容。

项目学习成果评价

结合自身的学习情况，按照表 2-18 中的评价标准对本项目的学习成果进行自评，并请任课教师进行评价。

表 2-18　项目学习成果评价表

班级		任课教师		
姓名		学号		
项目名称	康复护理评定			
评价项目	评价标准	分值	评分	
			自评分	师评分
知识与技能	掌握肌力、肌张力、关节活动度、平衡能力和协调能力的评定方法	10		
	掌握认知功能评定的方法和注意事项	10		
	掌握疼痛的概念、分类和评定方法	10		
	掌握失语症、构音障碍的概念和评定方法	10		
	掌握日常生活活动能力的概念，生活质量的概念和评定内容	10		
	熟悉肌力、肌张力、关节活动度、平衡能力和协调能力的概念	5		
	熟悉日常生活活动能力和生活质量的评定方法	5		
	了解患者常见的异常心理和常用的心理评定量表	5		

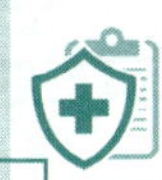

续表

评价项目	评价标准	分值	评分	
			自评分	师评分
知识与技能	能够熟练运用各种评定方法，评定患者的运动功能、认知功能、疼痛情况、言语功能、日常生活活动能力、生活质量及心理情况	15		
学习过程与方法	课前自主预习，发现、提出问题；课上专心听讲，思考、解决问题；课后积极复习，归纳、应用知识	5		
	主动参与问题讨论和小组活动，积极完成任务实施	5		
情感与素质	热爱康复护理事业，积极适应不断变化的康复护理工作需求	5		
	团队协作能力强，能够营造积极向上的小组氛围	5		
合计		100		
总分（自评分×40%+师评分×60%）				
自我评价				
教师评价				

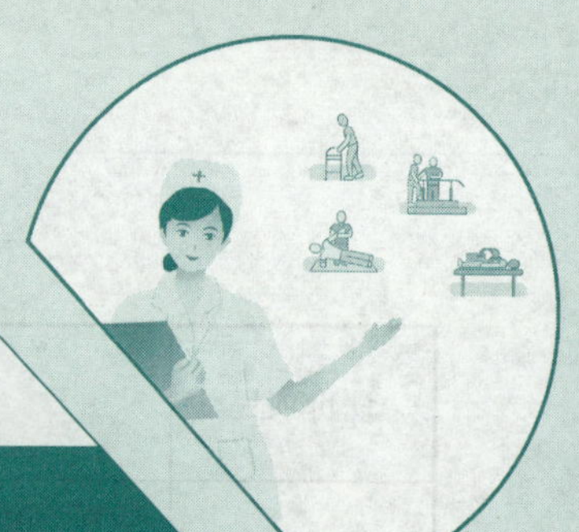

项目三

常用的康复治疗技术

项目导读

康复治疗技术是指通过各种治疗手段和方法，帮助患者恢复或提高身体各项功能和生活质量的一种医学技术，其最终目标是帮助患者回归家庭、回归社会。常用的康复治疗技术包括物理治疗技术、作业治疗技术、言语治疗技术和中医治疗技术等。

学习目标

知识目标

- ✧ 掌握各种运动疗法的分类、训练要点、训练方法和护理要点等，电疗法、光疗法、磁疗法、超声波疗法的作用、适应证、禁忌证和护理要点，常用的作业治疗技术的训练内容，失语症、构音障碍康复治疗的内容。
- ✧ 熟悉作业治疗的分类、作用、适应证和禁忌证，言语治疗的治疗原则、适应证和禁忌证。
- ✧ 了解低温疗法、水疗法的作用、适应证、禁忌证和护理要点，生物反馈疗法的适应证、禁忌证和护理要点，作业治疗的注意事项，针灸疗法、推拿疗法的作用、操作方法和注意事项等，中医健身疗法、中药疗法的内容。

技能目标

- ✧ 能够正确地为患者实施物理治疗。
- ✧ 能够为不同功能障碍的患者选择合适的作业治疗技术。
- ✧ 能够正确运用各种言语治疗技术。
- ✧ 能够运用合适的中医治疗技术促进患者康复。

素质目标

- ✧ 培养尊重患者隐私、保护患者安全的意识。
- ✧ 树立运用临床思维为患者实施个性化康复治疗的意识。

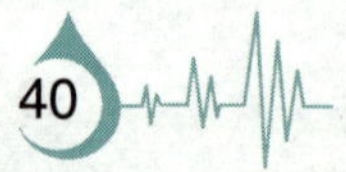

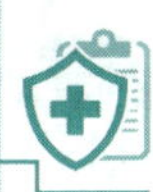

任务一 认识物理治疗技术

任务导入

患儿果果，2 岁，因不能独自站立来院就诊。门诊医生经询问得知：果果系第 1 胎第 1 产，早产儿（32 周），其母亲有重症肝炎病史；出生体重约 1 900 g；无癫痫或抽风病史；运动发育落后，11 个月才可翻身，12 个月才可坐起，15 个月才会爬行，现仍不能独自站立和行走；未接受过康复治疗。结合以上信息，门诊医生以脑性瘫痪（痉挛型双瘫）将果果收入院。入院后，果果的康复评定结果显示：① 运动发育落后；② 肌张力高；③ 姿势运动模式异常；④ 反射异常；⑤ 精细运动发育落后。

任务描述

根据康复评定结果，护士长为果果量身定制了一套物理治疗方案，并计划带实习护士小张一起完成对果果的康复治疗。

物理治疗是指借助声、光、电、磁、水、力及温度等对疾病进行预防、治疗和康复的一种康复治疗技术。物理治疗包括运动疗法和物理因子疗法两大类。

康复充电站

世界物理治疗日

1951 年 9 月 8 日，世界物理治疗联盟正式成立，这是一个具有里程碑意义的日子，标志着全球物理治疗师团结起来，共同致力于提升康复治疗的专业水平。为了纪念这一重要时刻，世界物理治疗联盟在 1996 年决定将每年的 9 月 8 日定为“世界物理治疗日”，以此作为全球物理治疗师的共同节日。

在世界物理治疗日这一天，物理治疗师和相关组织常举办以下活动：① 公开的讲座和研讨会；② 免费的健康检查和咨询；③ 通过社交媒体、新闻媒体等宣传物理治疗；④ 物理治疗体验活动。由此可见，世界物理治疗日不仅是物理治疗师们庆祝自己职业的节日，更是一个提升公众健康意识和向公众传递康复知识的机会。

一、运动疗法

运动疗法是指以运动学、生物力学和神经生理学为基础，通过运动对身体功能障碍

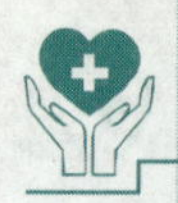

和功能低下进行预防、改善和恢复的康复治疗技术。运动疗法主要包括以下几种。

（一）关节活动训练

关节活动训练是指利用各种方法预防或改善由组织粘连、肌肉痉挛等多种因素引起的关节功能障碍的训练。

1. 分类

（1）主动关节活动训练

主动关节活动训练是指患者不借助任何外力，主动收缩肌肉来完成关节活动的训练。该训练通常与肌力训练同时进行，适用于可主动收缩肌肉且肌力>3 级的患者，禁用于关节不稳、骨折未愈合且未做内固定、骨关节肿瘤、全身状况极差和病情不稳定等的患者。此外，当该训练可能加剧疼痛、炎症或导致新的损伤时，也应被禁止。

（2）主动助力关节活动训练

主动助力关节活动训练是指患者在一定外力的辅助下，主动收缩肌肉来完成关节活动的训练。其中，外力可由护士、患者健侧肢、各种康复训练器械（如棍棒、滑轮和绳索装置等）或水提供。该训练适用于可主动收缩肌肉但肌力相对较弱、关节活动受限的患者，禁忌证与主动关节活动训练基本相同。

（3）被动关节活动训练

被动关节活动训练是指患者完全不用力，仅借助外力来完成关节活动的训练。其中，外力主要来源于护士的协助、患者健侧肢体的辅助，以及各种康复训练器械的应用。该训练适用于主动运动受限、肌力<3 级或长期卧床的患者，其禁忌证与主动关节活动训练基本相同。

2. 护理要点

关节活动训练的护理要点如下：① 在训练前评定患者的一般情况（如血压、心率等），帮助患者做好训练部位的准备（如局部创面的处理，矫形器、假肢的处置等），并向患者进行宣教；② 训练中注意观察患者的反应，若患者感到疼痛，则酌情调整活动范围，并改进训练方法；③ 心血管疾病（如心肌梗死等）患者做上肢主动关节活动训练时，要注意监测其生命体征。

（二）关节松动术

关节松动术是指护士在患者关节活动允许范围内帮其松动关节的康复治疗技术。

1. 分级

根据操作时关节活动的位置和范围，关节松动术可分为以下四级：

Ⅰ级：在关节活动的起始端做小幅度的、有节奏的松动。

Ⅱ级：在关节活动允许范围内，做大幅度的、有节奏的松动，但不接触关节活动的起始端和终末端。

Ⅲ级：在关节活动允许范围内，做大幅度的、有节奏的松动，每次均要接触到关节活动的终末端，并能感觉到关节周围软组织的紧张。

Ⅳ级：在关节活动的终末端，做小幅度的、有节奏的松动，每次均要接触到关节活动的终末端，并能感觉到关节周围软组织的紧张。

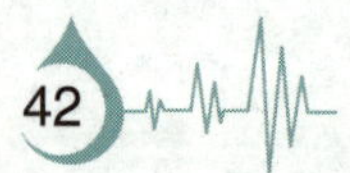

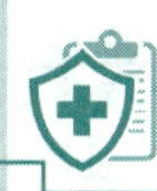

Ⅰ、Ⅱ级关节松动术常用于治疗由疼痛引起的关节活动受限，Ⅲ级关节松动术常用于治疗伴有疼痛的关节僵硬，Ⅳ级关节松动术常用于治疗由周围组织粘连、挛缩引起的关节活动受限。

2. 护理要点

关节松动术的护理要点如下：① 关节松动术可能会引起疼痛，治疗前应告知患者轻微的疼痛为正常的康复治疗反应；② 若患者的疼痛感在完成关节松动术 24 h 后仍不减轻，甚至加重，则说明治疗强度过大或治疗时间过长，应适当调整治疗强度和治疗时间。

（三）软组织牵伸术

软组织牵伸术是指通过外力（人工或器械）拉长挛缩的软组织的康复治疗技术。该技术旨在改善或恢复关节周围软组织的伸展性，防止发生不可逆的组织挛缩，降低肌张力，增加或恢复关节活动度，预防或降低躯体在活动或从事某项运动时出现肌肉、肌腱损伤。

1. 分类

根据牵伸力量的来源和牵伸的方式，软组织牵伸术分为被动牵伸和主动抑制两类。其中，被动牵伸又可分为手法牵伸、器械牵伸和自我牵伸。

2. 护理要点

软组织牵伸术的护理要点如下：① 牵伸前必须先对患者进行评定；② 应帮助患者取舒适、放松的体位，必要时应给予其局部热敷后再牵伸；③ 牵伸的方向应与软组织挛缩的方向相反；④ 牵伸时关节活动度不能超过正常的关节活动度；⑤ 若患者牵伸后疼痛超过 24 h，则说明牵伸强度太大，应降低牵伸强度或休息 1 天；⑥ 避免过度牵伸肌力较弱的肌肉或水肿的组织。

康复充电站

牵引技术与牵伸技术的区别

牵引技术是指应用作用力与反作用力的原理，通过外力（如手法、机械或电动装备等）牵拉人体的脊柱和四肢，达到关节复位、减轻神经压迫和松解组织粘连的目的，进而促进患者康复的康复治疗技术。与牵伸技术主要作用于软组织不同，该技术主要作用于关节。临床上常用的牵引装置有颈椎牵引装置（见图 3-1）和腰椎牵引装置。

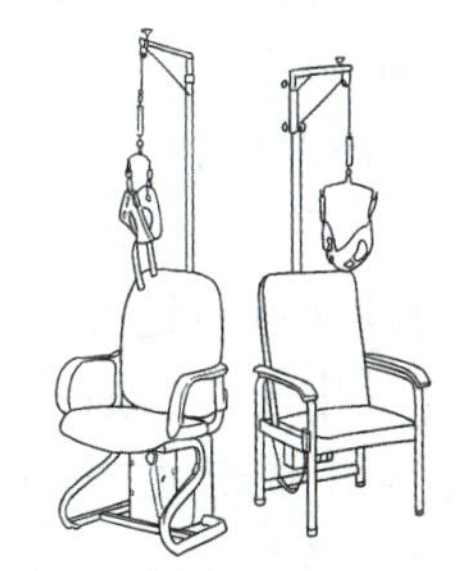

图 3-1　颈椎牵引装置

（四）肌力训练

肌力训练是指通过肌肉的主动收缩来改善或增强肌肉力量的训练。在肌力训练过程中要遵循阻力原则（训练时应克服一定的阻力）、超负荷原则（训练时肌肉的负荷应超过日常活动的负荷）、反复训练原则、适度疲劳原则（训练时以感到疲劳为度，不应出现过度疲劳）。

1. 分类

根据运动形式，肌力训练可分为被动运动训练、主动助力运动训练、主动运动训练和抗阻运动训练；根据肌肉收缩方式，肌力训练可分为等长收缩训练、等张收缩训练和等速训练。

（1）等长收缩训练：指肌张力增加而肌肉长度不变，且不发生关节运动的训练，如图 3-2 所示。等长收缩训练特别适用于关节疼痛和关节不允许活动的患者。

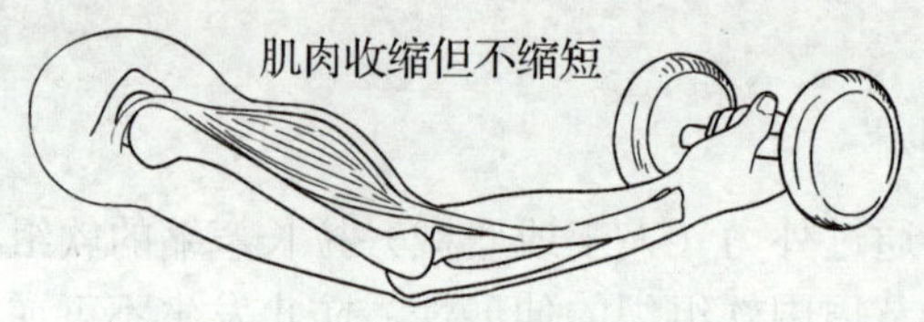

图 3-2　等长收缩训练

（2）等张收缩训练：指肌肉长度改变而肌张力不变，且发生关节运动的训练，分为向心性等张收缩训练和离心性等张收缩训练，如图 3-3 所示。

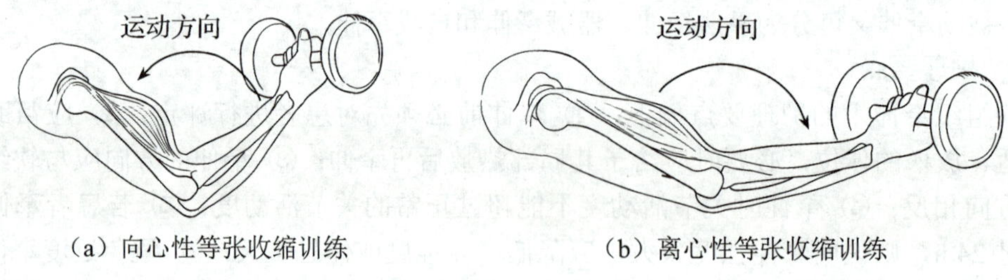

（a）向心性等张收缩训练　（b）离心性等张收缩训练

图 3-3　等张收缩训练

（3）等速训练：指受训肢体在运动过程中的角速度（单位时间内移动的角度）不变，而阻力改变的训练。

2. 护理要点

（1）肌力训练应按照被动运动训练→主动助力运动训练→主动运动训练→抗阻运动训练的顺序逐步进行。其中，被动运动训练适用于 0 级或 1 级肌力的患者，主动助力运动训练适用于 2 级肌力的患者，主动运动训练适用于 3 级及以上肌力的患者，抗阻运动训练适用于 4 级或 5 级肌力的患者。

（2）当高血压、冠心病或其他心血管疾病患者进行等长收缩训练，尤其是需克服较大阻力时，应时刻提醒患者保持呼吸通畅，避免屏气。

（3）阻力通常加在需要增强肌力的肌肉的远端附着部位，但在肌力较弱时，也可加在肌肉的近端附着部位。

（4）阻力施加的方向应与肌肉收缩时关节运动的方向相反。

（5）肌力训练后应观察患者的身体情况。若局部有酸痛，则可给予热敷或按摩等；若疼痛显著，则应调整次日的训练量。

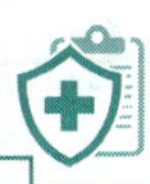

（五）有氧训练

有氧训练是指通过大肌群（如胸部肌群、背部肌群、腿部肌群等）节律性、中等或较小强度、持续较长时间（10～60 min）的运动，达到提高全身耐力、心肺功能和改善人体代谢目标的训练。有氧训练已成为慢性阻塞性肺疾病、冠心病、高血压、糖尿病、肥胖症等疾病的主要康复治疗手段。

1．训练方法

有氧训练的训练方法主要分为以下两类：

（1）上肢训练：可增加患者上肢的运动能力，提高其日常活动能力和自我管理能力。该训练无固定统一的模式，可让患者手持重物（0.5～3 kg）做高过肩部的活动。

（2）下肢训练：是有氧训练的主要方法，包括步行、爬楼梯、平板运动、骑功率自行车和登山等。

2．护理要点

有氧训练的护理要点如下：① 注意训练强度和方法，以患者能承受为宜；② 训练前应对患者进行体格检查、功能检查；③ 训练中应密切观察患者有无发绀、四肢发冷、呼吸增快、颈肩部肌肉紧张、出汗等情况。

（六）呼吸训练

呼吸训练是指保障呼吸道通畅，提高呼吸肌功能，促进排痰和痰液引流，改善肺和支气管组织血液代谢，加强气体交换效率的训练。该训练适用于呼吸系统疾病、需行心肺手术和脊髓损伤的患者等。

呼吸训练

1．分类

（1）腹式呼吸训练

腹式呼吸训练是一种以膈肌活动为主的呼吸训练，旨在改善异常的呼吸模式。其基本训练方法如下：吸气时鼓起腹部，呼气时收缩腹部，以尽可能多地排出肺内的气体。

康复小锦囊

膈肌活动距离每增加 1～2 cm，肺通气量（单位时间入肺或出肺的气体总量）可增加 250～350 mL。

（2）腹部加压暗示呼吸训练

腹部加压暗示呼吸训练是一种以腹式呼吸为主的训练。其基本训练方法如下：患者采取舒适、放松的体位（如坐位、仰卧位和半卧位等），将手按压在上腹部；经口呼气，手随腹部下陷并施以压力，以增强腹压，使膈肌进一步上抬；经鼻吸气，腹部对抗手的压力鼓起。每天训练两次，每次 10～15 min（1 min 重复约 8 次）。

（3）抗阻呼吸训练

抗阻呼吸训练是指在呼气时增加气道阻力，以减少或防止气道在呼气时塌陷，改善呼气过程的训练，常见的有缩唇呼吸训练、吹瓶呼吸训练和吹球囊呼吸训练等。其中，缩唇呼吸训练的基本训练方法如下：患者经鼻深吸气 2～3 s，此时腹部鼓起来；然后将嘴唇缩紧，如吹口哨样将气体缓慢（4～6 s）呼出，此时腹部凹进去，如图 3-4 所示。每天训练 3 次，每次 10～25 min，吸气与呼气的时间比为 1∶2 或 1∶3。

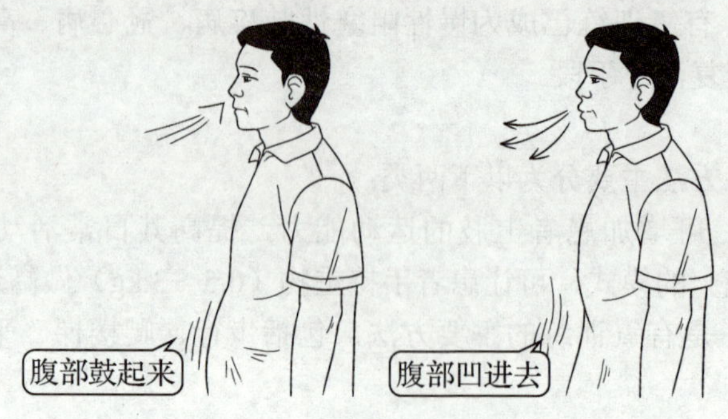

图 3-4　缩唇呼吸训练

2．护理要点

呼吸训练的护理要点如下：① 充分向患者说明呼吸训练的目的和合理性，并嘱患者尽可能在安静的环境中训练；② 嘱患者训练时穿轻便的衣服，尽可能保持全身放松；③ 嘱患者尽量取仰卧位训练，并在其膝下垫枕，也可嘱其取坐位、站位等其他体位训练；④ 对需行心肺手术的患者，应在其心肺手术前至少 1 周开始指导其进行呼吸训练。

（七）平衡训练

平衡训练是指改善人体平衡功能的训练。该训练适用于脑损伤、脊髓损伤、外周神经损伤和内耳病变的患者等。

1．训练内容

平衡训练主要包括静态平衡训练和动态平衡训练：

（1）静态平衡训练：指在无外力作用的情况下，依靠肌肉协调等长收缩来维持静止状态姿势的训练，如保持稳定的坐姿、站姿。

（2）动态平衡训练：指运动过程中独自调整和控制身体姿势稳定性，或抵抗外力的同时维持静止状态姿势的训练，外力可由护士或平衡板（见图 3-5）、滚筒和平衡仪等器械提供。

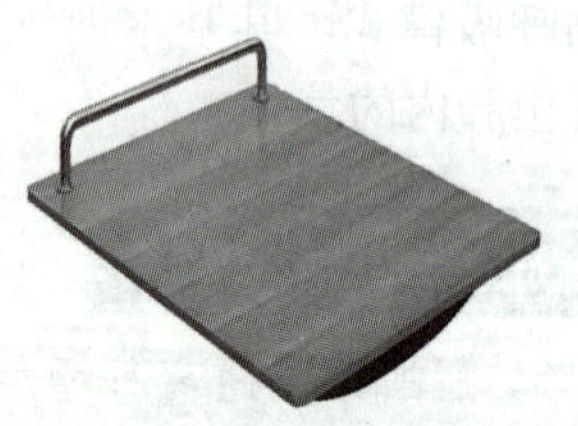

图 3-5　平衡板

平衡训练的顺序均是从稳定的体位开始，逐渐过渡到最不稳定的体位。例如，立位平衡训练的顺序是双足分开站立→并足站立→单足站立→足尖站立。

2．护理要点

平衡训练的护理要点如下：① 嘱患者训练时放松，及时消除患者的紧张和恐惧；② 时刻注意患者的安全，预防其跌倒；③ 训练内容必须先易后难，例如，在患者保持稳定性的前提下逐步增加头、颈和躯干的训练，由睁眼训练过渡到闭眼训练。

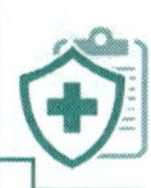

（八）协调训练

协调训练是指改善身体协调功能的训练。该训练适用于深部感觉功能障碍、协调功能障碍的患者等。

1. 训练要点

协调训练的主要原则如下：① 选择适合患者现有功能水平的训练方法；② 上肢训练应注重动作的准确性、节奏性和反应速度，下肢训练应注重行走的步态和方向。

为取得更好的训练效果，协调训练宜按照以下顺序开展：① 先在卧位姿态下训练，再在坐位、站位、步行姿态下训练；② 先训练单个肢体、一侧肢体（多先训练健侧或残疾较轻的一侧），再同时训练双侧肢体；③ 先做双侧对称性训练，再做不对称性训练；④ 先缓慢训练，再快速训练；⑤ 先睁眼训练，再闭眼训练。

2. 护理要点

协调训练的护理要点如下：① 可在训练中使用一些辅助手段（如游戏竞赛）；② 训练时，应避免对患者过度用力，以免加重患者肌肉不协调的程度；③ 所有训练要在患者的关节活动度内进行，要时刻注意保护患者，避免其受伤和心理负担加重。

（九）步行训练

步行训练是指以提高患者的步行能力为目的的训练。该训练适用于步行障碍的患者，如脑性瘫痪、偏瘫、脊髓损伤和下肢损伤等的患者。

1. 训练要点

（1）在开始步行训练前，先让患者接受站立训练（如体位适应性训练、身体负重训练和重心转移训练等）和基本步行训练（如平衡训练、协调训练等）。

（2）应根据患者的实际情况为其选择合适的康复辅助器具，如矫形器、助行器、腋杖、手杖、轮椅等。

2. 训练顺序

步行训练的训练顺序如下：平行杠内扶杠步行→平行杠内持杖步行→平行杠外持杖步行→弃杖步行→应用性步行。

3. 护理要点

步行训练的护理要点如下：① 时刻注意保护患者的安全，并增强患者的主动性；② 循序渐进，不可急于求成，例如，在未开展平衡训练、负重训练、下肢分离动作训练前不可让偏瘫患者直接开始步行训练，以避免患者出现误用综合征（由不正确的康复治疗造成医源性继发性损害，表现为肌肉和关节损伤、骨折、异常痉挛姿势等）；③ 控制训练量，并鼓励患者独立完成现阶段能够自己完成的训练。

（十）神经发育学疗法

神经发育学疗法是指以神经生理学和神经发育学为基础的一种改善脑损伤后肢体运动功能障碍的康复治疗技术，适用于各种神经性瘫痪的患者，如偏瘫患者、脑性瘫痪患者等。

1. 训练顺序

基本动作的训练应按照运动发育的顺序进行，即按由头到尾、由近端到远端的顺

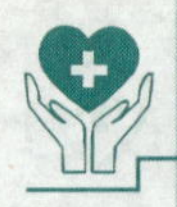

序。在治疗中强调先做等长收缩训练，后做等张收缩训练；先掌握对称性的运动模式，后掌握不对称性的运动模式。

2．护理要点

神经发育学疗法的护理要点如下：① 要求患者主动注意训练的过程，以更好地体验运动觉和视觉的反馈信息，促进运动控制；② 尽可能地将训练内容与日常生活活动结合起来，并反复强化训练；③ 在动作进行过程中和完成后给予患者适当的鼓励。

二、物理因子疗法

物理因子疗法是指使用物理因子（如电、光、磁、声等）对疾病进行预防、治疗和康复的康复治疗技术。

（一）电疗法

电疗法是指使用电流治疗疾病的方法。根据使用的电流频率，电疗法可分为直流电疗法、低频电疗法、中频电疗法和高频电疗法等。

1．直流电疗法

直流电疗法是指使用低电压的平稳直流电（电流方向不变）治疗疾病的方法。

（1）作用

直流电疗法的作用主要有消炎、消肿、镇静、软化瘢痕、加速组织修复和再生、促进局部血液循环、促进骨折愈合、促进静脉血栓溶解、治疗癌症和心脏病等。

（2）适应证

直流电疗法适用于浅静脉血栓、营养不良性溃疡、骨折延迟愈合、冠心病、癌症等。

（3）禁忌证

高热、急性湿疹、心力衰竭、有出血倾向、对直流电过敏的患者等禁用直流电疗法。

（4）护理要点

直流电疗法的护理要点如下：① 保持患者的皮肤完整性，避免造成皮肤灼伤；② 开始治疗前，要询问患者的过敏史，并做好相应的皮肤过敏试验；③ 治疗中，注意观察患者的反应，随时询问其有无异常感觉，并嘱其不要随意变换体位；④ 治疗后，患者的局部皮肤会较为干燥，应为其局部涂抹润肤剂；⑤ 对皮肤过敏但必须接受直流电疗法的患者，治疗后可在其皮肤过敏处涂抹氟轻松软膏（一种肾上腺皮质激素类软膏，可抗过敏）。

2．低频电疗法

低频电疗法是指使用频率低于 1 000 Hz 的脉冲电流治疗疾病的方法。常用的低频电疗法包括经皮神经电刺激疗法、神经肌肉电刺激疗法和功能性电刺激疗法等。

（1）作用

低频电疗法的作用主要有兴奋神经肌肉组织、促进局部血液循环、消炎、镇痛（特别适用于软组织损伤所致的疼痛）等。

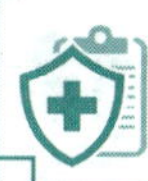

（2）适应证

不同的低频电疗法，其适应证也有一定差别：① 经皮神经电刺激疗法适用于各种疼痛，如头痛、幻肢痛、关节痛、术后切口痛、癌性疼痛等；② 神经肌肉电刺激疗法适用于运动神经元损伤引起的瘫痪、失用性肌萎缩、关节挛缩等；③ 功能性电刺激疗法适用于脑性瘫痪、偏瘫、截瘫、四肢瘫，以及脊髓损伤后的排尿功能障碍、呼吸功能障碍等。

（3）禁忌证

急性化脓性感染、有出血倾向、恶性肿瘤、治疗部位有金属植入物（如安装心脏起搏器）、意识不清的患者等禁用低频电疗法，治疗部位接受有创检查（如局部穿刺、注射、封闭等）的患者 24 h 内不宜使用低频电疗法。

（4）护理要点

低频电疗法的护理要点如下：① 治疗前做好宣教工作，例如，告知患者治疗过程中应有的感觉等；② 帮助患者做好治疗前的准备，如局部创面的处理，支具、假肢的处置等；③ 选择治疗部位时，应尽量避开颈部和有瘢痕、溃疡或皮疹的部位；④ 治疗中要经常询问患者的感觉，老年人、儿童、体弱者的治疗时间应较短，强度应较弱；⑤ 嘱患者治疗中不可随意变换体位，不可接触金属物品。

3. 中频电疗法

中频电疗法是指使用频率为 1 000～100 000 Hz 的脉冲电流治疗疾病的方法。常用的中频电疗法包括等幅中频电疗法、干扰电疗法和调制中频电疗法等。

（1）作用

中频电疗法的作用主要有促进血液循环、防止肌肉萎缩、镇痛和软化瘢痕等。

（2）适应证

等幅中频电疗法适用于各类瘢痕、术后粘连、注射后硬结、肩周炎等，干扰电疗法适用于各种软组织损伤、肩周炎、关节痛、肌肉痛、神经痛、习惯性便秘、胃下垂等，调制中频电疗法适用于颈肩腰腿痛、骨关节炎、肩周炎、周围神经损伤、尿潴留、术后粘连等。

（3）禁忌证

恶性肿瘤、急性化脓性炎症、治疗部位有金属植入物的患者，以及孕妇的下腹部禁用中频电疗法。

（4）护理要点

中频电疗法的护理要点与低频电疗法基本相同。

4. 高频电疗法

高频电疗法是指使用频率高于 100 000 Hz 的脉冲电流治疗疾病的方法。常用的高频电疗法包括短波疗法、超短波疗法和微波疗法等。

（1）作用

高频电疗法主要通过高频电流对于人体的热效应和非热效应来发挥作用。

- 热效应：中等剂量以上的高频电流对人体产生热效应，热效应的作用有镇痛、扩张血管、消炎、抗癌、降低肌肉张力和刺激组织生长等。

- **非热效应**：中、小剂量的高频电流对人体产生非热效应，非热效应的作用有调节神经兴奋性和促进神经纤维再生等。

（2）适应证

高频电疗法适用于急性/亚急性炎症、关节炎、烧伤、冻伤、支气管炎、肺炎、膀胱炎、坐骨神经痛、偏头痛、带状疱疹、颞下颌关节紊乱综合征等。

（3）禁忌证

妊娠、有出血倾向、高热、心肺衰竭、治疗部位有金属植入物、颅内压增高、活动性肺结核的患者等禁用高频电疗法，恶性肿瘤的患者禁用中、小剂量的高频电流，妇女经期出血量多时应暂停使用。

（4）护理要点

高频电疗法的护理要点与低频电疗法基本相同。

康复互动坊

请讨论：低频电疗法、中频电疗法和高频电疗法有哪些异同点？

（二）光疗法

光疗法是指使用人工光源或日光辐射治疗疾病的方法，包括红外线疗法、紫外线疗法和激光疗法等。

1. 红外线疗法

红外线是指波长在 0.76～1 000 μm 波段的光线。红外线疗法是指使用红外线治疗疾病的方法。常用的红外线康复治疗仪器如图 3-6 所示。

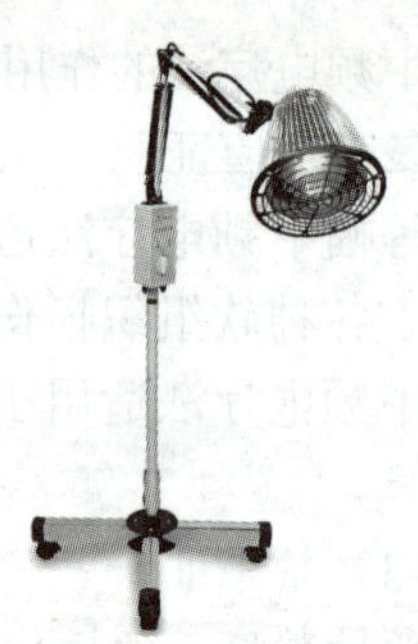
图 3-6　红外线康复治疗仪器

（1）作用

红外线辐射人体组织后主要产生热效应（辐射热），该效应具有改善局部血液循环、促进局部炎症消退与组织再生、缓解肌肉痉挛、镇痛和改善免疫功能等作用。

（2）适应证

红外线疗法适用于软组织扭挫伤恢复期、肌纤维组织炎、关节炎、神经痛、软组织炎症感染吸收期、伤口愈合迟缓、慢性溃疡、压力性损伤、烧伤、冻伤、肌肉痉挛、关节纤维性挛缩等。

（3）禁忌证

恶性肿瘤、高热、急性化脓性炎症早期、急性损伤早期、有出血倾向、活动性肺结核、局部感觉或循环功能障碍的患者等禁用红外线疗法。

（4）护理要点

红外线疗法的护理要点如下：① 照射头面部或上胸部时，应嘱患者戴深色防护眼镜或将湿纱布敷贴于患者眼部，以防红外线对患者眼部造成伤害；② 对植皮术后处、新鲜瘢痕处、感觉功能障碍者（如老年人、儿童、瘫痪患者等），要适当加大照射距离，以防

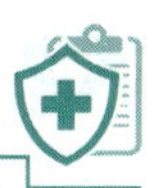

烫伤；③ 嘱患者照射过程中不得随意移动，以防触碰灯具引起灼伤；④ 照射过程中，应随时询问患者的感觉，观察其局部反应，当患者出现头晕、心慌、疲乏无力等情况时，应立即停止治疗并对症处理。

2. 紫外线疗法

紫外线是指波长在 10～400 nm 波段的光线。紫外线疗法是指使用紫外线治疗疾病的方法。常用的紫外线康复治疗仪器如图 3-7 所示。

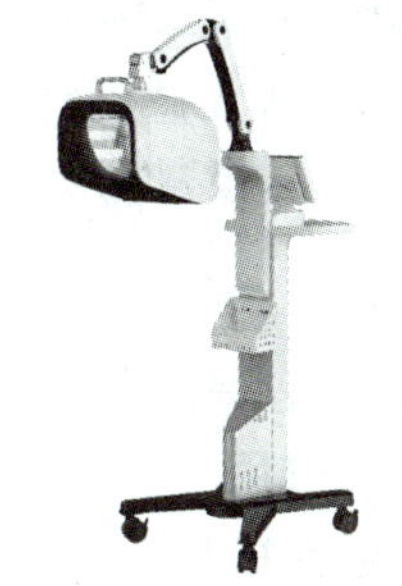

图 3-7　紫外线康复治疗仪器

（1）作用

紫外线疗法具有杀菌、消炎、镇痛、脱敏、促进组织再生、促进维生素 D_3 形成和改善免疫功能等作用。

（2）适应证

紫外线疗法适用于风湿性疼痛、骨质疏松症疼痛、急性神经痛、急性关节炎、皮肤和皮下急性化脓性感染、佝偻病、软骨病、银屑病、白癜风、变态反应性疾病（如支气管哮喘、荨麻疹）等。

（3）禁忌证

恶性肿瘤、有出血倾向、活动性肺结核、急性湿疹、系统性红斑狼疮、光过敏性疾病和使用光敏药物的患者等禁用紫外线疗法。

（4）护理要点

紫外线疗法的护理要点如下：① 紫外线疗法应在单独的房间或用屏风隔断的单独空间内进行，并保持空气流通，室温在 22℃左右；② 照射时应注意保护患者的眼睛，以免发生电光性眼炎；③ 严密遮挡患者的非照射部位，以免超面积、超量照射对患者造成损伤；④ 嘱患者在治疗过程中不要使用光敏药物和吃光敏食物，也不宜饮酒和化妆。

康复小锦囊

电光性眼炎是指眼角膜上皮细胞和结膜吸收大量而强烈的紫外线而引起的急性炎症。其症状是两眼突发烧灼感和剧痛，伴畏光、流泪、眼睑痉挛，眼裂部结膜充血、水肿，头痛，面部皮肤潮红、有灼痛感。

3. 激光疗法

激光是指受激辐射放大而产生的光。激光疗法是指使用激光治疗疾病的方法。

（1）作用

低强度的激光主要具有消炎、镇痛、刺激组织生长、影响内分泌功能、调节神经和免疫功能等作用。高强度激光对组织有损害作用，主要以光刀的形式供外科医生切割、黏合或烧灼时使用。

（2）适应证

激光疗法适用于皮肤炎症、皮下组织炎症、伤口愈合不良、慢性溃疡、窦道、口腔溃疡、脱发、面肌痉挛、变应性鼻炎、耳软骨膜炎、带状疱疹、肌纤维组织炎、关节炎、支气管炎、支气管哮喘、神经炎、神经痛、外阴白色病变、外阴瘙痒等。

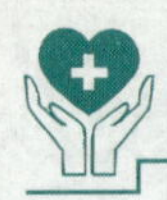

(3) 禁忌证

恶性肿瘤、皮肤结核、活动性出血、心肺肾衰竭的患者等禁用激光疗法。

(4) 护理要点

激光疗法的护理要点如下：① 照射部位有创面时，应先用生理盐水清除创面表面的分泌物和坏死物质；② 照射时，嘱患者戴护目镜；③ 照射过程中，应随时询问患者的感觉，以患者感到舒适为宜，并根据患者的感觉随时调整照射距离；④ 嘱患者不得随意变换体位或移动激光管；⑤ 嘱患者照射后保持局部干燥，避免局部摩擦。

(三) 磁疗法

磁疗法是指使用磁场治疗疾病的方法。

1. 作用

磁疗法具有止泻、消炎、消肿、镇痛、镇静、降压、软化瘢痕、促进骨折和创面愈合等作用。此外，磁疗法对良性肿瘤也有一定的康复治疗作用。

2. 适应证

磁疗法适用于软组织扭挫伤、血肿、神经痛、关节炎、神经衰弱、高血压、胆结石、颈椎病、肩周炎、面肌痉挛、乳腺小叶增生、颞下颌关节炎、支气管炎、视网膜炎、痛经等。

3. 禁忌证

白细胞计数低于 4×10^9/L、高热、有出血倾向、心力衰竭、极度虚弱、皮肤溃疡的患者及孕妇等禁用磁疗法。

4. 护理要点

磁疗法的护理要点如下：① 眼部磁疗时，应采用小剂量，且时间不宜过长；② 治疗过程中应密切观察患者的状态，若患者出现头晕、恶心、嗜睡、心慌等不良反应，则应及时停止治疗并对症处理；③ 对老年、体弱、小儿、急性病、头部病变者，一般均从小剂量开始，逐渐加大剂量。

(四) 超声波疗法

频率高于 20 000 Hz 的声波已超过人耳的听阈（16～20 000 Hz），称为超声波。超声波疗法是指使用超声波治疗疾病的方法。常用的超声波康复治疗仪器如图 3-8 所示。

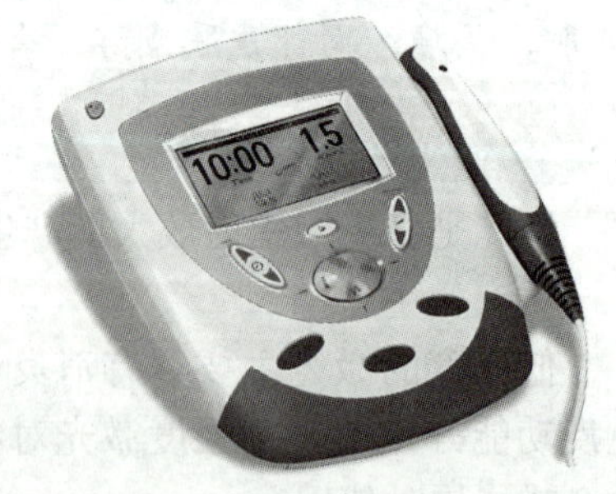

图 3-8 超声波康复治疗仪器（便携式）

1. 作用

超声波疗法具有促进创面愈合、软化瘢痕、缓解肌肉痉挛、松解粘连、镇痛、改善血液循环、促进胃肠道蠕动等作用。

2. 适应证

超声波治疗适用于软组织扭挫伤、瘢痕、注射后硬结、关节周围炎、肌肉血肿、骨膜炎、肩周炎、腱鞘炎、强直性脊柱炎、坐骨神经痛、带状疱疹、颞下颌关节紊乱综合征等。

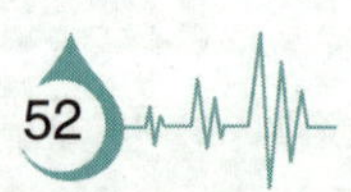

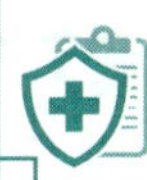

3. 禁忌证

活动性肺结核、持续性高热、急性化脓性炎症、严重心脏病的患者，以及椎弓切除后的脊髓部位、小儿骨骺部位、孕妇下腹部等禁用超声波疗法，头、眼、生殖器等部位慎用。肿瘤患者禁用常规剂量的超声波疗法。

4. 护理要点

超声波疗法的护理要点如下：① 治疗时探头（超声波康复治疗仪器中发射和接收超声波的装置）应紧贴患者皮肤，探头与皮肤之间不得留有任何细微空隙。② 治疗过程中随时询问患者的感觉，以探头作用处有温热感、酸胀感为宜。若探头作用处过热，则应及时停止治疗，并查明原因。③ 应为患者制订合理、正确的治疗方案，不能用增大治疗强度来缩短治疗时间，也不能用延长治疗时间来减小治疗强度。④ 治疗过程中不得卷曲或扭转仪器的导线。

（五）低温疗法

低温疗法是指使用制冷物质和冷冻器械产生的低温治疗疾病的方法。低温疗法可分为以下两类：① 冷疗法，即使用低于体温与周围空气温度、但在0℃以上的低温治疗疾病的方法；② 冷冻疗法，即使用0℃以下的低温治疗疾病的方法，其中，温度低于−100℃的冷冻疗法称为深度冷冻疗法。

1. 作用

低温疗法具有止血、消肿、镇痛、降低体温、降低肌张力、减轻肌肉痉挛等作用。

2. 适应证

低温疗法适用于高热、中暑、脑损伤、脑缺氧、软组织损伤早期、鼻出血、神经性皮炎等。

3. 禁忌证

动脉血栓、雷诺病、系统性红斑狼疮、血管炎、动脉硬化、皮肤感觉功能障碍的患者等禁用低温疗法，老年人、婴幼儿、恶病质者慎用低温疗法。

4. 护理要点

低温疗法的护理要点如下：① 注意治疗时间，以防过冷引起组织冻伤；② 非治疗部位应注意保暖，并注意观察患者的全身反应，若其出现寒战，则可在非治疗部位采用温热疗法或停止治疗；③ 患者出现局部瘙痒、红肿疼痛、荨麻疹、关节痛、血压下降、虚脱等情况时，应停止治疗。

（六）水疗法

水疗法是指利用水的温度、压力、浮力和所含成分等来防治疾病、提高康复效果的方法。水疗法的种类很多，常用的有冲浴法、擦浴法、浸浴法等。

1. 作用

水疗法具有改善血液循环、降低肌张力、缓解肌肉痉挛、改善呼吸节律、加强呼吸肌力量等作用。

2. 适应证

水疗法适用于脊髓损伤、偏瘫、肩-手综合征、肌营养不良、骨折后遗症、关节炎、

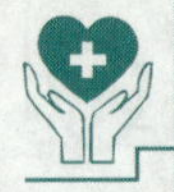

强直性脊柱炎、疲劳、肥胖、神经衰弱等。

3．禁忌证

动脉硬化（特别是脑动脉硬化）、心力衰竭、高血压的患者等禁用水温过高或过低的水疗法。

4．护理要点

水疗法的护理要点如下：① 治疗中应随时观察患者的状态，若患者出现口唇发绀、心慌、气短、头晕、呼吸困难等情况，则应及时停止治疗并对症处理；② 对全身浸浴或水下运动的患者，要防止其溺水；③ 发热、全身不适或月经期的患者等应暂停治疗；④ 空腹或饱食后不宜进行水疗法，通常在餐后 1～2 h 进行；⑤ 应让膀胱、直肠功能紊乱者排空大、小便后再接受治疗；⑥ 在温、热水浴过程中，若患者出汗较多，则可让其饮用淡盐水。

（七）生物反馈疗法

生物反馈疗法是指利用现代生理科学仪器将人体的生理学指标（如心率、血压等）采集并转换为可识别的声、光、图像等信号，并利用这些信号来调控人体中不受人意识支配的、通常不能感受到的生理活动，以达到调整人体功能、防治疾病目的的治疗方法。

1．适应证

生物反馈疗法适用于紧张性头痛、焦虑症、脑卒中后偏瘫、脊髓损伤后截瘫、脑性瘫痪、周围神经损伤、肌腱移位术后、痉挛性斜颈等。近年来，该疗法在康复治疗方面发展迅速，也常用于吞咽训练、呼吸肌训练和盆底肌训练等。

2．禁忌证

不愿接受康复治疗，心肌梗死前期或发作期间，复杂心律失常，青光眼或治疗中出现眼压升高，治疗中出现血压升高、头痛、头晕、恶心、呕吐、失眠，精神症的患者，以及 5 岁以下儿童、智力缺陷者等，禁用生物反馈疗法。

3．护理要点

生物反馈疗法的护理要点如下：① 治疗应在舒适的环境中开展，护士应经过专门的培训；② 治疗前应对患者宣教，使其有良好的心理准备，学会根据信号反馈调控自己的生理活动；③ 督促患者每天训练。

任务实施

结合本任务所学知识，根据表 3-1 完成任务实施。

表 3-1 任务实施活动表

类别	任务描述
学习回顾	回顾各种运动疗法的分类、训练要点、训练方法、护理要点等，各种物理因子疗法的作用、适应证、禁忌证、护理要点等
模拟操作	（1）学生自由分组，每组 8～10 人 （2）根据任务导入的情景，组员扮演护士长、实习护士小张和患儿果果进行情景模拟

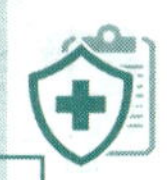

续表

类别	任务描述
模拟操作	(3) 模拟内容至少包括以下几个方面：① 护士长向小张介绍物理治疗的常用方法；② 护士长向小张介绍适合果果的物理治疗技术，并讲解护理要点；③ 护士长指导小张为果果开展物理治疗 (4) 其余组员仔细观看，并提出意见
总结思考	根据点评意见，总结模拟操作中的不足，思考解决问题的方法并改正
	总结本任务学习中遇到的难题及其解决方法
	总结本任务学习的收获与感受

任务二　认识作业治疗技术

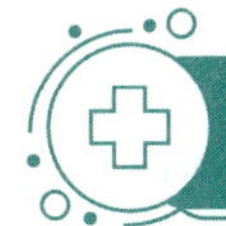

任务导入

患者张先生，56 岁，因“头晕、呕吐、右侧肢体无力 2 h”入院。经过两周的系统治疗，张先生的头晕和呕吐症状得到显著缓解，但其反映在进行用筷子夹菜、扣扣子、手机打字等活动时，仍会感到明显的困难和不便。他的责任护士小李经康复评定发现，张先生右手功能分级评定为Ⅳ级。

任务描述

小李根据康复评定结果，为张先生量身定制了一套旨在提升其右手功能的作业治疗方案。

一、作业治疗的概述

作业治疗是指帮助功能障碍的患者选择、参与有目的和有意义的活动，以最大限度地恢复其躯体、心理和社会方面的功能，增进健康，预防能力丧失和残疾发生的康复治疗技术。

（一）分类

1. 根据名称分类

根据名称，作业治疗可分为日常生活活动训练、木工作业、编织作业、黏土作业、金工作业、手工艺作业、文书类作业、认知作业、计算机作业等。

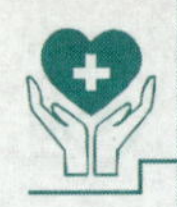

2．根据性质分类

根据性质，作业治疗可分为功能性作业、心理性作业、儿童作业、老年人作业等。

3．根据功能分类

根据功能，作业治疗可分为生活技能训练、工作和职业技能训练、文娱活动训练、康复辅助器具使用训练、教育性技能训练等。

4．根据目的分类

根据目的，作业治疗可分为减轻疼痛的作业，增强肌力的作业，增加耐力的作业，改善关节活动度的作业，改善身体协调性和平衡能力的作业，改善知觉的作业，改善视、听、触觉的作业，改善记忆力、定向力、注意力、理解力等认知功能的作业、增强语言表达及沟通能力的作业等。

（二）作用

1．促进人体功能恢复

作业治疗能促进患者感觉和运动功能的恢复，如增加关节的活动度、提高肌力和耐力、改善身体协调性和平衡能力、改善手指的精细功能等。

2．改善认知功能

作业治疗能改善患者的认知功能，如提高定向力、注意力、认识力、记忆力、排序能力、概念形成能力、归类能力、解决问题能力、安全保护意识等。

3．提高日常生活活动能力

作业治疗中的生活技能训练、康复辅助器具使用训练，能提高患者的自我护理能力、环境适应能力和工具使用能力等。

4．改善心理状况和提升社会参与度

作业治疗能减轻患者悲观、抑郁、恐惧、愤怒、依赖等异常心理和行为，提高其处理人际关系、自我表达和应对的能力，进而提升患者的社会参与度。

5．帮助就业或再就业

作业治疗能为患者提供职业技能训练，以促进其工作能力的恢复。

（三）适应证

（1）神经系统疾病：如脑卒中、脑性瘫痪、脑炎、脑瘤术后瘫痪、帕金森病、阿尔茨海默病、脊髓损伤、脊髓灰质炎后遗症和各种原因引起的周围神经损伤等。

（2）运动系统疾病：如四肢骨折、截肢、关节炎、关节置换术后、手外伤、软组织损伤等。

（3）其他系统疾病：如心肺系统疾病、糖尿病、烧伤、精神发育迟缓、先天畸形、学习障碍和心理障碍等。

（四）禁忌证

存在严重的精神、意识障碍且不能合作，处于急、危、重症或病情不稳定的状态，需要绝对休息的患者等禁用作业治疗。

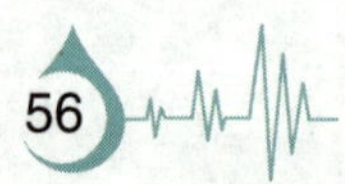

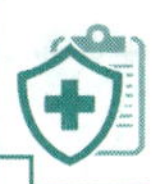

二、常用的作业治疗技术

作业治疗的内容

（一）日常生活活动训练

日常生活活动训练包括基本日常生活活动训练和工具性日常生活活动训练。

1. 基本日常生活活动训练

基本日常生活活动训练一般包括移动能力训练（如床上翻身、坐起、床与轮椅间转移等）、饮食训练（如端碗、用筷子或切割食物等）、更衣训练（如穿、脱衣裤、鞋袜等）、个人卫生训练（如洗脸、洗手、刷牙、洗澡、如厕等）。具体方法详见项目四任务二、任务三、任务七。

2. 工具性日常生活活动训练

工具性日常生活活动训练一般包括烹调配餐训练（如洗菜、切菜、烹调等）、清洁卫生训练（如扫地、擦窗、整理物品、搬移物件等）、使用电器训练、购物训练、家庭经济管理训练等。

（二）手功能训练

手功能训练是作业治疗的核心内容。它通过功能性活动训练，增强患者的握力和捏力；通过双手协调和手眼协调训练，提高患者手部控制的准确性和稳定性，改善手的精细功能。手功能训练可用的器具有很多，如图 3-9 所示。

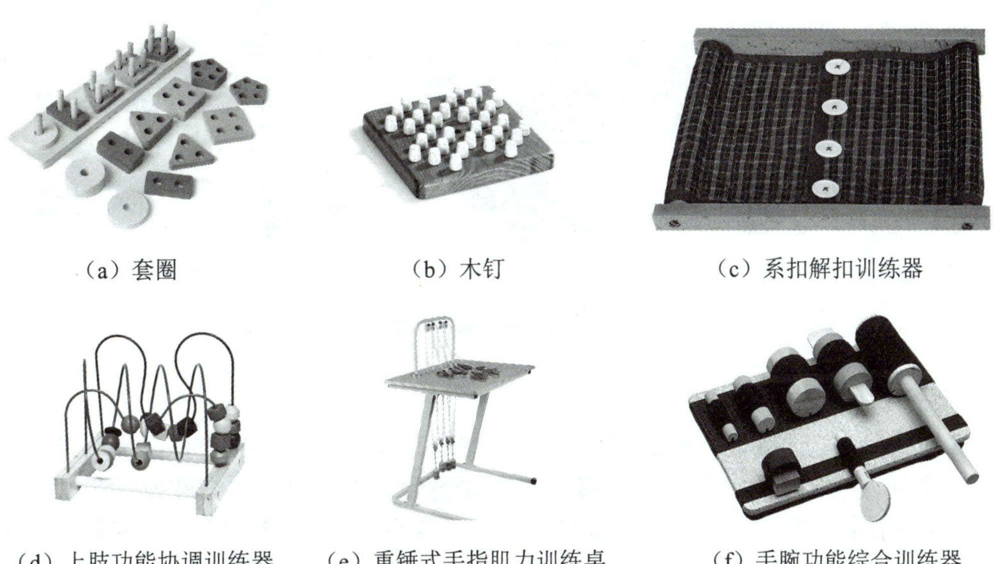

（a）套圈　（b）木钉　（c）系扣解扣训练器

（d）上肢功能协调训练器　（e）重锤式手指肌力训练桌　（f）手腕功能综合训练器

图 3-9　手功能训练器具

（三）教育性技能训练

教育性技能训练一般用于儿童或感官残疾者，是一种寓教于技能的训练。对于感官残疾者而言，这种训练不仅能提供知识教育，还能训练触觉、本体感觉等感觉。常用的

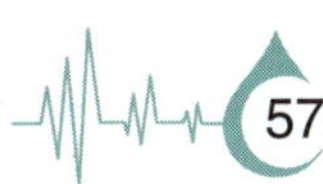

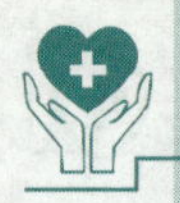

教育性技能训练用具包括各种图片、积木等。

（四）心理性作业活动训练

心理性作业活动训练是一种特殊的心理治疗技术，它通过作业活动为患者提供精神支持，以减轻他们的不安和焦虑。此外，该训练还能为患者提供一个发泄不良情绪的平台，促进患者之间和患者与护士、家属之间的沟通。

心理性作业活动训练通常采用集体活动的形式，以充分调动患者的积极性，包括但不限于各种球类活动、园艺活动等，如截瘫患者的篮球比赛、截肢患者的羽毛球比赛、精神病患者的庭院管理（如种花、植树、锄地、拔草等）等。

（五）康复辅助器具配置和使用训练

康复辅助器具是指为改善伤病残者和/或老年人功能状况而适配的或专门设计的器具。它们的作用是弥补由疾病或伤害导致的功能障碍，同时使残存功能得到最大限度的利用。这些器具通常根据患者的具体需求来设计和制作，涵盖了从进食、更衣、如厕、写字、打电话到娱乐、工作等各个方面，如防止饭菜洒落的盘挡、带手柄的碗、固定餐具的防滑垫［见图 3-10（a）］，以及加粗手柄的勺、叉［见图 3-10（b）］，帮助完成抓握动作的万能袖，等等。

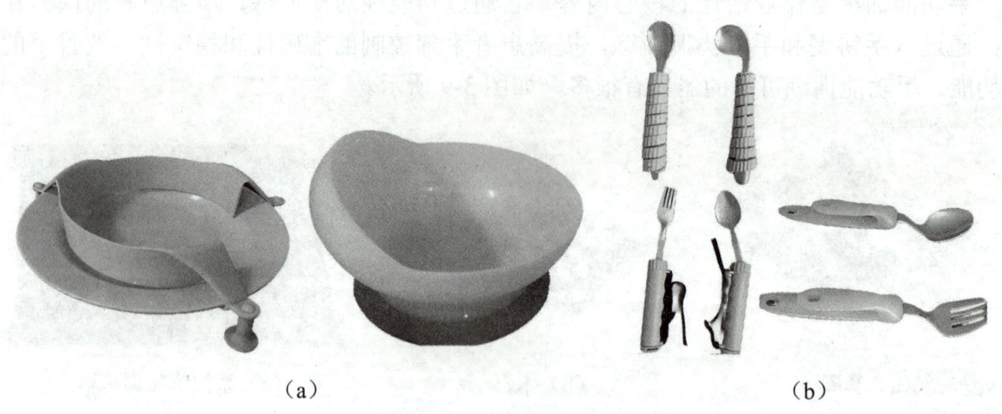
（a）　（b）

图 3-10　康复辅助器具

（六）认知综合功能训练

认知综合功能训练是一种全面的作业治疗技术，旨在通过多种方法来提升患者的定向力、注意力、认识力、记忆力、排序能力、概念形成能力、归类能力、解决问题能力、安全保护意识等。例如，删字游戏、猜谜语等可训练患者的注意力，回忆熟悉的事物可训练患者的记忆力，等等。

（七）传统疗法

我国将中医理论和实践方法与现代康复医学知识相结合，逐步形成具有中国特色的作业治疗技术，如书法疗法、绘画疗法、风筝疗法、赏花吟诗疗法和打太极拳疗法等。

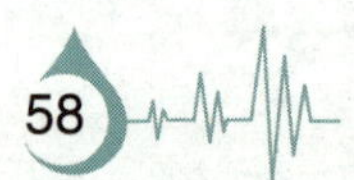

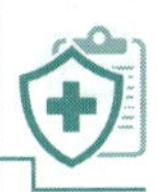

三、作业治疗的注意事项

（1）选择作业治疗技术时，必须考虑患者功能障碍的特点，确保所选方法能够消除或减轻患者的功能障碍，并严格掌握其适应证与禁忌证。

（2）所选择的作业治疗技术应具有现实性和实用性，即既能贴近患者的生活环境和社会背景，又能适应患者的文化教育背景和就业需求。

（3）尽可能地根据患者的兴趣和患病前的职业内容选择作业治疗技术，从而提高患者的主动性和治疗的趣味性，同时帮助患者尽快地回归工作岗位。

（4）作业治疗应遵循循序渐进的原则，即根据患者的个体情况，适当调整治疗的时间、强度、频率等，以患者不疲劳为宜。

任务实施

结合本任务所学知识，根据表 3-2 完成任务实施。

表 3-2　任务实施活动表

类别	任务描述
学习回顾	回顾作业治疗的分类、作用、适应证、禁忌证，常用的作业治疗技术和作业治疗的注意事项等
模拟操作	（1）学生自由分组，每组 8～10 人 （2）根据任务导入的情景，组员扮演护士小李和患者张先生进行情景模拟 （3）模拟内容至少包括以下几个方面：① 小李向张先生介绍作业治疗的分类、作用、适应证、禁忌证；② 小李按照制订的方案为张先生实施作业治疗，并指导其训练 （4）其余组员仔细观看，并提出意见
总结思考	根据点评意见，总结模拟操作中的不足，思考解决问题的方法并改正
	总结本任务学习中遇到的难题及其解决方法
	总结本任务学习的收获与感受

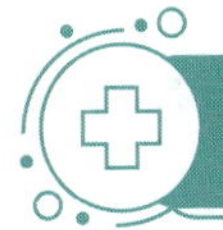

任务三　认识言语治疗技术

任务导入

护士小张最近从其他科室轮转到康复科，面对全新的工作环境和专业领域，她感到既兴奋又紧张。作为病区负责人的李护士长十分看好小张的专业潜力和学习能力，特意安排她前往言语治疗室接受培训，同时建议她专注于提升言语治疗技术。

任务描述

李护士长向小张介绍言语治疗的基础知识，指导小张如何评定患者的言语功能（从理解、表达和发音等多个方面）、如何根据评定结果为患者制订个性化的康复治疗方案。

一、言语治疗的概述

言语治疗是指对各种言语障碍患者进行有针对性的治疗，使其最大限度地恢复沟通和交流能力的一种康复治疗技术。

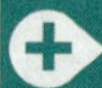
康复风向标

《中国言语语言康复联盟专家共识》发布

2019 年 6 月 15 日，首届中国言语语言康复高等教育论坛在华东师范大学成功举行。来自全国 29 个省、自治区、直辖市的约 300 名代表出席了本次论坛，共同见证了中国言语语言康复联盟（以下简称“联盟”）的成立和全国首个《中国言语语言康复联盟专家共识》（以下简称《共识》）的发布。《共识》是在华东师范大学的倡议下，由上海交通大学附属第一医院、复旦大学等 45 家单位的相关专家经过充分商讨后联合发布的。

《共识》主要达成了以下一致意见：① 成立中国言语语言康复联盟；② 联盟单位将合作建设中国言语语言康复的核心课程体系；③ 积极开展言语语言康复师新职业的申报工作。

联盟的成立与《共识》的发布，是我国言语语言康复学科发展历史上的重要里程碑，不仅标志着学科与行业未来的工作重点有了规划，而且为完善行业规范、提高人才培养质量奠定了坚实的基础。

资料来源：赵航、金亚珺，《华东师大等 45 家机构联合发布〈中国言语语言康复联盟专家共识〉》，华东师范大学官网，2019 年 6 月 17 日，有改动

（一）治疗原则

（1）早期开始：言语治疗开始得愈早，效果愈好。

（2）及时评定：言语治疗前需全面评定患者的言语功能，治疗过程中也要定期评定。

（3）循序渐进：言语治疗的过程要循序渐进，由简单到复杂。

（4）及时反馈：治疗过程中要不断强化患者的正确反应，及时纠正患者的错误反应。

（5）主动参与：调动患者参与治疗的积极性是完成言语治疗的前提。

（二）适应证

言语治疗适用于存在各种言语障碍的成人和儿童，如失语症患者、构音障碍患者、语言发育迟缓的儿童、发声障碍患者、口吃患者等。

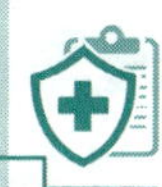

（三）禁忌证

意识不清、病情危重、心肺肝肾功能严重不全、有活动性出血的患者，以及无训练动机或拒绝接受治疗的患者等，禁用言语治疗。

二、不同类型言语障碍的康复治疗

实施言语治疗的前提条件是患者意识清楚、病情稳定、能够耐受集中训练 30 min 左右。在开始训练前，护士应评定患者的言语功能，并根据其具体情况制订个性化的治疗方案。此处重点介绍失语症和构音障碍的康复治疗。

（一）失语症的康复治疗

1. 治疗时机

发病后 3～6 个月内是失语症患者言语功能恢复的最佳时机。不过，临床观察也表明，发病后 2～3 年内的失语症患者只要坚持系统的、强化的言语治疗，其言语功能也会有不同程度的改善。

2. 治疗技术

（1）听理解训练

听理解训练以许尔失语症刺激疗法为核心，根据患者听理解障碍的严重程度选择合适的训练课题。具体训练方法如下：

- 语音辨识：让患者从事先录好的声音（每组一个或多个词语音，其余为社会自然音，如狗叫声、鼓掌声和汽车鸣笛声等）中分辨出词语音，通常刚开始训练时先让患者从两个声音中选出词语音，之后逐渐增加声音的数量。
- 听词指图：将若干张图片摆放在桌面上，说出一个词语或词组，让患者指出与听到的词语或词组相符的图片。训练顺序为高频名词→低频名词→任意名词→高频动词→低频动词→任意动词→高频动宾词组→低频动宾词组→任意动宾词组。
- 听语记忆广度扩展：与听词指图相似，护士将若干张图片摆放在桌面上，然后说出图片的内容，让患者按听到的先后顺序指出符合的图片。
- 句篇听理解：用语句或短文描述情景画的内容，让患者从几张情景画中指出对应的那一张，或让患者听一段故事后回答相关问题。
- 执行口头指令：先从简单的一步指令开始训练，如“张开嘴”“闭上眼”等；再逐渐让患者执行复杂的口令。

（2）口语表达训练

口语表达训练往往首先从最简单的数字、诗词、儿歌或歌曲开始，让患者自动地、机械地从嘴里发出声音；其次鼓励患者使用反义词、关联词和惯用语等进行口头表达。具体训练方法如下：

- 言语表达技能训练：先逐个地训练音素、字和词汇，再训练句子。一般先训练患者发元音“a”“u”和容易观察的辅音“b”“p”“m”。训练时，可以用压舌板帮助患者准确发音，也可要求患者对着镜子训练，以便调整发音。

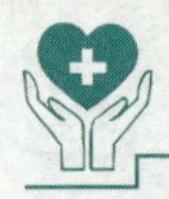

- 改善发音灵活度的训练：对于发音缓慢、费力的患者，可以让其训练相似的发音。例如，先让患者训练发“pa、pa、pa”“ta、ta、ta”“ka、ka、ka”等，再过渡到发“pa、ta、ka”，并反复训练。
- 命名训练：开始命名训练前，应先让患者完成听理解训练，再让患者为图片或实物命名。如果命名有困难，护士可通过给予词头音、姿势语和选词等提示，或利用关联的词句（如成语、谚语和诗词等）引导患者。例如，患者不能命名“羊”，护士可以使用手势、口型、词头音或上下文等方法提示患者，比如，可以对患者说“发出‘咩咩’叫的动物是……”。经过几次提示，常能获得满意的效果。
- 扩大词汇训练：让患者说出反义词、关联词、惯用语等，如男—女、冷—热、饭—菜、跑—跳等。
- 复述训练：根据患者复述障碍的程度进行直接复述（顺序为单音节→单词→词组→短句→长句等）、看图或实物复述、延迟复述、重复复述等。
- 描述训练：给患者出示有简单情景的图片，让患者描述，如图 3-11 所示。

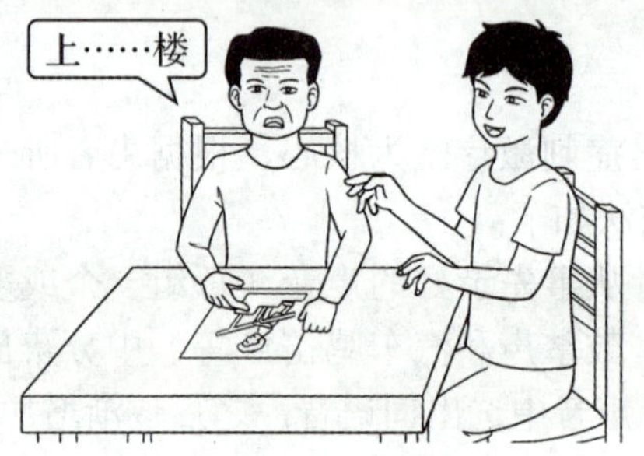

图 3-11　描述训练

- 日常生活交流训练：即将训练的单词、句子应用于实际生活。例如，向患者提问“杯子里装着什么东西？”“你口渴时，会怎样？”等。对重症患者开展该训练时，可穿插替代训练，如姿势语言（如手势、点头或摇头等）训练和交流板应用训练等。

（3）阅读理解和朗读训练

开展阅读理解和朗读训练时，护士应根据患者的功能水平（包括视觉匹配水平，单词、语句和篇章理解水平等）选择适当的阅读和朗读内容。

（4）书写训练

对于失写患者，训练时要循序渐进，训练顺序可为单词→句子→短文→自发性书写。书写训练中，护士可根据患者的情况，选择不同的书写训练内容，如命名书写、日记书写和信件书写等。

3．注意事项

（1）时间合理：每天的训练时间应根据患者的具体情况而定。短时间、高频率的训练比长时间、低频率的训练效果好。

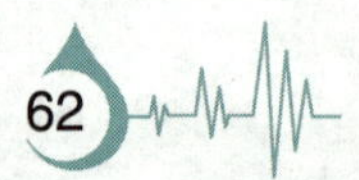

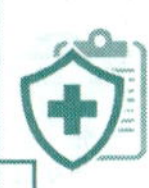

（2）避免疲劳：应密切观察患者的情况，一旦发现患者出现疲劳迹象，应及时调整训练时间、变换训练项目。

（3）目标适当：宜设置患者较易达到的训练目标，使其获得成就感而坚持训练。

（二）构音障碍的康复治疗

1．治疗技术

（1）呼吸训练

呼吸训练是构音障碍康复治疗的基础，训练时可让患者取仰卧位、半卧位、坐位、站位等体位。常用的训练方法如下：

- 增加呼气时间的训练：① 护士先数“1，2，3”，让患者在这期间吸气；② 再数“1，2，3”，让患者在这期间憋气；③ 再数“1，2，3”，让患者在这期间呼气。多次训练后，让患者逐渐增加呼气时间直至 10 s。同时，让患者呼气时尽可能长时间地发“s”“f”等摩擦音。
- 呼出气流控制训练：继续上述训练，让患者在呼气时加强或减弱摩擦音强度（由弱至强或由强至弱），且尽量在一口气内做多次强度改变。此外，还可指导患者感受膈肌的运动和压力，以帮助患者更好地控制呼出的气流。

（2）放松训练

放松肢体可以使痉挛性构音障碍患者的咽喉部肌群也相应地放松。放松训练的顺序为下肢→躯干→上肢→肩颈头部。具体训练方法如下：① 下肢放松训练，即伸膝位做脚趾屈伸；② 躯干放松训练，即收腹深吸气；③ 上肢放松训练，即取坐位，闭目，双手握拳，双臂前伸直举至肩水平；④ 肩颈头部放松训练，即耸肩，颈屈伸、旋转，皱眉，闭目，闭唇，下颌上下左右旋转。每个动作保持 3 s 后放松，重复 10 次。

（3）发音器官训练

发音器官训练的目的是改善发音器官的力量、对称性和协调性。训练顺序是先集中训练力量和准确性，再训练速度、重复和交替运动。具体来说，可使用伸舌、缩舌、向上向后卷舌、舌向两侧和上下运动等方法训练。

（4）发音训练

发音训练的主要目的是改善声带和软腭的运动功能。具体训练方法包括发音启动训练、持续发音训练、音量控制训练、音高控制训练和鼻音控制训练。训练的顺序应遵循以下原则：先元音后辅音、先张口音后唇音、先单音节后多音节，最后过渡到单词和句子训练。

（5）言语清晰度训练

言语清晰度训练主要是训练患者的语调和声音表达的能力。例如，让患者分别以愤怒的、急躁的、惊讶的、高兴的语调说“你在干什么？”。

（6）言语节奏训练

多数构音障碍患者存在言语节奏异常的情况。常采用的言语节奏训练方法包括重音训练和停顿训练。护士可借助电子琴、节拍器等工具让患者随节拍训练。

（7）非言语交流方法的训练

护士应根据每个患者的具体情况和未来交流的实际需求，选择并开展一些非言语交流方法的训练。目前，国内常用的简单易行的非言语交流方法包括使用图画板、词板或句子板交流。图画板上画有多幅有关日常生活活动的画面，适合文化水平较低和失去阅读能力的患者；词板、句子板适用于有一定文化水平和阅读能力的患者。

2. 注意事项

（1）治疗前应充分了解患者的原发病、并发症，预测可能出现的意外情况并做好相应准备。有时家属在场会影响患者的情绪，故可使家属在治疗室外观察，并在观察窗口使用单向玻璃。

（2）治疗环境应尽可能保持安静，以免影响患者的情绪和注意力。此外，要保证适宜的照明、温度和通风等条件。

（3）治疗过程中，要时刻注意患者的身体状况、疲劳表现。当患者出现异常时，应及时终止治疗，并对症处理。

（4）护士应充分理解、尊重患者，并建立相互信任的护患关系。对患者的细微进步，应及时给予肯定，以调动患者的积极性。

任务实施

结合本任务所学知识，根据表 3-3 完成任务实施。

表 3-3 任务实施活动表

类别	任务描述
学习回顾	回顾言语治疗的治疗原则、适应证、禁忌证，失语症康复治疗的治疗时机、治疗技术、注意事项，构音障碍康复治疗的治疗技术、注意事项
模拟操作	（1）学生自由分组，每组 8～10 人 （2）根据任务导入的情景，组员扮演李护士长、护士小张、患者及其家属进行情景模拟 （3）模拟内容至少包括以下几个方面（需扩充情景内容）：① 李护士长向小张讲解言语治疗的治疗原则、适应证、禁忌证；② 李护士长指导小张评定患者的言语功能；③ 李护士长指导小张根据评定结果对患者实施言语障碍康复治疗 （4）其余组员仔细观看，并提出意见
总结思考	根据点评意见，总结模拟操作中的不足，思考解决问题的方法并改正
	总结本任务学习中遇到的难题及其解决方法
	总结本任务学习的收获与感受

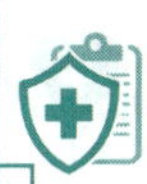

任务四 认识中医治疗技术

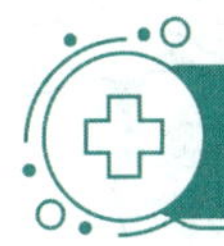

任务导入

实习护士小张最近轮转到康复科的中医康复病区。一天，病区接收了一位因车祸腿部受伤的新患者。这位患者的腿部肿胀且疼痛，导致其行动极为不便。病区的护士长运用熟练的推拿技术轻柔地按摩患者的腿部，之后又用艾灸为患者温通经络、促进血液循环，有效地缓解了患者的疼痛。

任务描述

看到这些，小张更加坚定了毕业后留在中医康复病区工作的决心。为了实现这一目标，小张主动申请协助护士长做好该患者的康复护理。

中医治疗技术是指在中医基本理论的指导下，运用中医特色治疗手段对患者开展治疗的一种康复治疗技术，主要包括针灸疗法、推拿疗法、中医健身疗法和中药疗法等。

一、针灸疗法

针灸疗法是指运用针刺和艾灸刺激人体腧穴，通过经络来影响脏腑，最终达到治病目的的中医治疗技术。

（一）作用

（1）镇痛：针灸穴位可促使阿片样肽（具有吗啡样镇痛作用的一类内源性多肽的总称）等物质的释放，从而缓解疼痛。

（2）双向调节：针灸可因具体操作方法的不同，产生兴奋与抑制两种效应，从而发挥双向调节作用。例如，针灸既可缓解腹泻，又可缓解便秘。

（3）增强免疫功能：针灸能增强人体的免疫功能。例如，针刺合谷（在手背，第 2 掌骨桡侧的中点处）后可使白细胞吞噬指数（每个白细胞吞噬细菌的平均数）明显增高。

（二）操作方法

针灸疗法主要包括针刺和艾灸两类，其中，针刺主要使用毫针、耳针、皮肤针、三棱针、激光针和电针等，艾灸主要使用艾炷和艾条。临床上两者常配合使用。

1. 针刺的操作方法

（1）进针的方法：常用的进针方法有五种，分别为单手进针法、指切进针法、提捏进针法、夹持进针法和舒张进针法，如图 3-12 所示。

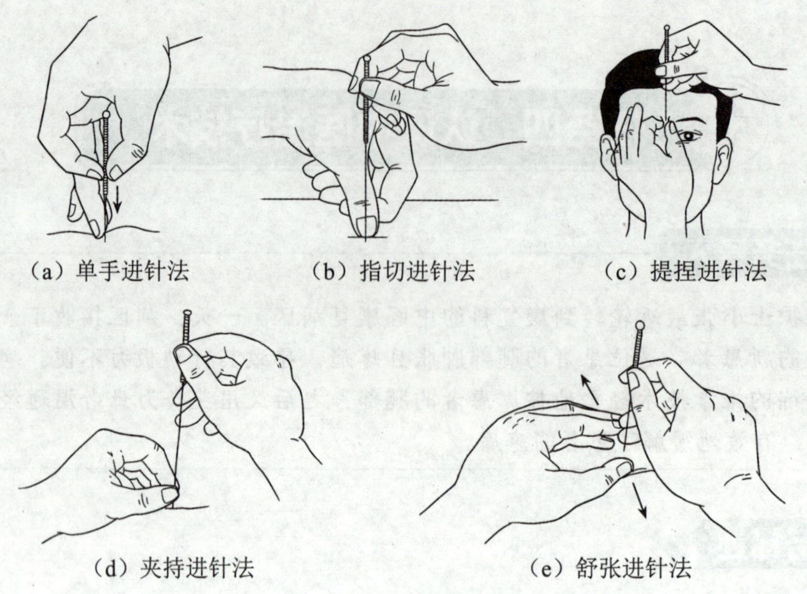

图 3-12　常用的进针方法

（2）针刺的角度：指进针时针与皮肤表面形成的夹角。根据腧穴的位置和想要发挥的作用，针刺的角度分为直刺、斜刺和横刺三种，如图 3-13 所示。

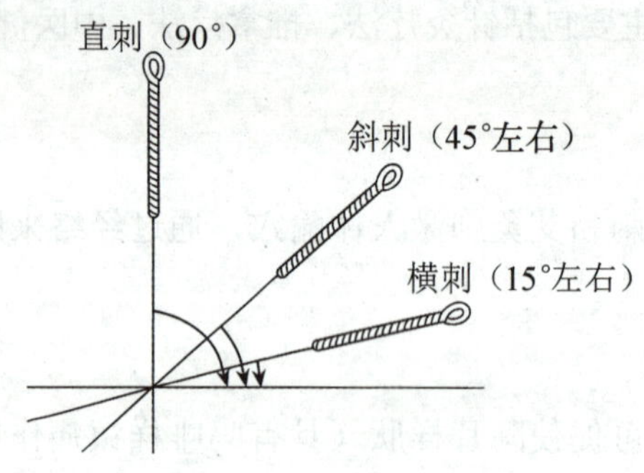

图 3-13　针刺的角度

（3）行针与得气：进针后为使患者产生针刺感应而使用的手法，称为行针。行针后，患者针刺部位有酸、麻、重、胀或触电的感觉，针刺者手下有沉紧如鱼吞饵的感觉，称为得气。

2．艾灸的操作方法

（1）艾炷灸

由艾绒制成的圆锥形艾团，称为艾炷。每燃完一个艾炷，称为灸一壮。艾炷灸分为直接灸和间接灸两类。其中，直接灸是指将艾炷直接放在施灸穴位上燃烧的方法；间接灸是指将艾炷放在间隔物（位于艾炷与施灸穴位之间的物品）上燃烧的方法，常用的间隔物有生姜、大蒜、食盐和附子饼等。

艾灸技术

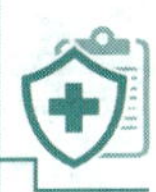

(2) 艾条灸

用棉纸包裹艾绒制成的圆柱形长卷，称为艾条。将艾条一端点燃，对准腧穴或病变部位施灸的方法，称为艾条灸。艾条灸分为悬起灸和实按灸。

悬起灸是指将点燃的艾条悬于施灸部位上方一定的高度，使热力较为温和地作用于施灸部位的方法，如图 3-14（a）所示。悬起灸一般每处灸 10～15 min，以皮肤红晕为度。

实按灸是指将点燃的艾条隔数层布实按在腧穴或病变部位上，使热力透达施灸部位深处，火灭热减后重新点火按灸的方法，如图 3-14（b）所示。如果患者感到施灸部位灼烫、疼痛，应立即移开艾条，并增加隔层。实按灸以每处反复灸 7～10 次为宜。

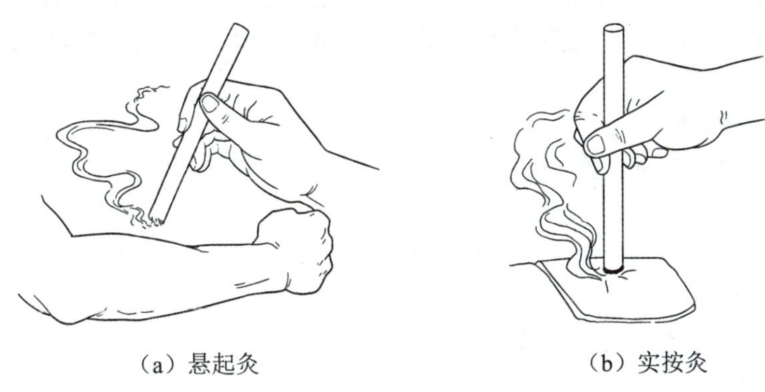

（a）悬起灸　　（b）实按灸

图 3-14　艾条灸

(3) 温针灸

温针灸是将针刺和艾灸结合使用的一种方法。具体操作方法如下：针刺得气后留针；将一小段艾条套在针柄上，或将一小团艾绒捏裹在针柄上，点燃施灸；艾条或艾绒燃尽后将针取出。

（三）注意事项

（1）针刺时要严格遵循无菌原则。

（2）针灸治疗时，要避开重要组织、器官或某些特殊部位（如小儿囟门、大血管附近等）。

（3）对体质强壮的患者，针灸治疗量宜大；对久病、体质虚弱、老年人、儿童患者，针灸时应帮助其取卧位，且治疗量宜小；对惧针和感觉敏感的患者，应先给予其较弱的针刺，以防止晕针的发生。

（4）患者过度紧张、过于疲劳、过饱、醉酒和大怒时，不宜立即针灸。

（5）有感染、溃疡、瘢痕或肿瘤的部位不宜针灸。

（6）如果患者在针刺后出现头晕、眼花和恶心等症状，应让其平卧休息，可将其头放低，并给予其头部热敷或让其饮温水。若患者在针刺后出现面色苍白、出冷汗和晕厥等情况，则可针刺其人中、足三里等穴位救治。

二、推拿疗法

推拿疗法是指使用手、肘、膝、足或器械等在人体体表的特定部位或穴位实施各种手法来防治疾病的一种中医治疗技术。

（一）作用

1．调节神经的兴奋性

强而快的推拿可增强神经的兴奋性，轻而缓的推拿则可抑制神经的兴奋性。

2．改善血液和淋巴循环

推拿能够改善局部血液循环，促进局部毛细血管扩张，增加血管的通透性，改善局部皮肤和肌肉的营养供应；能够改善病变部位的淋巴循环，加速水肿和病变产物的吸收与消散。

3．促进组织修复

在组织创伤恢复后期，推拿可促进坏死组织的吸收和细胞的有序排列。

4．纠正解剖位置异常

推拿可纠正骨、关节、肌肉、肌腱和韧带等组织损伤后的解剖位置异常。

5．改善关节的活动度

推拿可以松解粘连，防止关节挛缩、僵硬。

6．放松心情

推拿可以缓解紧张情绪，减轻或消除疾病产生的心理影响。

（二）手法

推拿技术

根据手法的动作形态，推拿手法可归纳为摆动类、摩擦类、振动类、挤压类、叩击类和运动关节类六种手法，其中常用的手法如下。

1．摆动类手法

（1）一指禅推法

一指禅推法是指用大拇指指端或螺纹面着力，通过腕部的往返摆动，使产生的力通过大拇指指端或螺纹面不断地作用于治疗部位的一种手法，如图 3-15 所示。本法接触面积小、穿透力强，适用于身体各个部位。

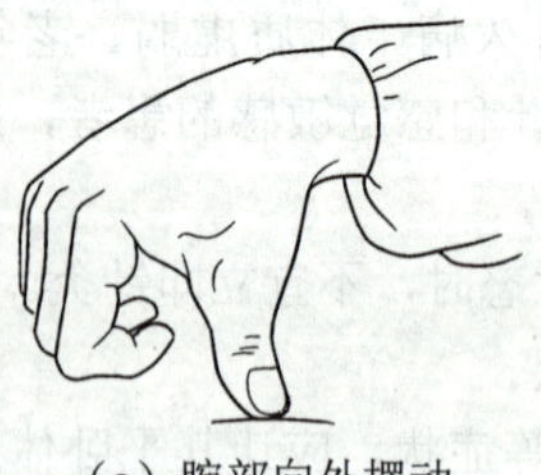
（a）腕部向外摆动

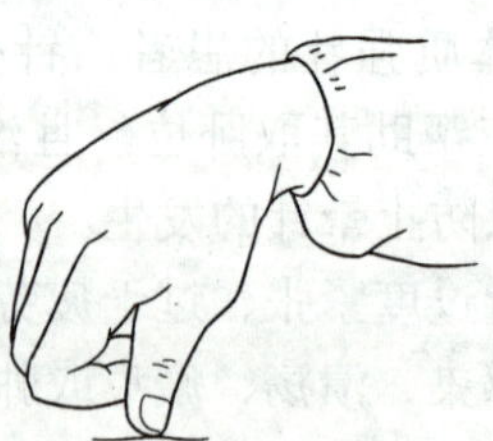
（b）腕部向内摆动

图 3-15　一指禅推法

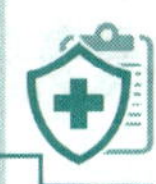

（2）㨰法

㨰法是指用手背近小指部分或小指、无名指和中指的掌指关节着力于治疗部位，以肘部为支点，前臂主动摆动，带动腕部做屈伸和前臂旋转的复合运动，使产生的力持续地作用于治疗部位的一种手法，如图 3-16 所示。本法接触面积较大、穿透力强，适用于肩、背、腰、臀和四肢等肌肉较多的部位。

康复互动坊

两人一组，相互使用㨰法按摩对方的前臂，体会㨰法的操作过程。

（3）揉法

揉法是指以手掌大鱼际或掌根、手指螺纹面等部位着力于治疗部位，带动皮肤和皮下组织一起，做轻柔和缓的环旋动作的一种手法，分为掌揉法（见图 3-17）和指揉法。本法轻柔和缓、刺激性小，适用于身体各个部位。

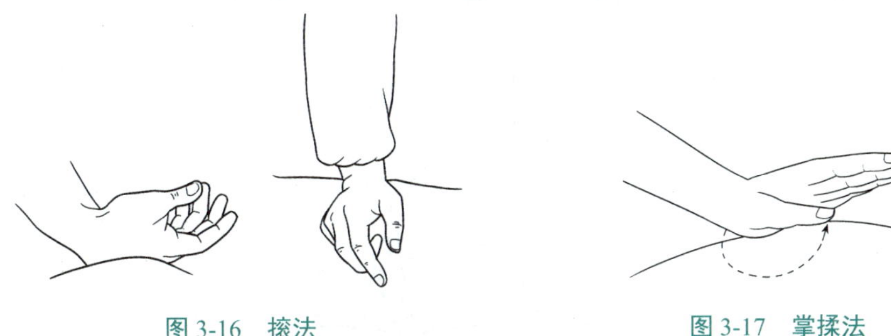

图 3-16　㨰法　　　　图 3-17　掌揉法

2. 摩擦类手法

（1）摩法

摩法是指用手指或手掌在治疗部位做环形而有节律的轻抚摩动的一种手法，分为掌摩法和指摩法两种，如图 3-18 所示。本法轻柔缓和、刺激性小，适用于胸腹、胁肋等部位。

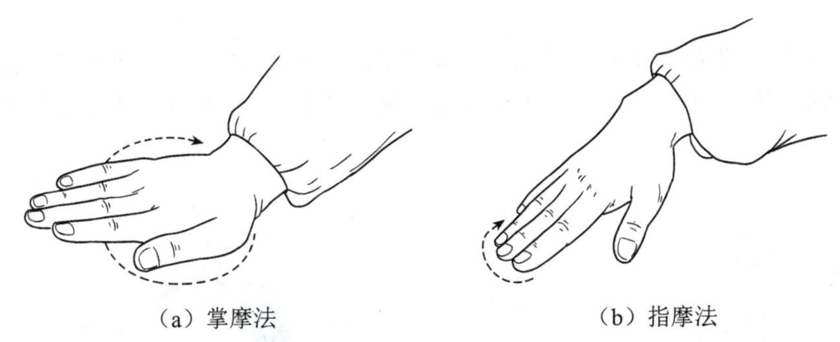

（a）掌摩法　　　　（b）指摩法

图 3-18　摩法

（2）擦法

擦法又称平推法，是指用手掌的掌根、小鱼际或大鱼际着力于治疗部位，做直线往

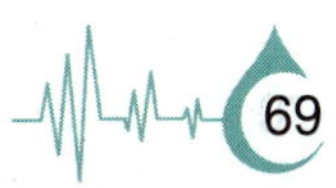

返摩擦的一种手法，如图 3-19 所示。本法能产生热效应且刺激性小，常用于治疗内脏虚损和气血功能失常。

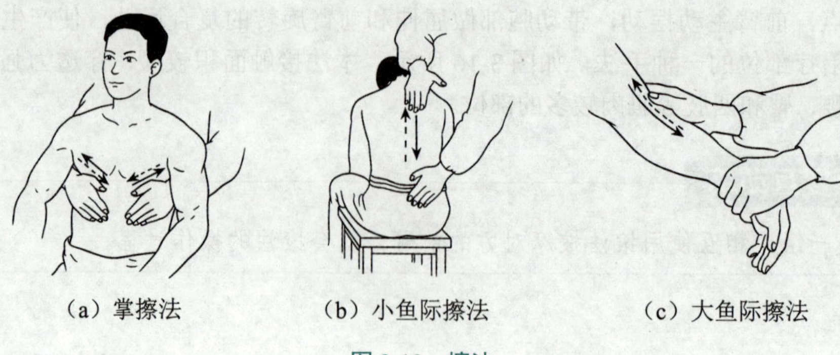

（a）掌擦法　（b）小鱼际擦法　（c）大鱼际擦法

图 3-19　擦法

（3）推法

推法是指用指、掌或肘部着力于治疗部位做单方向的直线运动的一种手法，分为指推法、掌推法和肘推法（见图 3-20）。本法适用于身体各个部位。

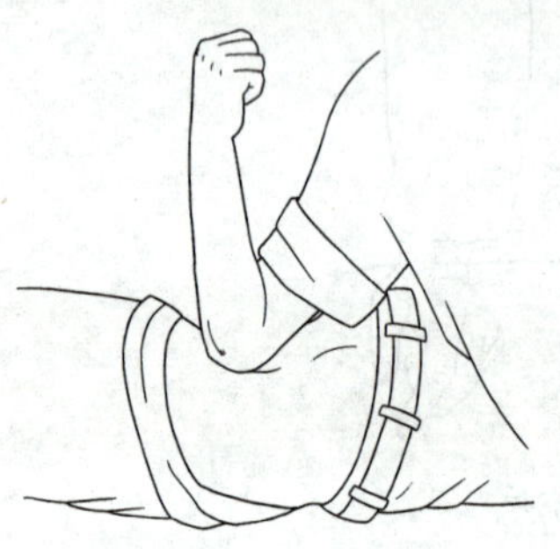

图 3-20　肘推法

3．振动类手法

（1）抖法

抖法是指用双手握住患者的上肢或下肢远端，用力做缓慢的、连续的、小幅度的上下抖动的一种手法，如图 3-21 所示。本法适用于四肢，以上肢最为常用。

（2）振法

振法是指用手指螺纹面或手掌着力于治疗部位，前臂和手部的肌肉绷紧用力，使治疗部位被动振颤的一种手法，可分为指振法（见图 3-22）、掌振法。本法适用于身体各个部位。

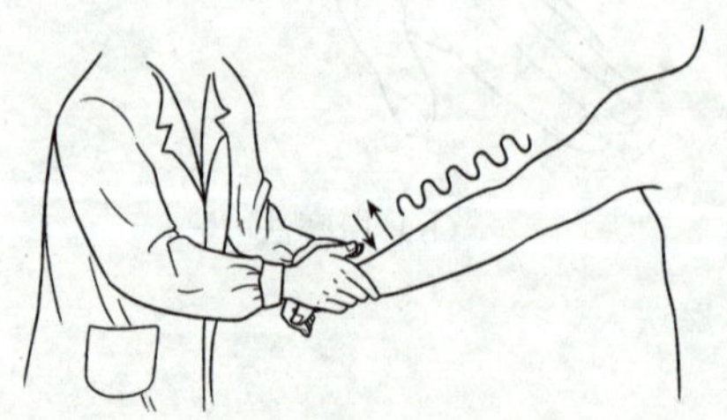

图 3-21　抖法

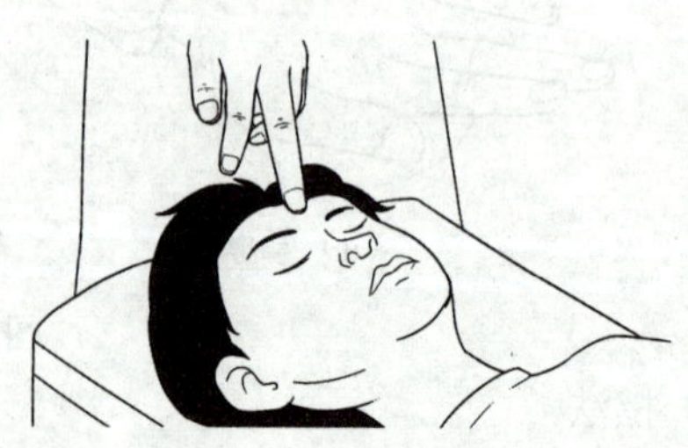

图 3-22　指振法

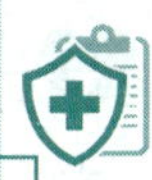

4. 挤压类手法

（1）按法

按法是指用手指、手掌有节律地按压治疗部位的一种手法，可分为指按法和掌按法（见图 3-23）。指按法适用于身体各个部位，掌按法适用于腰、背和腹等部位。

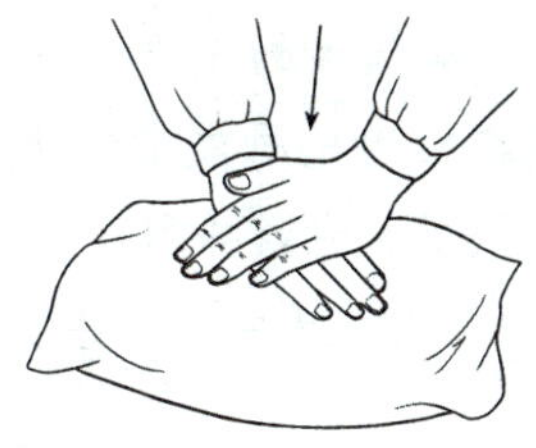

图 3-23　掌按法

（2）捏法

捏法是指用拇指和其余四指在治疗部位做对称性挤压的一种手法，如图 3-24 所示。本法适用于头、颈、四肢和背等部位。

（3）拿法

拿法是指拇指与其余四指的螺纹面相对用力，有节律地提捏或揉捏治疗部位的一种手法，如图 3-25 所示。临床上，本法常配合其他手法用于颈、肩和四肢等部位。

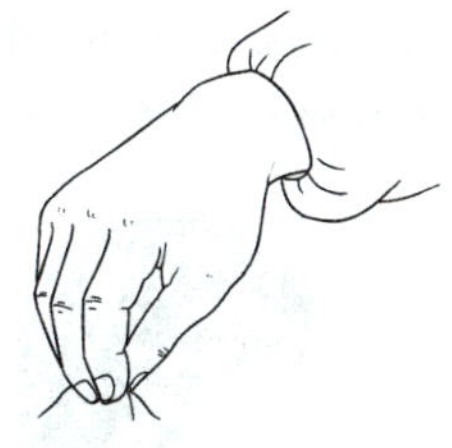

图 3-24　捏法

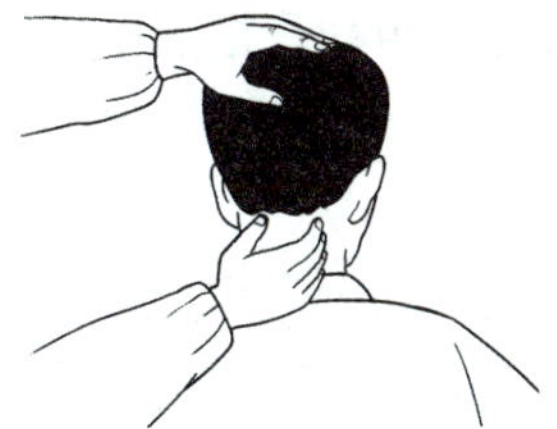

图 3-25　拿法

5. 叩击类手法

（1）拍法

拍法是指用虚掌平稳而有节律地拍打治疗部位的一种手法，如图 3-26 所示。本法适用于肩、背、腰、臀和下肢等部位。

（2）击法

击法是指用拳、掌根、小鱼际、指尖或桑枝棒叩击治疗部位的一种手法，可分为拳击法（见图 3-27）、掌击法、侧击法、指击法和棒击法。其中，拳击法常用于腰、背部，掌击法、棒击法常用于头、颈、腰、背和四肢等部位，侧击法常用于腰、背和四肢，指击法常用于头、颈、胸、腹等部位。

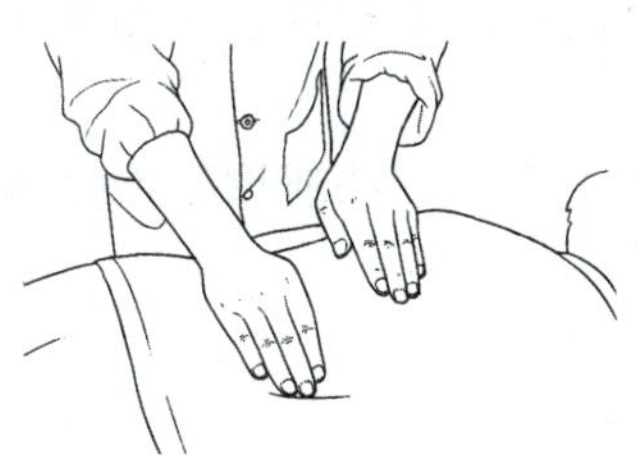

图 3-26　拍法

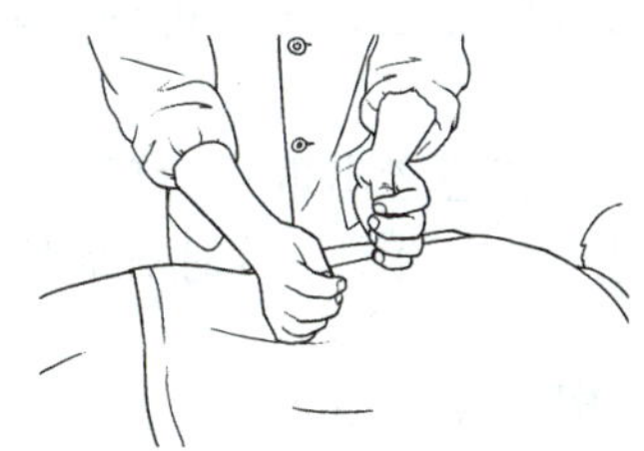

图 3-27　拳击法

康复小锦囊

桑枝棒的制作方法：① 取细桑枝（直径约 0.5 cm）12 根，去皮阴干；② 每根桑枝均先用桑皮纸卷紧，再用线绕扎；③ 把桑枝合起来，先用线扎紧，再用桑皮纸层层卷紧并用线绕扎，最后用布包紧并缝好。桑枝棒要求软硬适中（即具有弹性）、粗细适中（即手握合适，直径 4.5～5 cm），长约 40 cm。

6．运动关节类手法

（1）摇法

摇法（见图 3-28）是指用一只手握住或夹住关节近端肢体，另一只手握住或固定关节远端肢体，缓和地做回旋转动的一种手法。本法适用于四肢、颈、腰等部位。

（2）拔伸法

拔伸法（见图 3-29）是指固定关节或肢体的一端，牵拉另一端，使用对抗的力量来伸展关节的一种手法。本法常用于治疗关节脱位、骨折和软组织损伤等。

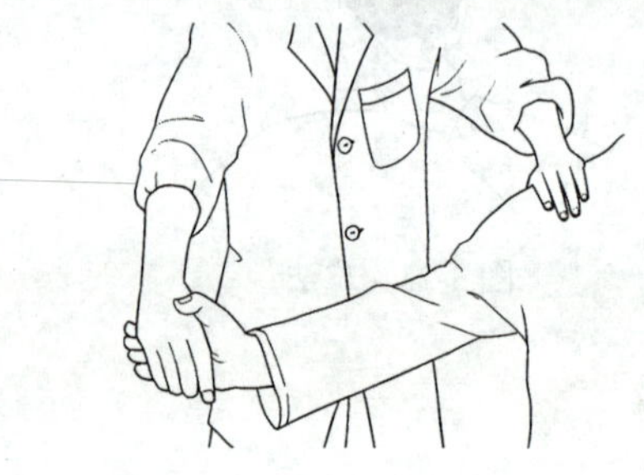

图 3-28　摇法

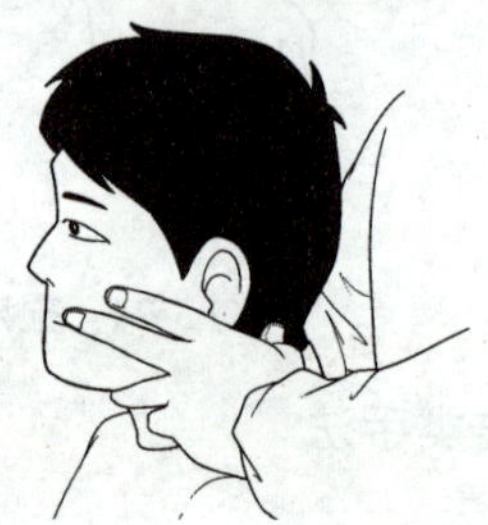

图 3-29　拔伸法

（三）注意事项

（1）治疗前，护士应清洁双手，以防止交叉感染；应修剪指甲，摘下手指上所有装饰品，以防划伤患者。

（2）治疗时，嘱患者放松治疗部位，密切注意患者在治疗中的反应，并指导患者积极配合治疗。

（3）推拿力度要由轻到重，再逐渐减轻直至结束。全身推拿要顺着血液和淋巴液回流的方向进行。

（4）治疗时，若患者出现不适反应，则应及时改变手法或调整治疗体位，若无缓解或反应加重，则应终止治疗，及时对症处理。

三、中医健身疗法

（一）太极拳

太极拳可改善中枢神经系统功能、循环功能和呼吸功能，增强肌肉力量，增加关节活动度和柔韧性，稳定情绪、降低血压，预防骨质疏松，延缓衰老。目前较为流行的有

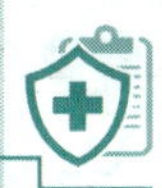

杨式太极拳、二十四式太极拳等。

（二）易筋经

易筋经是一种内练气功、外练筋骨的中医健身疗法。该疗法主要用于治疗或缓解失眠、健忘、头痛、胸痹、胃肠痛和风湿痹症等。

（三）五禽戏

五禽戏是指通过模仿虎、鹿、熊、猿、鸟五种动物的动作进行训练，以达到保健强身目的的一种中医健身疗法，如图 3-30 所示。该疗法主要用于治疗或缓解眩晕、头痛、失眠、脾胃不和及半身不遂等。

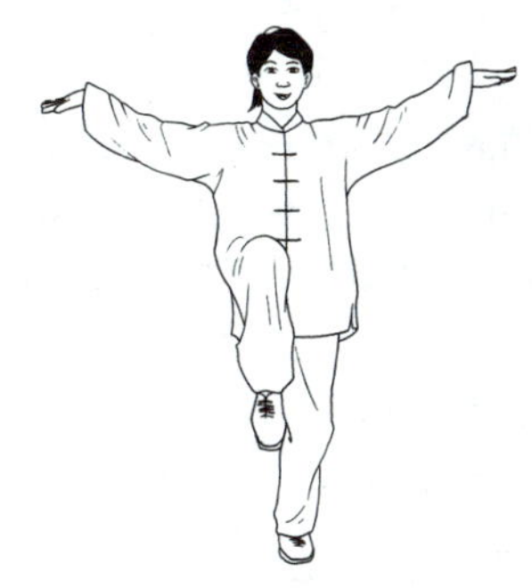

图 3-30　五禽戏鸟飞动作示意图

（四）八段锦

八段锦由八段动作组成，即两手托天理三焦、左右开弓似射雕、调理脾胃需单举、五劳七伤向后瞧、摇头摆尾去心火、两手攀足固肾腰、攒拳怒目增气力、背后七颠百病消。

郁闷、胸闷不适或焦躁不安的患者宜选第 1 段和第 2 段动作，消化不良和腹胀的患者宜选第 3 段动作，腰背酸痛、头晕、目眩的患者宜选第 4 段和第 7 段动作，头痛、耳鸣、失眠、健忘或早泄的患者宜选第 5～7 段动作，以保健防病为目的的正常人宜选全部动作。

四、中药疗法

（一）中药内治

中药内治主要针对患者康复期多虚、多瘀、阴阳失调的特点而立法、选方、遣药。由于康复期患者大多神形不足、五脏皆虚，所以对其施行中药内治时应以培补正气为主，重在调理气机，兼以化痰祛瘀，以使其正气复原，神形康复。

（二）中药外治

中药外治是指把一定剂型的中药外用于患者全身、局部或特定部位的中医治疗技术。中药外治一般分为膏药疗法、熨敷疗法、熏蒸疗法和烫洗疗法，适用于残疾、老年病和痛症等。

任务实施

结合本任务所学知识，根据表 3-4 完成任务实施。

表 3-4　任务实施活动表

类别	任务描述
学习回顾	回顾针灸疗法的作用、操作方法、注意事项，推拿疗法的作用、手法、注意事项，中医健身疗法和中药疗法的内容
模拟操作	（1）学生自由分组，每组 8～10 人 （2）根据任务导入的情景，组员扮演护士长、实习护士小张和患者进行情景模拟 （3）模拟内容至少包括以下几个方面：① 护士长向小张介绍针灸和推拿的作用；② 护士长指导小张为患者选择合适的针灸和推拿疗法；③ 护士长指导小张对患者实施针灸和推拿 （4）其余组员仔细观看，并提出意见
总结思考	根据点评意见，总结模拟操作中的不足，思考解决问题的方法并改正
	总结本任务学习中遇到的难题及其解决方法
	总结本任务学习的收获与感受

项目学习效果检测

一、填空题

1．物理治疗包括________和________两大类。

2．根据运动形式，肌力训练可分为________、________、主动运动训练和抗阻运动训练。

3．根据使用的电流频率，电疗法可分为直流电疗法、________、中频电疗法和________等。

4．言语治疗应遵循________、________、________、________和________的原则。

5．作业治疗应遵循________的原则，即根据患者的个体情况，适当调整治疗的时间、强度、频率等，以________为宜。

二、单项选择题

1．下列关于关节松动术的描述，错误的是（　　）。

A．关节松动术可能会引起疼痛，治疗前应告知患者轻微的疼痛为正常的治疗反应

B．若治疗 24 h 后患者的疼痛仍不减轻，甚至加重，则说明治疗强度过大或治疗时间过长，应适当调整治疗强度和治疗时间

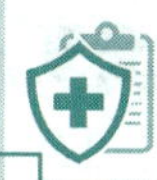

C．Ⅰ、Ⅱ级关节松动术常用于治疗由疼痛引起的关节活动受限
D．操作手法分为 5 级
E．Ⅲ级关节松动术常用于治疗伴有疼痛的关节僵硬

2．下列关于软组织牵伸术的描述，错误的是（　　）。
A．牵伸前必须先对患者进行评定
B．牵伸时患者应采取舒适、放松的体位
C．牵伸的方向应与肌肉紧张或挛缩的方向相同
D．若患者牵伸后疼痛超过 24 h，则说明牵伸强度太大，应降低牵伸强度或休息
E．避免过度牵伸肌力较弱的肌肉或水肿的组织

3．下列不属于作业治疗作用的是（　　）。
A．促进人体功能恢复
B．提高日常生活活动能力
C．改善认知功能
D．纠正解剖位置异常
E．帮助就业或再就业

4．下列不属于针灸疗法作用的是（　　）。
A．镇痛　　B．增强免疫功能　　C．对人体产生兴奋效应
D．松动粘连的关节　　E．对人体产生抑制效应

5．下列不属于摩擦类推拿手法的是（　　）。
A．指摩法　　B．指揉法　　C．掌擦法
D．推法　　E．掌摩法

三、多项选择题

1．关节活动训练的护理要点包括（　　）。
A．训练前评定患者的一般情况
B．训练前帮助患者做好训练部位的准备，如局部创面的处理，矫形器、假肢的处置等
C．训练中注意观察患者的反应，若患者感到疼痛，则酌情调整活动范围，并改进训练方法
D．护士应熟悉各种关节活动训练的适应证
E．护士应熟悉各种关节活动训练的禁忌证

2．呼吸训练的护理要点包括（　　）。
A．充分向患者说明呼吸训练的目的和合理性，并嘱患者尽可能在安静的环境中训练
B．嘱患者训练时穿轻便的衣服，尽可能保持全身放松
C．对需行心肺手术的患者，应在其心肺手术前至少 1 周开始指导其进行呼吸训练
D．训练时，可帮助患者取仰卧位，并在其膝下垫枕
E．训练时，可帮助患者取坐位、站位等其他体位

3．超声波疗法的适应证包括（　　）。

A．瘢痕　　B．注射后硬结　　C．软组织扭挫伤

D．关节周围炎　　E．肌肉血肿

4．下列关于手功能训练的描述，正确的有（　　）。

A．手功能训练是作业治疗的核心内容

B．功能性活动训练可增强患者的握力和捏力

C．双手协调和手眼协调训练可提高患者手部控制的准确性和稳定性

D．双手协调和手眼协调训练可改善患者手的精细功能

E．手功能训练能为患者提供一个发泄不良情绪的平台

四、思考题

1．什么是物理治疗，物理治疗是如何分类的？

2．常用的物理因子疗法都有哪些？

3．简述失语症常用的康复治疗技术。

项目学习成果评价

结合自身的学习情况，按照表 3-5 中的评价标准对本项目的学习成果进行自评，并请任课教师进行评价。

表 3-5　项目学习成果评价表

<table>
<tr><td>班级</td><td colspan="2"></td><td>任课教师</td><td colspan="3"></td></tr>
<tr><td>姓名</td><td colspan="2"></td><td>学号</td><td colspan="3"></td></tr>
<tr><td>项目名称</td><td colspan="6">常用的康复治疗技术</td></tr>
<tr><td rowspan="2">评价项目</td><td rowspan="2" colspan="3">评价标准</td><td rowspan="2">分值</td><td colspan="2">评分</td></tr>
<tr><td>自评分</td><td>师评分</td></tr>
<tr><td rowspan="7">知识与技能</td><td colspan="3">掌握各种运动疗法的分类、训练要点、训练方法和护理要点等</td><td>10</td><td></td><td></td></tr>
<tr><td colspan="3">掌握电疗法、光疗法、磁疗法、超声波疗法的作用、适应证、禁忌证和护理要点</td><td>10</td><td></td><td></td></tr>
<tr><td colspan="3">掌握常用的作业治疗技术的训练内容</td><td>10</td><td></td><td></td></tr>
<tr><td colspan="3">掌握失语症、构音障碍康复治疗的内容</td><td>10</td><td></td><td></td></tr>
<tr><td colspan="3">熟悉作业治疗技术的分类、作用、适应证和禁忌证</td><td>5</td><td></td><td></td></tr>
<tr><td colspan="3">熟悉言语治疗的治疗原则、适应证和禁忌证</td><td>5</td><td></td><td></td></tr>
<tr><td colspan="3">了解低温疗法、水疗法的作用、适应证、禁忌证和护理要点，生物反馈疗法的适应证、禁忌证和护理要点</td><td>3</td><td></td><td></td></tr>
</table>

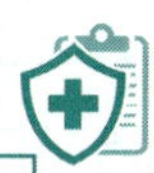

续表

<table>
<tr><th rowspan="2">评价项目</th><th rowspan="2">评价标准</th><th rowspan="2">分值</th><th colspan="2">评分</th></tr>
<tr><th>自评分</th><th>师评分</th></tr>
<tr><td rowspan="5">知识与技能</td><td>了解作业治疗的注意事项</td><td>2</td><td></td><td></td></tr>
<tr><td>了解针灸疗法、推拿疗法的作用、操作方法和注意事项等</td><td>3</td><td></td><td></td></tr>
<tr><td>了解中医健身疗法、中药疗法的内容</td><td>2</td><td></td><td></td></tr>
<tr><td>能够根据患者的实际情况，为患者选择合适的康复治疗技术</td><td>10</td><td></td><td></td></tr>
<tr><td>能够规范操作各项康复治疗技术</td><td>10</td><td></td><td></td></tr>
<tr><td rowspan="2">学习过程与方法</td><td>课前自主预习，发现、提出问题；课上专心听讲，思考、解决问题；课后积极复习，归纳、应用知识</td><td>5</td><td></td><td></td></tr>
<tr><td>主动参与问题讨论和小组活动，积极完成任务实施</td><td>5</td><td></td><td></td></tr>
<tr><td rowspan="2">情感与素质</td><td>热爱康复护理行业，具备良好的职业素养</td><td>5</td><td></td><td></td></tr>
<tr><td>具有较强的自主学习能力，能够较好地将康复治疗知识运用于实践</td><td>5</td><td></td><td></td></tr>
<tr><td colspan="2">合计</td><td>100</td><td></td><td></td></tr>
<tr><td colspan="2">总分（自评分×40%+师评分×60%）</td><td colspan="3"></td></tr>
<tr><td>自我评价</td><td colspan="4"></td></tr>
<tr><td>教师评价</td><td colspan="4"></td></tr>
</table>

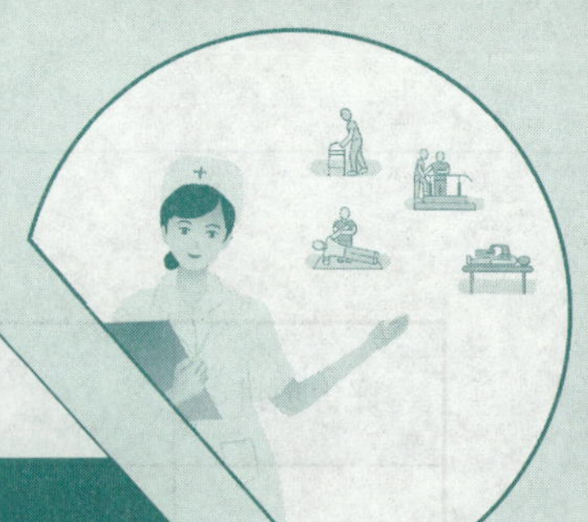

项目四

常用的康复护理技术

项目导读

常用的康复护理技术包括体位摆放技术、体位转换技术、体位转移技术、吞咽训练技术、神经源性膀胱康复护理技术、神经源性肠道康复护理技术、日常生活活动训练技术、康复辅助器具使用技术和心理康复护理技术等。康复护理技术可以有效促进患者的综合康复，帮助患者提高自理能力，改善患者的生活质量，是从事康复护理的护士需要掌握的基本技能。

学习目标

知识目标

- ✧ 掌握偏瘫、截瘫患者各种体位摆放、体位转换、体位转移技术的内容，常用的吞咽训练技术的内容，常用的日常生活活动训练技术的内容，康复辅助器具（假肢、矫形器、助行器、轮椅）的使用方法和注意事项。
- ✧ 熟悉并理解体位摆放的作用，神经源性膀胱、神经源性肠道康复护理技术的内容，康复辅助器具的分类、功能、选用原则、适应证等。
- ✧ 了解体位、良肢位、功能位、神经源性膀胱、神经源性肠道的概念，心理康复护理技术的内容。

技能目标

- ✧ 能够正确指导并实施体位摆放技术、体位转换技术、体位转移技术、吞咽训练技术、神经源性膀胱康复护理技术、神经源性肠道康复护理技术、日常生活活动训练技术、康复辅助器具使用技术和心理康复护理技术。

素质目标

- ✧ 建立同理心，关注患者的舒适度需求，努力为患者的健康服务。
- ✧ 提升职业素养，培育职业精神，努力为康复护理事业注入新鲜力量。

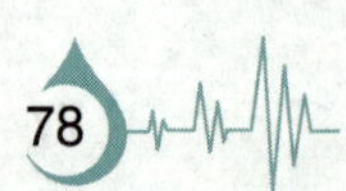

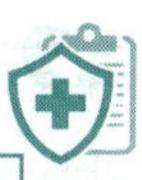

任务一　掌握体位摆放技术

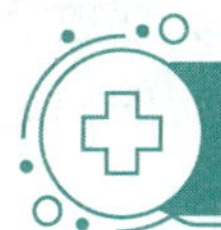

任务导入

案例一：患者张先生，72 岁，午睡起床后发现右侧肢体无力并逐渐加重，不能行走，经急诊入院。体格检查：神志清，情绪稳定，右侧肢体肌张力正常，右侧上肢肌力 1 级，右侧下肢肌力 2 级，无言语吞咽功能障碍。颅脑 CT 结果显示脑梗死。

案例二：患者刘女士，36 岁，以“因车祸四肢功能障碍 2 h”为主诉入院。CT 结果显示 T_4 压缩性骨折、脊髓损伤。于次日行手术治疗，术后给予营养神经、抗感染等药物治疗。目前，刘女士病情稳定，四肢感觉、运动功能均有障碍。

任务描述

为预防肢体畸形、压力性损伤等并发症的发生，护士长安排实习护士小王为患者张先生和刘女士摆放体位。

一、体位摆放的概述

（一）相关概念

1．体位

体位是指身体所保持的某种姿势或位置。

2．良肢位

良肢位是指患者在卧位或坐位时，为保持肢体的良好功能而使用的体位。良肢位具有预防肢体畸形、减轻疾病症状、预防压力性损伤、保持躯干和肢体功能良好等作用。

3．功能位

功能位是指当关节的功能尚未恢复或不能恢复时，能保持关节最佳功能的体位。

4．体位摆放

体位摆放是指根据治疗、护理和康复的需要，协助或代替患者摆放身体姿势或位置并使之保持的过程。常用的体位摆放有良肢位摆放、功能位摆放等。

（二）体位摆放的作用

体位摆放具有以下作用：① 预防和减轻痉挛或畸形；② 保持躯干和肢体的良好功能状态；③ 预防并发症及继发性损害的发生。

（三）体位摆放的原则

体位摆放应遵循以下原则：① 摆放后的体位应尽量使患者感觉舒适，应有利于促进其肢体的静脉血液回流；② 摆放后的体位应尽量符合人体力学的要求，应能够将患者身体的重量平均分配至各负重部位，使肢体及各关节均处于功能位；③ 摆放后的体位应能够起到预防或缓解肢体痉挛的作用；④ 摆放后的体位应能够保持一定的稳定性，若无法保持，则应使用支撑物给予支持。

二、常用的体位摆放技术

偏瘫患者良肢位摆放

（一）偏瘫患者的体位摆放技术

在急性期，偏瘫患者患侧肢体肌力减退、肌张力降低，不能够有效抵抗重力，所以在坐起或站立时，其患侧上肢的重量会牵拉关节囊，易导致肩关节疼痛或半脱位。急性期后，偏瘫患者逐渐进入痉挛期，患侧肢体肌张力增高，上肢屈肌和下肢伸肌痉挛占优势，并形成典型的痉挛姿势，即头屈向患侧，患侧上肢肩胛骨下沉后缩、肩关节内收旋内、肘关节屈曲、前臂旋前、腕关节掌屈并尺偏、手指屈曲内收，患侧下肢骨盆旋后并上提、髋关节旋外、膝关节伸展、足跖屈并内翻。

康复小锦囊

偏瘫是指一侧上肢、下肢、面肌下部和舌肌的瘫痪，多由急性脑血管疾病及其原发疾病引起。

偏瘫患者的良肢位，又称抗痉挛体位。在疾病早期为偏瘫患者实施良肢位摆放，可有效预防各种并发症的发生，为后续的康复治疗与护理打下良好的基础。偏瘫患者的良肢位摆放技术包括卧位摆放技术和坐位摆放技术，其中卧位摆放技术包括患侧卧位摆放、健侧卧位摆放、仰卧位摆放，坐位摆放技术包括床上及床边坐位摆放、轮椅及椅坐位摆放。

1. 卧位摆放技术

（1）患侧卧位摆放

患侧卧位是指患侧肢体在下、健侧肢体在上的侧卧位，如图 4-1 所示。该体位有利于偏瘫患者伸展患侧肢体、减轻痉挛，可使患侧关节、韧带受到一定的压力，促进本体感觉输入，同时还有利于健侧肢体的活动。患侧卧位是偏瘫患者良肢位摆放的首选。

- 操作方法：① 使患者患侧肢体在下、健侧肢体在上，头、颈与躯干成一条直线。② 将头、颈置于合适高度的软枕上，使头、颈上段稍向健侧屈曲，以预防或纠正头屈向患侧。③ 将患侧上肢的肩胛骨前伸，肩关节前屈>90°，肘关节伸直，前臂旋后，掌心向上，放在软枕上；患侧下肢伸展，膝关节轻度屈曲，踝关节呈中立位（足部与小腿成 90°角）。④ 健侧上肢放松，放在胸前的软枕上或躯干上；健侧下肢屈髋屈膝，向前放于长枕上。若患者姿势不稳定，则可在其背后置软枕协助固定。
- 注意事项：① 在摆放患者上肢时，护士应站在患者面前，一手放在患者患侧肩关节和肩胛骨后面，另一手缓慢拖出患侧肩关节并使其肩胛骨前伸，避免患侧肩

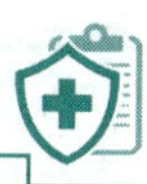

部受压和肩胛骨后缩；② 禁止直接牵拉患侧上肢，以免引起肩关节脱位；③ 禁止在患侧手中置任何物品，以免诱发抓握反射而加重手部屈肌痉挛。

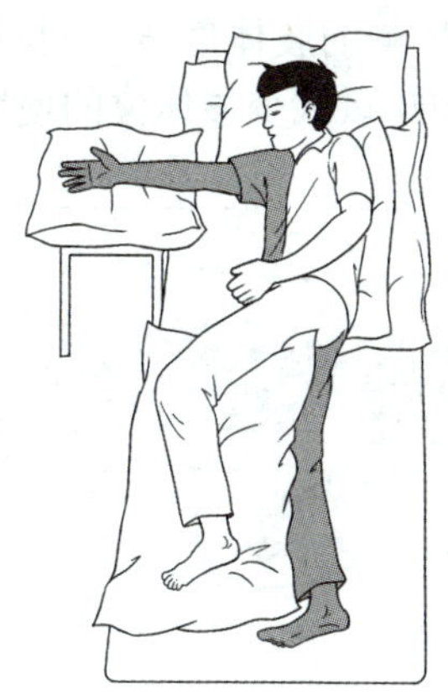

图 4-1　偏瘫患者患侧卧位（阴影侧为患侧）

（2）健侧卧位摆放

健侧卧位是指健侧肢体在下、患侧肢体在上的侧卧位，如图 4-2 所示。该体位可减轻患侧上肢屈肌痉挛和患侧下肢伸肌痉挛，可避免患侧肩关节直接受压，但会限制健侧肢体的活动。

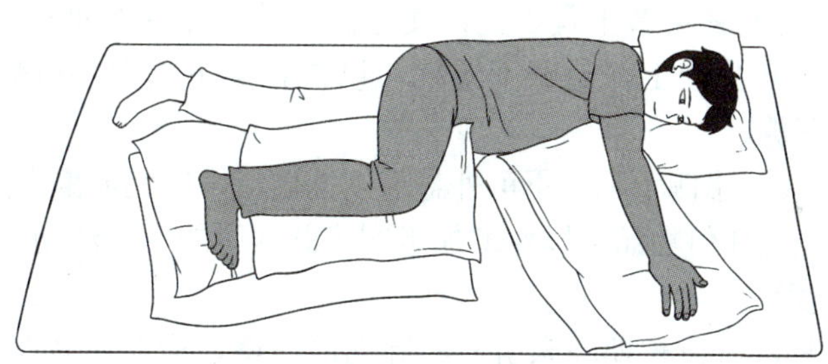

图 4-2　偏瘫患者健侧卧位

- 操作方法：① 使患者健侧肢体在下、患侧肢体在上，头、颈与躯干成一条直线；② 将头、颈置于合适高度的软枕上，避免头侧屈及颈悬空；③ 将患侧肩关节前屈 90°～130°，肘关节伸展，前臂旋前，腕、指关节伸展，掌心向下，放在合适高度的软枕上；④ 将患侧髋、膝关节自然半屈曲，踝关节呈中立位，放在合适高度的软枕上；⑤ 健侧上肢舒适、自然摆放，健侧下肢髋关节伸展、膝关节轻度屈曲，踝关节呈中立位。
- 注意事项：① 患侧上肢与下肢所垫软枕的支撑高度应略高于患者的心脏水平，以促进静脉血液回流，减轻肢体水肿；② 禁止在患侧手中置任何物品，以免诱发抓握反射而加重手部屈肌痉挛；③ 患侧手、足不可悬于软枕边缘，以免加重患侧腕关节掌屈及足内翻。

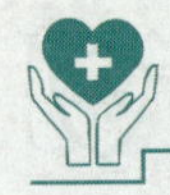

(3) 仰卧位摆放

仰卧位是指面部朝上的卧位，如图 4-3 所示。该体位会使患者因紧张性颈反射与迷路反射而激发异常反射活动，加重患侧的肢体痉挛，同时也易引起骶尾部、患侧足跟外侧或外踝等部位的压力性损伤，故应尽量减少该体位的使用时间或与其他体位交替使用。

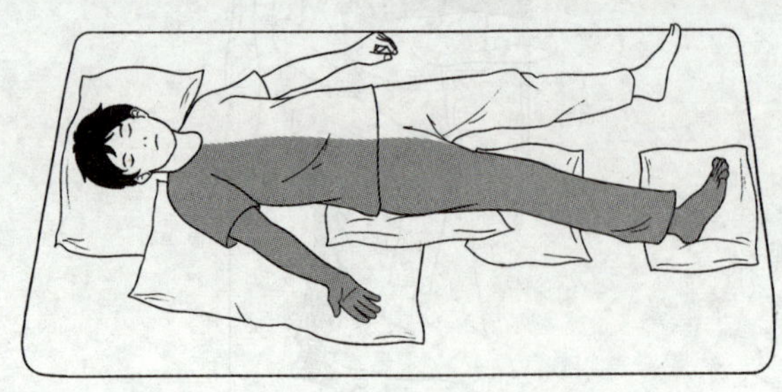

图 4-3 偏瘫患者仰卧位

- 操作方法：① 床放平，将患者头、颈置于合适高度的软枕上，使头、颈保持中立位，避免头过屈、侧屈及颈悬空。② 在患侧肩胛骨下置软枕，以防患侧肩胛骨后缩。③ 将患侧肩关节稍外展，上臂旋外，前臂旋后，肘关节伸直，掌心向上，指关节伸展，放在合适高度的长枕上。④ 在患侧臀部至大腿外侧下置合适高度的软枕，以防止髋关节旋外；患侧下肢肌张力高者，可于两腿间置一长枕。⑤ 在患侧膝关节下置小枕，使患侧膝关节保持微屈。⑥ 将患侧踝关节置于中立位，足尖向上，足跟下置枕，以防止足下垂和足内翻。⑦ 健侧肢体舒适、自然摆放。
- 注意事项：① 患侧手、足不可外悬于软枕边缘，以免加重患侧肢体肿胀；② 患侧足底不应置任何物品，以免增加患侧下肢伸肌的反射活动。

2. 坐位摆放技术

为促进功能恢复，避免长期卧床引起心肺功能下降，应让患者在病情允许时尽早采取坐位姿势，并尽可能在坐位下活动。

(1) 床上及床边坐位摆放

- 床上坐位摆放的操作方法：① 摇起床头与床面成 90°角，或在患者背后置多个软枕垫实，使患者伸腰挺胸，头、颈保持直立，整个脊柱垂直于骨盆，上身重心平分于臀两侧，髋关节屈曲 90°；② 将双上肢对称置于身前小桌板上，并在双上肢下置软枕，以防皮肤组织受压；③ 在患侧膝关节下置软枕，使患侧膝关节保持微屈，如图 4-4 所示。床上坐位稳定后，可进一步采取床边坐位。
- 床边坐位摆放的操作方法：① 协助患者坐于床边，使其伸腰挺胸，头、颈保持直立，整个脊柱垂直于骨盆，上半身重心平分于臀两侧，髋、膝、踝关节屈曲 90°，双足平放在地面或踏板上；② 将双上肢自然置于体侧、大腿上或身前的桌板上。床边坐位可为轮椅坐位做准备。

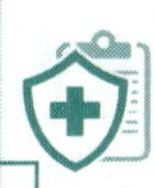

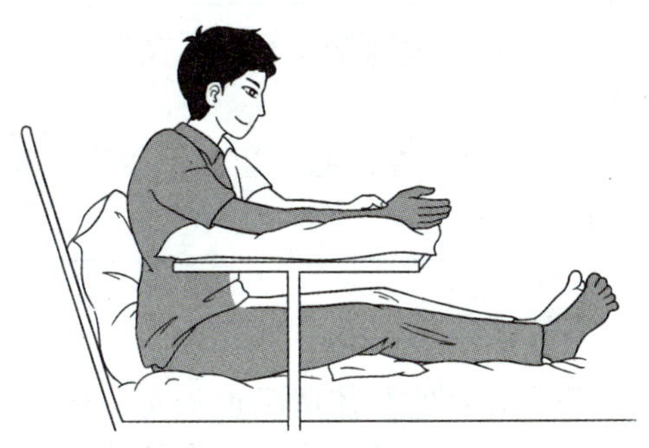

图 4-4　偏瘫患者床上坐位

- 注意事项：① 协助患者坐起时应循序渐进，可先将床头摇高 30°～45°，然后每 5 min 左右增加 5°，直至床头与床面成 90°角，以防止患者因体位变换过快而出现直立性低血压；② 应密切观察患者坐起后有无头晕、面色苍白、视力模糊和呕吐等直立性低血压表现，若有，则应立即调低床头角度；③ 保持患者躯干直立，尽量避免其取半卧位，以免加重躯干屈曲伴下肢伸直症状，增加骶尾部压力性损伤的发生风险；④ 当患者无良好支持、保持直立坐位有困难时，禁止采取床上及床边坐位；⑤ 根据患者的耐受程度确定其每天坐起的次数和持续时间，以免久坐无力而出现不良姿势，影响康复进程。

（2）轮椅及椅坐位摆放

- 轮椅坐位摆放的操作方法：① 为患者选择合适的轮椅（详见本项目任务八）；② 使患者保持躯干直立，两侧肩部同高；③ 将患侧上肢置于枕上或桌板上，肘关节屈曲 90°，健侧上肢自然放置；④ 将双足足尖向前分别置于轮椅踏板上。
- 椅坐位摆放的操作方法：① 为患者选择高度合适且有靠背的椅子；② 使患者腰部紧贴靠背，保持躯干直立、两侧肩部同高；③ 使患者双足着地，髋、膝和踝关节屈曲 90°。
- 注意事项：① 为患者取轮椅及椅坐位时，应避免其躯干向患侧屈曲，患侧肩部下沉，以及患侧髋关节外展、旋外。② 为保证患者轮椅坐位或椅坐位的姿势正确，可采取重心落在坐骨结节上方或后方的后倾坐姿或相反的前倾坐姿。前倾坐姿的稳定性和平衡性更好，后倾坐姿较省力和灵活，但要防止患者骨盆倾斜和脊柱侧弯。③ 系好安全带，保证患者的安全。

康复充电站

偏瘫患者体位摆放口诀

1．患侧卧位摆放口诀

患侧床下躺，头靠稳如山。躯干要放直，背后有靠垫。肩胛向前伸，九十度屈肩。前臂向后转，肘直如弓弦。手指伸直舒，膝弯似月弯。髋伸踝中立，健侧垫起安。

2．健侧卧位摆放口诀

健侧床下躺，头靠稳当强。上肢轻前伸，肘腕展如梁。手背面朝上，肘腕手放枕上。髋膝微屈曲，也在枕上放。健侧肢体舒，自由如飞翔。

3．床上坐位摆放口诀

床上坐位很关键，头颈中立向前看，躯干竖直记心间。双手前伸桌板放，患膝下面垫软枕，下肢伸展放床面。

（二）截瘫患者的体位摆放技术

因脊髓损伤平面不同，截瘫患者的肢体情况也不同。脊髓损伤平面较低（即脊髓低位损伤）的患者，仅双下肢功能受限，长期卧床可出现髋关节内收挛缩、膝关节僵直、足内翻和足下垂等表现，为这类截瘫患者实施良肢位摆放时应主要针对双下肢；脊髓损伤平面较高（即脊髓高位损伤）的患者，除双下肢功能受限外，双上肢功能同样受限，其双上肢可出现肩胛后缩，肩关节内收、旋内，肘关节屈曲挛缩，腕关节掌屈等表现，为这类截瘫患者实施良肢位摆放时应同时注意双下肢和双上肢。

康复小锦囊

截瘫是指脊髓损伤后，脊髓损伤平面以下出现的双侧肢体瘫痪。

截瘫患者的体位摆放技术主要包括仰卧位摆放技术和侧卧位摆放技术。

1．仰卧位摆放技术

（1）操作方法：① 将患者头、颈置于合适高度的软枕上，使头、颈保持中立位，避免头过屈、侧屈及颈悬空。若为脊髓高位损伤的截瘫患者，则在其肩胛下置软枕、手下置小枕，使其双肩向上、双上肢外展、腕背伸 20°～30°、手指自然屈曲，有条件可使用手功能位矫形器。② 将两侧髋关节稍外展，并在两侧髋关节至大腿外侧下方置长枕，以防髋关节旋外。③ 在两侧膝关节下分别置小枕，使两侧膝关节保持微屈。④ 将双侧踝关节置于中立位、足尖向上，并在两侧足底置软枕，以保持踝关节背屈、预防足下垂，如图 4-5 所示。

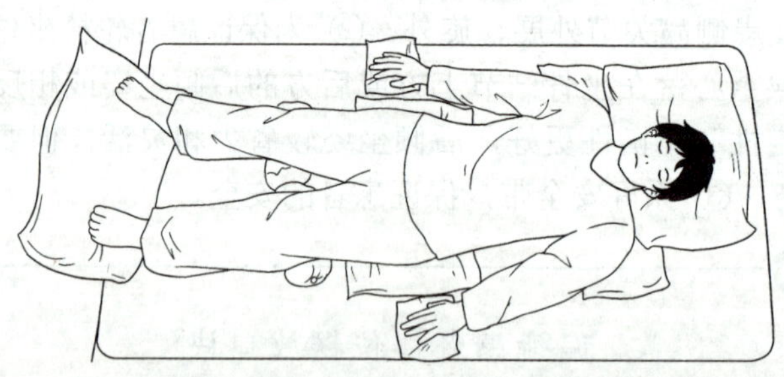

图 4-5　截瘫（脊髓高位损伤）患者仰卧位

（2）注意事项：① 可在患者两腿间置枕，以保持其两侧髋关节外展。放置前应先进行局部按摩，动作宜轻柔、缓慢，并避免用力掰开患者双腿。② 患者取仰卧位时，枕部、肩胛部、肘部和足跟部易受压而形成压力性损伤，护士应定时为患者更换体位并对上述骨突部位的皮肤进行适当按摩。③ 患者膝关节以下部位不宜置枕，以免造成膝过伸。

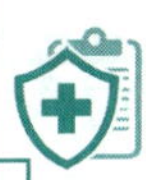

2. 侧卧位摆放技术

（1）操作方法：① 将患者头、颈置于合适高度的软枕上，避免头侧屈，并使头、颈与躯干成一条直线；② 在背部置软枕垫实，以使身体保持稳定；③ 将下侧的下肢屈髋屈膝 20°、上侧的下肢屈髋屈膝 30°，即上侧下肢放在下侧下肢的前面，以更好地维持姿势的稳定、舒适；④ 将双侧踝关节置于中立位，在两腿之间置一软枕；⑤ 将双上肢自然放置或置胸前软枕上。若为脊髓高位损伤的截瘫患者，则应使其下侧肩关节屈曲、肘伸直、前臂旋后，上侧肩前伸、肘稍屈、前臂旋前置于胸前软枕上，如图 4-6 所示。

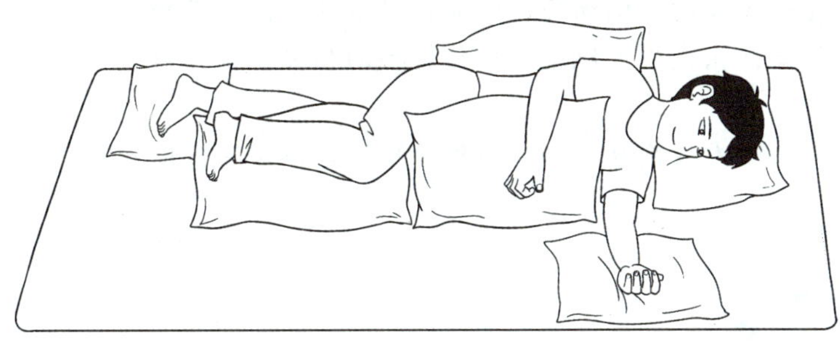

图 4-6　截瘫（脊髓高位损伤）患者侧卧位

（2）注意事项：① 对踝关节不能够保持中立位的患者，可在其足底置软枕或使用足托使足背伸；② 患者取侧卧位时，肩峰、髋部、外踝易受压而形成压力性损伤，护士应定时为患者更换体位并对上述骨突部位的皮肤进行适当按摩。

任务实施

结合本任务所学知识，根据表 4-1 完成任务实施。

表 4-1　任务实施活动表

类别	任务描述
学习回顾	回顾体位、良肢位、功能位、体位摆放的概念，体位摆放的作用和原则，偏瘫患者患侧卧位、健侧卧位、仰卧位、床上及床边坐位、轮椅及椅坐位的操作方法和注意事项，截瘫患者仰卧位、侧卧位的操作方法和注意事项
模拟操作	（1）学生自由分组，每组 8～10 人 （2）根据任务导入的情景，组员扮演实习护士小王、患者张先生和患者刘女士进行情景模拟 （3）模拟内容至少包括以下几个方面：① 小王为张先生摆放患侧卧位、健侧卧位、仰卧位；② 小王为刘女士摆放仰卧位、侧卧位 （4）其余组员仔细观看，并提出意见
总结思考	根据点评意见，总结模拟操作的不足，思考解决问题的方法并改正
	总结本任务学习中遇到的难题及其解决方法
	总结本任务学习的收获与感受

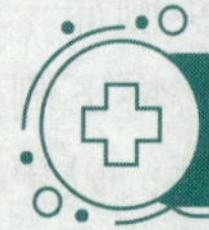

任务二 掌握体位转换技术

任务导入

案例一：张先生经改善脑循环、营养神经治疗后，病情稳定，但肢体运动功能无明显改善。经评定，张先生可以进行体位转换的相关训练，以逐步恢复运动功能，提高生活质量。

案例二：刘女士术后恢复良好，追切希望进行体位转换的相关训练，以满足自己的日常生活需求。

任务描述

护士小李将帮助张先生和刘女士完成体位转换训练。

一、体位转换的概述

（一）概念

体位转换是指身体从一种姿势或位置转换到另一种姿势或位置的过程。定期的体位转换可促进血液循环，有助于预防长期卧床或制动导致的各种并发症，如坠积性肺炎、压力性损伤、肌肉萎缩、关节挛缩和深静脉血栓等，以保证患者康复治疗的顺利进行。

（二）分类

根据转换过程中患者主动用力的程度，体位转换可分为以下三类：

（1）独立体位转换：指患者独立完成，不需要外力帮助的体位转换方式。

（2）辅助体位转换：指由护士或患者家属等协助患者完成的体位转换方式。

（3）被动体位转换：指患者完全依靠外力完成的体位转换方式。

二、常用的体位转换技术

（一）偏瘫患者的体位转换技术

1. 床上翻身

（1）从仰卧位到患侧卧位翻身

- 独立转换的操作方法：① 患者健侧髋、膝关节屈曲；② 双手十指交叉，患侧手拇指压在健侧手拇指的上方，即博巴斯握手，如图 4-7 所示；③ 健侧带动患侧伸肘、肩关节前屈约 90°；④ 健侧上肢带动患侧上肢先摆向健侧，再借助摆动的

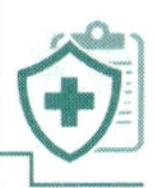

惯性反方向摆向患侧，同时健侧下肢用力蹬床面，使身体翻向患侧，如图 4-8 所示；⑤ 调整姿势为患侧卧位。

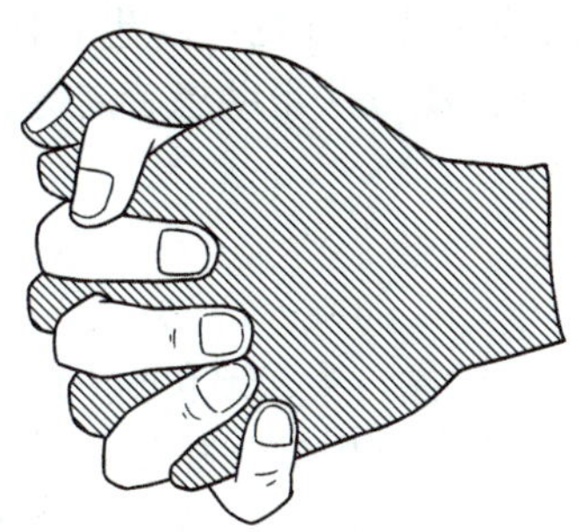

图 4-7　博巴斯握手

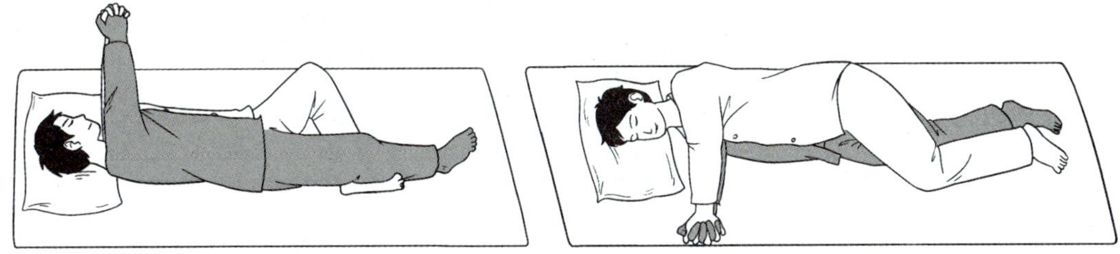

图 4-8　偏瘫患者独立从仰卧位到患侧卧位

- 辅助及被动转换的操作方法：护士站在患者的患侧，将患者患侧上肢外展 90°，若患者体力尚可，则护士一手扶患者健侧肩部，一手扶患者健侧髋部，嘱患者翻转身体，辅助患者翻向患侧并调整为患侧卧位。若患者体力较差或处于昏迷状态，则护士先一手置于患者颈部下方，另一手置于其健侧肩胛骨周围，将患者头部及躯干转为患侧卧位；再一手置于患者健侧骨盆，另一手置于其健侧腘窝，将患者的双下肢转为患侧卧位。

（2）从仰卧位到健侧卧位翻身

- 独立转换的操作方法：① 患者健侧足置于患侧足下方，勾住患侧小腿；② 采用博巴斯握手方法，健侧带动患侧伸肘、肩关节前屈约 90°；③ 双上肢向左、右两侧摆动数次，利用躯干旋转和上肢摆动的惯性向健侧翻身，如图 4-9 所示；④ 调整姿势为健侧卧位。

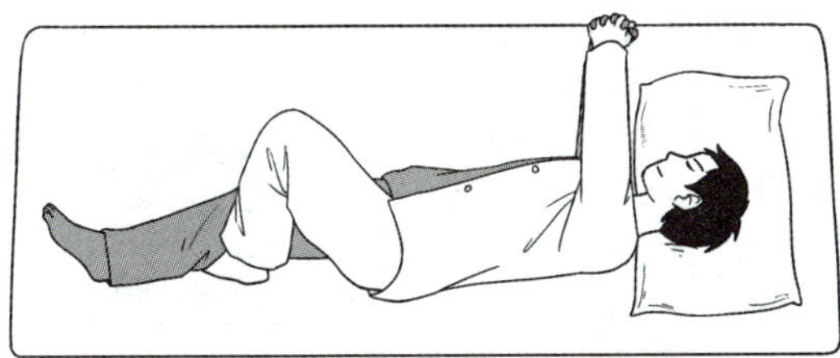
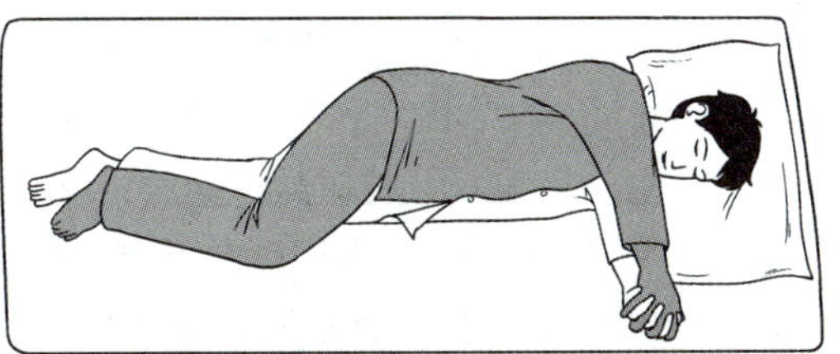

图 4-9　偏瘫患者独立从仰卧位到健侧卧位

● 辅助及被动转换的操作方法：若患者能力不足但体力尚可，则护士可站在患者患侧，在患者向健侧摆动时，一手扶患者患侧肩部，另一手扶患者患侧髋部，辅助患者翻向健侧并调整为健侧卧位；若患者体力较差或处于昏迷状态，则护士可采用与向患侧翻身相同的方法帮助患者向健侧翻身并调整体位。

2. 卧位与坐位转换

（1）从卧位到坐位转换

● 独立转换（从健侧卧位坐起）的操作方法：① 患者取健侧卧位；② 用健侧前臂下压支撑，头、颈和躯干向上方侧屈，同时健侧足置于患侧足下方，利用健侧腿带动患侧腿使双腿移到床沿下，如图 4-10（a）所示；③ 改用健侧手支撑，使躯干直立，如图 4-10（b）所示；④ 调整坐姿。

偏瘫患者卧位与坐位独立转换方法

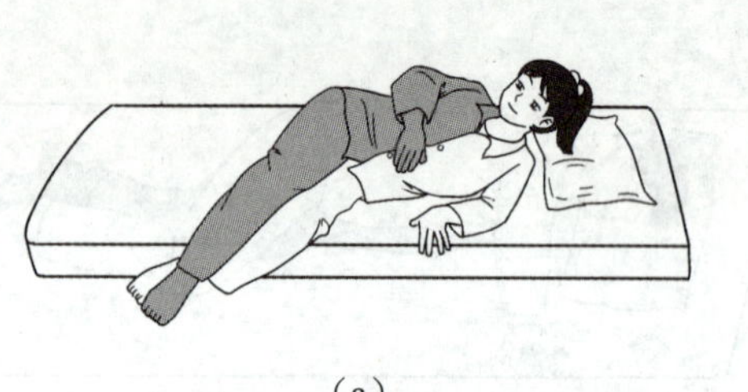

（a）

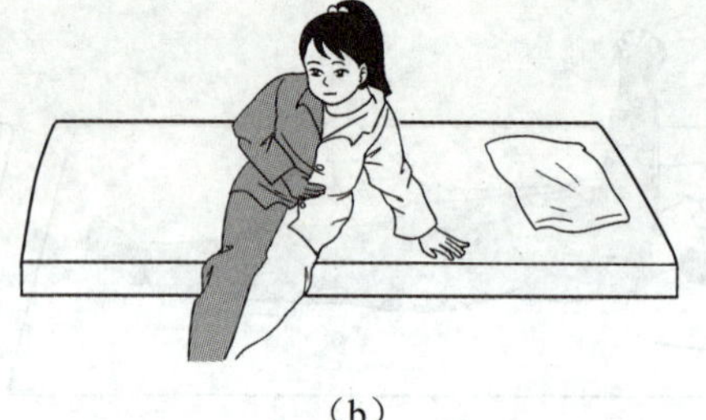

（b）

图 4-10 偏瘫患者独立从健侧卧位到坐位

● 独立转换（从患侧卧位坐起）的操作方法：① 患者取患侧卧位；② 用健侧手将患侧前臂置于胸前；③ 健侧手置于胸前下压支撑，头、颈和躯干向上方侧屈以抬起躯干，同时健侧足置于患侧足下方，利用健侧腿带动患侧腿使双腿移到床沿下，如图 4-11（a）（b）所示；④ 调整坐姿，如图 4-11（c）所示。

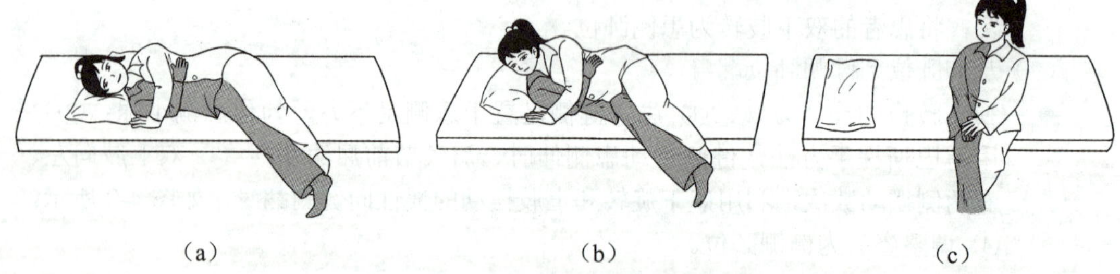

（a） （b） （c）

图 4-11 偏瘫患者独立从患侧卧位到坐位

● 辅助及被动转换的操作方法：① 护士协助患者取侧卧位，使其双下肢屈髋、屈膝；② 将患者的双腿置于一侧床沿下；③ 一手从患者下方的腋下穿过托住其背部，另一手扶住患者上方的骨盆或两腘窝；④ 抬起患者下方背部，两手同时用力，以骨盆为支点将患者转换为坐位，如图 4-12 所示。若患者能力不足但体力尚可，则护士宜鼓励患者在操作过程中用健侧肢体辅助操作。

辅助偏瘫患者卧位与坐位转换方法

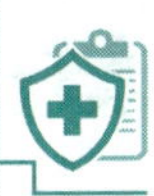

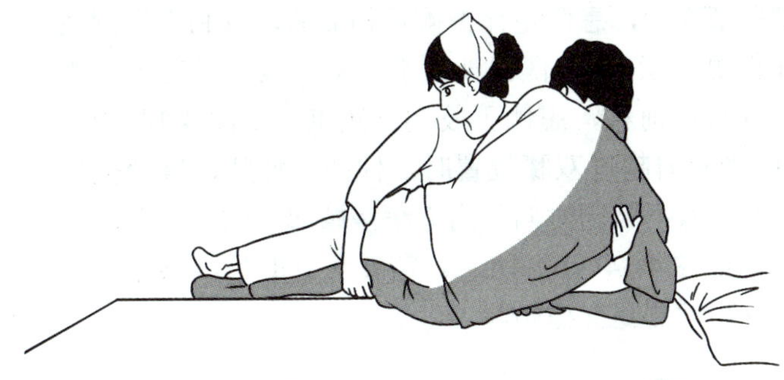

图 4-12　偏瘫患者辅助及被动从卧位到坐位

（2）从坐位到卧位转换

- 独立转换（从健侧躺下）的操作方法：① 患者坐于床边，健侧手将患侧手置于患侧大腿上，健侧足置于患侧足的后方；② 躯干向健侧倾斜，健侧肘支撑于床面，同时利用健侧腿将患侧腿抬至床面；③ 当双腿置于床上后，逐渐将身体放低，躺在床面上；④ 调整卧姿。
- 独立转换（从患侧躺下）的操作方法：① 患者坐于床边，健侧手将患侧手置于患侧大腿上，健侧足置于患侧足的后方；② 躯干向患侧倾斜，同时健侧手从前方越过身体置于患侧髋部旁的床面上支撑；③ 利用健侧腿将患侧腿抬至床上；④ 当双腿置于床上后，逐渐将身体放低，躺在床上；⑤ 调整卧姿。
- 辅助及被动转换的操作方法：① 患者坐于床边，护士将患者患侧手置于患侧大腿上，健侧足置于患侧足的后方；② 站于患者与床头之间，一手托住患者的颈部和肩部，另一手托住患者的两腘窝，以患者的骨盆为支点将患者转换为卧位，如图 4-13（a）（b）所示；③ 转到床的另一侧，托住患者的臀部，将患者移至床的中央，如图 4-13（c）所示；④ 帮助患者调整好姿势，取舒适体位。若患者能力不足但体力尚可，则护士宜鼓励患者在操作过程中用健侧肢体辅助操作。

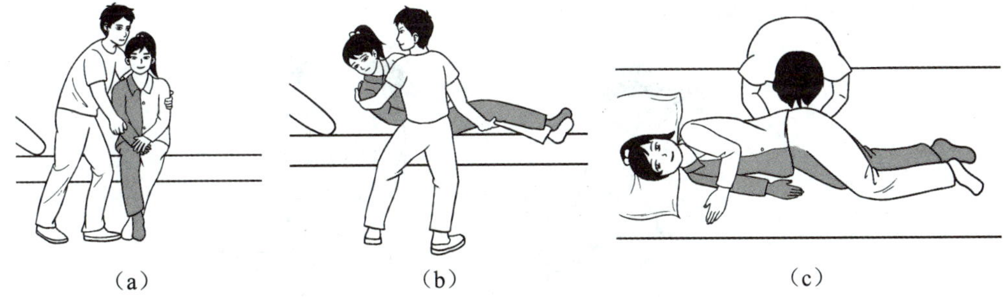

图 4-13　偏瘫患者辅助及被动从坐位到卧位

3．坐位与站位转换

（1）从坐位到站位转换

- 独立转换的操作方法：① 患者坐于椅上或床边，双足分开与肩同宽，双侧足跟比双侧膝关节靠后，患侧足比健侧足稍靠后，以利于患侧负重及防止健侧代偿；② 博巴斯握手，双上肢充分前伸，躯干前倾，使重心前移，患侧下肢充分负重，如图 4-14（a）所示；③ 当双肩超过双膝位置时，伸髋、伸膝，臀部抬离床面或椅面，双下肢同时向下用力缓慢站起，站立后双下肢同等负重，如图 4-14（b）所示。需要注意的是，操作时应防止患者仅用健侧腿支撑站起。

偏瘫患者由坐位到站位转换方法

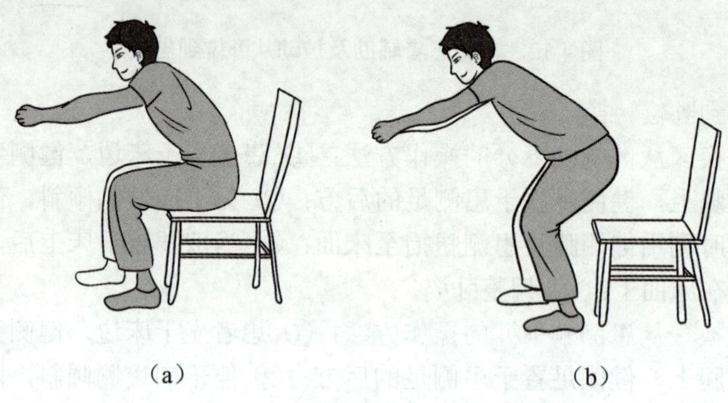

（a）　　　　（b）

图 4-14　偏瘫患者独立从坐位到站位

- 辅助及被动转换的操作方法：① 患者坐于椅上或床边，躯干尽量挺直，双足分开与肩同宽，平放于地上，双膝位于足尖上方，屈膝>90°，患侧足比健侧足稍靠后；② 护士面向患者，靠近其患侧站立，双膝夹住患者患侧膝的两侧以固定；③ 患者双上肢前伸放在护士肩上，并抱住护士的颈部，护士一手放在患者健侧肩胛骨处，另一手放在患者患侧骨盆后缘，如图 4-15（a）所示；④ 护士引导患者充分前倾躯干、屈曲髋关节，重心前移到双膝之间，嘱患者双下肢用力向上抬起臀部，同时双手将患者向前、向上拉起，帮助患者完成抬臀、伸髋、伸膝至站位，如图 4-15（b）所示；⑤ 调整患者身体的重心，使其双下肢同等负重，维持站立平衡。

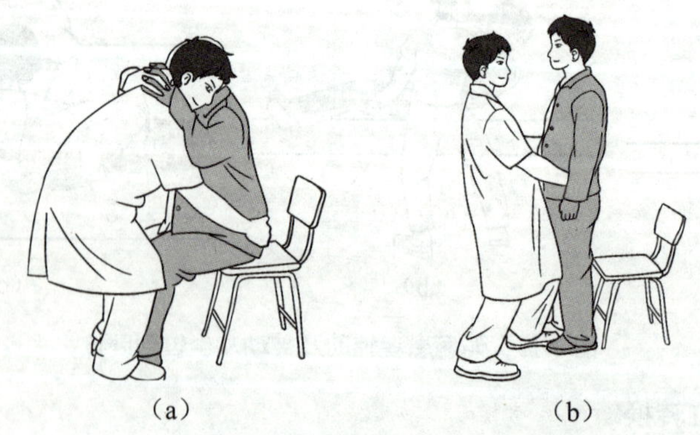

（a）　　　　（b）

图 4-15　偏瘫患者辅助及被动从坐位到站位

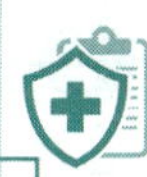

(2)从站位到坐位转换

- 独立转换的操作方法:① 患者大腿后侧贴于床边或椅边站立,双下肢同等负重;② 博巴斯握手,双上肢前伸,躯干前倾,脊柱伸直;③ 两膝前移,屈髋、屈膝,臀部、髋部缓慢向后、向下移动,直至坐于床面或椅面上;④ 调整坐姿,保持身体平衡。
- 辅助及被动转换的操作方法:① 患者大腿后侧贴于床边或椅边站立,护士位于患者正前方,双手拉住患者两侧腰带;② 引导患者前倾躯干,屈曲双膝,缓慢坐于床面或椅面上。

(二)截瘫患者的体位转换技术

1. 床上翻身

(1)独立翻身的操作方法

不同脊髓损伤平面截瘫患者的翻身方法也不同。胸、腰段脊髓损伤的截瘫患者可直接利用肘和手的支撑向一侧翻身。颈段(C_6、C_7)脊髓完全性损伤的截瘫患者,躯干和下肢完全瘫痪,上肢也有不同程度的功能丧失,只能够利用双上肢摆动的惯性带动躯干旋转,完成翻身动作。具体操作方法如下:① 患者取仰卧位,头、颈屈曲,双上肢伸展上举,做节律性钟摆样运动;② 将双上肢向左(右)侧摆动,使右(左)上肢越过身体左(右)侧,再迅速将双上肢从左(右)侧摆向右(左)侧,借助上肢摆动的惯性使躯干和下肢翻成俯卧位;③ 将左(右)前臂支撑于床面并承重,右(左)肩向后拉,使两侧前臂同等负重;④ 将双上肢置于身体两侧,保持俯卧位。

(2)辅助及被动翻身的操作方法

颈段脊髓完全性损伤截瘫患者辅助及被动翻身时需要多人协助,具体操作方法如下:① 患者取仰卧位,双手置于身体两侧,两名护士站于患者同一侧,一人托住患者的颈肩部和腰部,另一人托住患者的臀部和腘窝;② 两人同时抬起并轻推患者,使其转为侧卧位。需要注意的是,操作时应保持患者身体上下同时轴向翻转,避免出现脊柱扭转,造成脊髓二次损伤。

2. 卧位与坐位转换

(1)从卧位到坐位转换

- C_6 脊髓完全性损伤截瘫患者独立转换的操作方法:① 患者上举双臂,屈曲头、颈,用力左右摆动双上肢,利用惯性将身体翻向左(右)侧;② 先将左(右)肘支撑于床面,再变成双上肢同侧支撑,抬起上身,如图 4-16(a)所示;③ 重心移到右(左)上肢上,左(右)肘移近躯干;④ 保持头、颈前屈,右(左)上肢撤回身体右(左)侧,改用双肘支撑保持身体平衡,如图 4-16(b)所示;⑤ 左(右)肘支撑身体,同时右(左)上肢旋外,在身后伸展,右(左)手支撑于床面;⑥ 将身体重心向右(左)上肢转移,左(右)上肢旋外,在身后伸展,左(右)手支撑于床面,如图 4-16(c)所示;⑦ 双手慢慢交替向前移动,完成坐起动作,如图 4-16(d)所示。

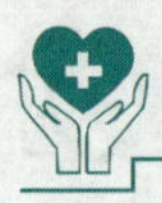

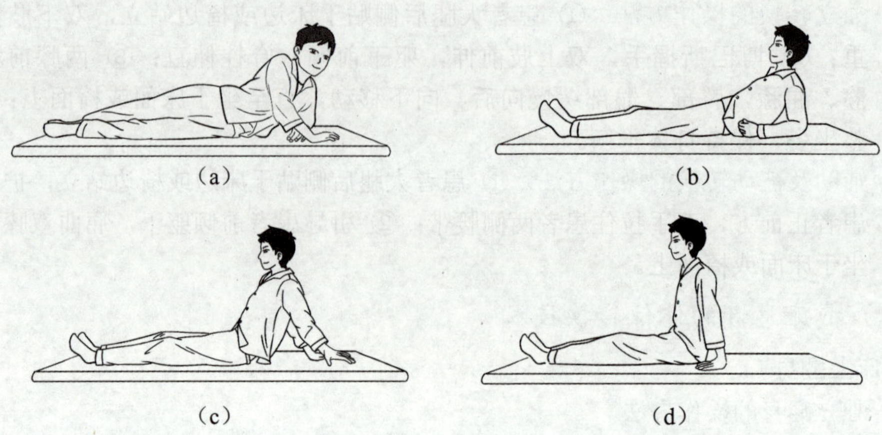

图 4-16　C_6 脊髓完全性损伤截瘫患者独立从卧位到坐位

- 胸、腰段脊髓损伤截瘫患者独立转换的操作方法：与 C_6 脊髓完全性损伤截瘫患者独立转换的操作方法相似，患者先向一侧翻身，完成双肘支撑；再将身体重心左右交替变换，变成双手支撑；最后双手交替向前移动完成坐起动作。
- 辅助及被动转换的操作方法：① 患者将双上肢置于身体两侧；② 护士站于患者侧前方，双手扶托患者双肩并向上牵拉，同时嘱患者先用双肘支撑抬起上身，再逐渐改用双手支撑身体坐直；③ 为患者调整坐姿，使其保持舒适坐位。

（2）从坐位到卧位转换

C_6 脊髓完全性损伤截瘫患者独立转换的操作方法：① 患者双手在髋后支撑，保持头、颈前屈；② 身体向右（左）后侧倾倒，用右（左）肘支撑身体，左（右）上肢屈曲，将一半体重转移至左（右）肘；③ 仍然保持头、颈前屈，交替伸直双侧上肢直至躺于床面。

三、体位转换的注意事项

（1）根据患者的病情、康复治疗和康复护理的需要，为其选择合适的体位转换方法。

（2）在体位转换前，应向患者及其家属说明体位转换的要求和目的，以取得患者及其家属的理解和配合，消除患者紧张、对抗的心理。

（3）若患者能够主动完成体位转换，则尽量不要给予帮助；若少量帮助能够使患者完成体位转换，则不要给予大量帮助。同时，给予患者必要的指导和协助，鼓励患者尽可能发挥自己的能力，可全程陪同，避免其碰伤、擦伤。

（4）在辅助患者转换体位或直接为患者转换体位时，应保证动作协调、轻柔、稳定，不可拖拉患者肢体，以免造成损伤。

（5）为患者转换体位时，应同时观察其全身皮肤有无红斑、出血点或破溃，以及皮肤的颜色、温度和肢体血液循环情况等。若发现异常，应及时处理。

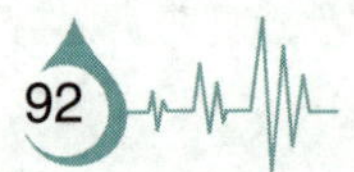

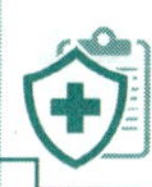

（6）为使用引流管的患者转换体位前，应先固定好引流管，以防止脱落，并保持各引流管引流通畅。

（7）确保患者转换体位后感觉舒适、稳定、安全，并保持良肢位。必要时使用软枕或其他辅助器具支持或固定。

（8）对残疾较重或存在认知功能障碍的患者，不应勉强其主动转换体位。

任务实施

结合本任务所学知识，根据表 4-2 完成任务实施。

表 4-2　任务实施活动表

类别	任务描述
学习回顾	回顾体位转换的概念、分类和注意事项，偏瘫患者床上翻身、卧位与坐位转换、坐位与站位转换等的操作方法，截瘫患者床上翻身、卧位与坐位转换的操作方法
模拟操作	（1）学生自由分组，每组 8～10 人 （2）根据任务导入的情景，组员扮演护士小李、患者张先生和患者刘女士进行情景模拟 （3）模拟内容至少包括以下几个方面：① 小李指导张先生进行床上翻身、卧位与坐位转换、坐位与站位转换；② 小李指导刘女士进行床上翻身、卧位与坐位转换 （4）其余组员仔细观看，并提出意见
总结思考	根据点评意见，总结模拟操作的不足，思考解决问题的方法并改正
	总结本任务学习中遇到的难题及其解决方法
	总结本任务学习的收获与感受

任务三　掌握体位转移技术

任务导入

经康复护理，张先生和刘女士已经熟练掌握体位转换技术，现他们迫切希望掌握从床上转移到轮椅，从轮椅转移到坐便器、浴盆等的方法，以方便外出社交和进一步提升日常生活活动能力。

任务描述

护士小李将继续帮助张先生和刘女士完成体位转移训练。

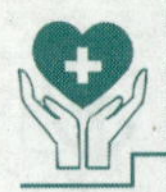

一、体位转移的概念

体位转移是指身体从一种姿势或位置转移到另一种姿势或位置的过程。

二、常用的体位转移技术

（一）偏瘫患者的体位转移技术

1. 床上转移

（1）床上横向转移

- 独立转移的操作方法：① 患者取仰卧位，健侧足置于患侧足下方，用健侧下肢将患侧下肢抬起向左（右）侧移动；② 健侧手将患侧手固定于胸前，健侧下肢屈髋屈膝，用健侧的足和肩部支起臀部，并将臀部移向左（右）侧移动；③ 以健侧肘和前臂为支撑，将肩部、头部向左（右）侧移动。
- 辅助及被动转移的操作方法：① 患者取仰卧位，护士协助其双下肢屈髋屈膝，双足平放于床面上；② 护士站于患者的患侧，一手下压患者患侧膝关节并向床尾方向牵拉，另一手托住患者患侧髋部稍下处，嘱患者抬臀，辅助其向左（右）侧移动，如图 4-17 所示；③ 嘱患者以健侧肘和前臂为支撑移动肩部、头部，使身体成直线。

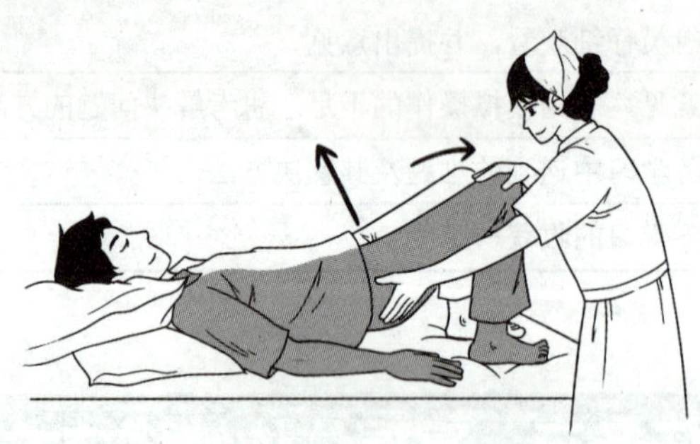

图 4-17　偏瘫患者辅助及被动床上横向转移

（2）床上纵向转移

- 独立转移的操作方法：① 患者取仰卧位，健侧下肢屈髋屈膝，健侧足平放于床面上；② 以健侧足和肘部为支撑，抬起臀部向前（后）移动身体，完成整个转移过程。
- 辅助及被动转移的操作方法：① 患者取仰卧位，健侧手支撑于床面，健侧下肢屈髋屈膝，健侧足平放于床面上；② 护士站于患者的患侧，嘱患者抬起臀部，同时用手托住患者患侧大腿根部，帮助患者向前（后）移动身体，完成整个转移过程。

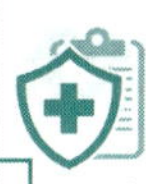

2．床与轮椅间转移

（1）从床到轮椅转移

偏瘫患者床椅转移方法

- 独立转移的操作方法：① 患者坐于床边，双足平放于地面上；② 将轮椅置于健侧，并与床沿成45°角，拉紧车闸，打开两侧脚踏板；③ 健侧手抓握轮椅远侧扶手，患侧手支撑于床面，患侧足置于健侧足稍后方，双足全脚掌着地，与肩同宽；④ 向前倾斜躯干，健侧手用力支撑抬起臀部，以双足为支点旋转身体至背部正对轮椅正面；⑤ 确认双腿后侧贴近并正对轮椅后坐下；⑥ 放下两侧脚踏板，调整坐姿。
- 辅助及被动转移的操作方法：① 患者坐于床边，双足平放于地面上，患侧足置于健侧足稍后方；② 护士将轮椅置于患者健侧，并与床沿成45°角，拉紧车闸，打开两侧脚踏板；③ 护士面向患者，髋膝屈曲、腰背伸直，双足放在患者患侧足的两侧，双膝夹住患者的患侧膝，一手从患者患侧腋下穿过并置于其患侧肩胛骨上，另一手托住患者健侧上肢；④ 护士引导患者将重心前移至其足前掌部，直至其臀部抬离床面，同时嘱其抬头；⑤ 护士引导患者旋转身体，当其背部正对轮椅正面、双腿后侧贴近轮椅后，将其轻放在轮椅上；⑥ 护士放下两侧脚踏板，并协助患者调整坐姿。辅助患者从轮椅到床上转移的操作顺序与上述顺序相反。

（2）从轮椅到床转移

独立转移的操作方法：① 患者驱动轮椅使健侧邻近床沿，并与床沿成45°角，拉紧车闸，打开两侧脚踏板，如图4-18（a）所示；② 健侧手支撑于床上，向前倾斜躯干，抬起臀部，以双足为支点旋转身体至背部正对床边坐下，如图4-18（b）（c）所示；③ 双足平放于地面上，调整坐姿。

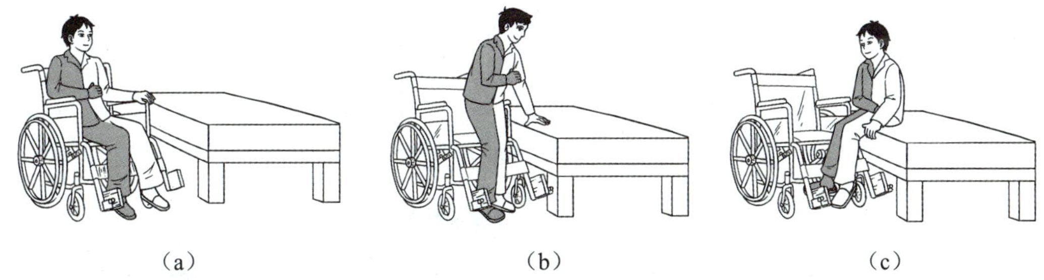

（a）　（b）　（c）

图4-18　偏瘫患者独立从轮椅到床转移

3．轮椅到坐便器转移

（1）独立转移的操作方法：① 患者驱动轮椅正面接近坐便器，并留有一定空间，拉紧车闸，打开两侧脚踏板，双手支撑于轮椅两侧扶手站起，如图4-19（a）所示；② 用健侧手扶住对侧坐便器旁的扶手，同时健侧腿向前迈一步，如图4-19（b）所示；③ 以双足为支点旋转身体至背部正对坐便器正面，患侧手顺势移至另一侧轮椅扶手再移至坐便器旁的另一侧扶手上，如图4-19（c）所示；④ 确认双腿后侧贴近坐便器后，脱下裤子坐于坐便器上，如图 4-19（d）所示。

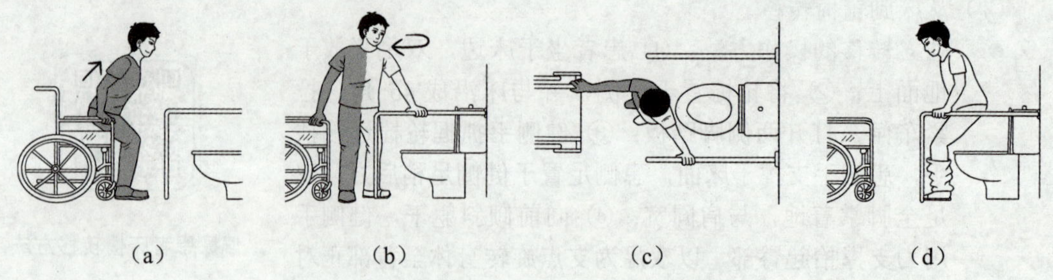

图 4-19　偏瘫患者独立从轮椅到坐便器转移

（2）辅助及被动转移的操作方法：① 护士推动轮椅使之正面接近坐便器，并留有一定空间，拉紧车闸，打开两侧脚踏板；② 护士面向患者站于患者患侧，同侧手握住患者患侧手，另一手托住患侧肘部；③ 患者用健侧手支撑于轮椅扶手，患侧手拉住护士的手支撑站起；④ 患者将健侧手移到对侧坐便器旁的扶手上；⑤ 护士协助患者转身，直至患者双腿后侧贴近坐便器；⑥ 患者自行脱下裤子，护士协助患者向后、向下坐于坐便器上。

4．轮椅到浴盆转移

（1）独立转移的操作方法：① 患者驱动轮椅靠近浴盆，使健侧与浴盆前的浴板成 45°角（浴板的放置方法，如图 4-20 所示）；② 拉紧车闸，打开两侧脚踏板，双足平放于地面上，脱下衣裤；③ 健侧手置于浴板上，患侧手置于轮椅扶手上，双手同时用力撑起上身，如图 4-21（a）所示；④ 以双足为支点转动身体，当双腿后侧碰到浴板后，向下坐到浴板上，如图 4-21（b）所示；⑤ 先将健侧腿跨进浴盆，再将患侧腿搬进浴盆，逐渐移到浴盆中央上方坐好，如图 4-21（c）所示；⑥ 缓慢将身体置于浴盆中。

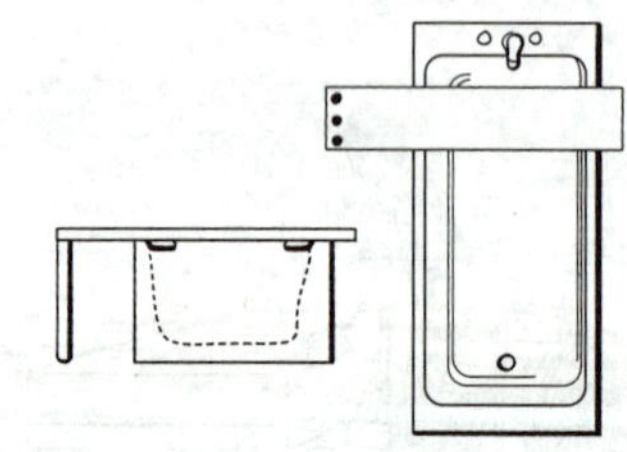

图 4-20　浴板放置示意图

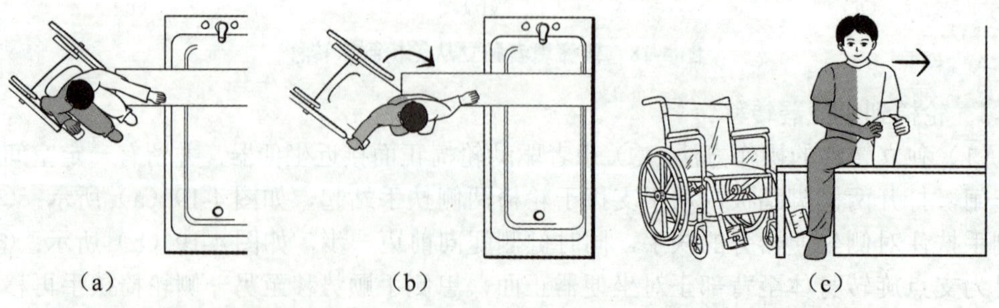

图 4-21　偏瘫患者独立从轮椅到浴盆转移

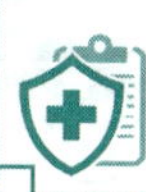

（2）辅助及被动转移的操作方法：① 护士推动轮椅使之与浴盆前的浴板成 45°角，拉紧车闸，打开两侧脚踏板；② 护士面向患者站于患者患侧，用同侧手握住患者患侧手，另一手托住患侧肘部；③ 患者健侧手支撑于浴板，患侧手拉住护士的手，双手同时用力支撑站起；④ 患者以双足为支点转动身体，当双腿后侧碰到浴板后，向下坐到浴板上；⑤ 护士协助患者脱下衣裤；⑥ 患者自行将健侧腿跨进浴盆，护士帮助患者把患侧腿放入浴盆；⑦ 护士先协助患者移到浴盆中央上方坐好，再协助患者缓慢将身体置于浴盆中。

（二）截瘫患者的体位转移技术

1. 床上转移

（1）床上横向转移

独立转移的操作方法（以向左移动为例）：① 患者取坐位，右手半握拳置于床面上，并紧贴臀部，左手置于与右手同一水平但离臀部约 30 cm 的位置，肘关节伸直，前臂旋后或处于中立位；② 躯干前屈至头超过膝部，双手用力支撑抬起臀部，头和肩转向右侧，带动左肩向前移动、右肩向后移动，同时拉动骨盆移向左手处；③ 摆正双腿位置，调整坐姿。

（2）床上纵向转移

独立转移的操作方法（以向前移动为例）：① 患者取坐位，双下肢旋外，膝关节放松；② 头、肩、躯干充分前屈，头超过膝关节，重心落在髋关节的前方，以维持坐位平衡；③ 双手贴近身体，在髋关节稍前位置支撑，患者若肱三头肌瘫痪，则应肩关节旋外、前臂旋后，以保持肘关节稳定伸展，如图 4-22（a）所示；④ 保持头、躯干向前屈曲，双手用力支撑抬起臀部，使臀部向前移动，如图 4-22（b）所示；⑤ 摆正双腿位置，调整坐姿。

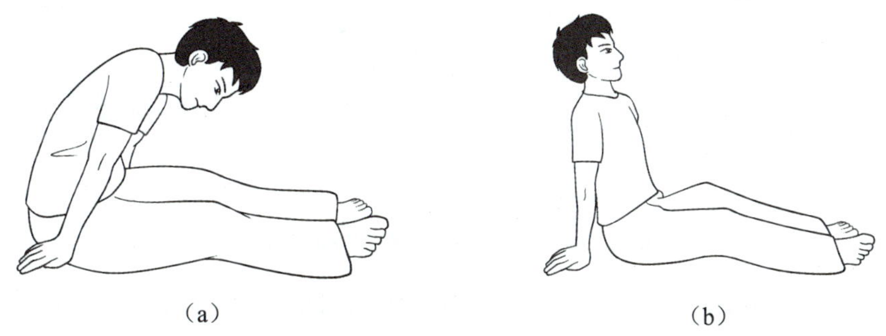

（a）　　　　（b）

图 4-22　截瘫患者独立床上纵向转移（以向前移动为例）

2. 床与轮椅间转移

（1）从床到轮椅转移

截瘫患者床椅转移方法

- 独立侧面转移的操作方法（以从右侧转移为例）：① 患者坐于床边，轮椅置于患者右侧，与床沿成 20°～30°角，拉紧车闸；② 用右手扶住轮椅远侧扶手，左手支撑于床面，双手同时用力撑起身体向前、向右移动，将臀部

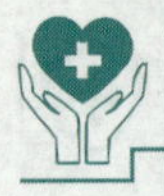

置于轮椅椅面上，如图 4-23（a）所示；③ 放下两侧脚踏板，将双手手腕置于一侧膝下，利用屈肘动作，将一侧下肢抬起置于脚踏板上，同法将另一侧下肢抬起置于脚踏板上，如图 4-23（b）所示；④ 摆正身体，松开车闸。

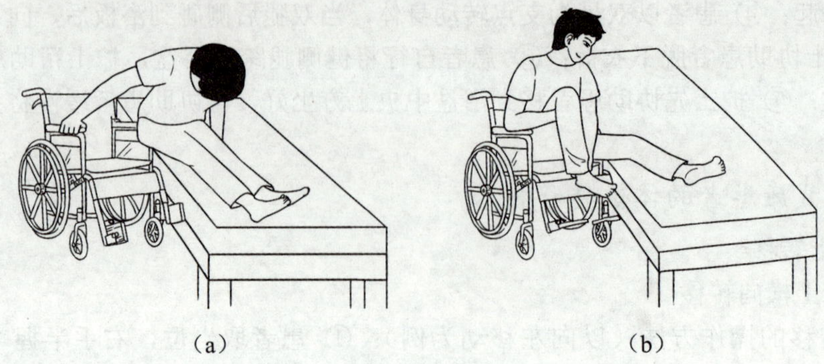

（a）（b）

图 4-23　截瘫患者独立从床到轮椅侧面转移

- 独立正面转移的操作方法：① 轮椅正面紧贴床边，与床成直角，拉紧车闸；② 患者取床上坐位背对轮椅，用双手支撑身体移至床边；③ 双手向后紧握轮椅两侧扶手，用力将臀部移至轮椅椅面上的适当位置，调整坐姿，如图 4-24（a）所示；④ 松开车闸，将轮椅向后移动 30～40 cm，拉紧车闸，放下两侧脚踏板，将双足从床移至脚踏板上，如图 4-24（b）（c）所示；⑤ 调整坐姿，松开车闸。

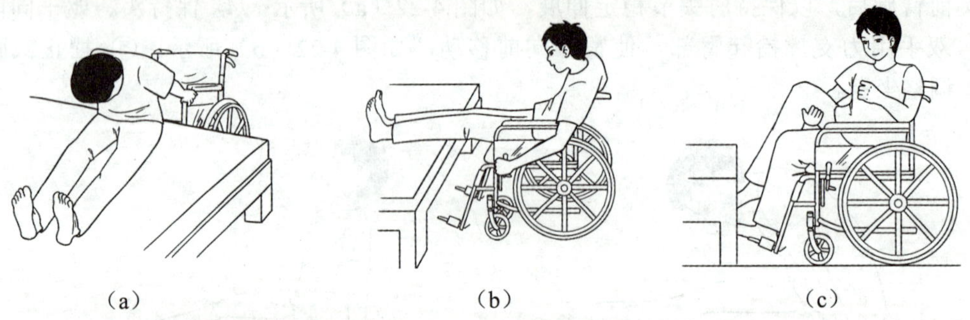

（a）（b）（c）

图 4-24　截瘫患者独立从床到轮椅正面转移

- 辅助及被动侧面转移的操作方法：① 护士协助患者坐于床边，并将其双足置于地面上；② 将轮椅置于患者一侧，与床沿成 30°角，拉紧车闸，打开两侧脚踏板；③ 护士面向患者，髋膝屈曲、腰背伸直，双足和双膝抵住患者双足和双膝的外侧，双手抱住患者臀部；④ 患者身体前倾，双手环抱护士躯干，下颌抵在护士一侧肩部，护士头转向另一侧；⑤ 护士重心后移，用力将患者向上提起，当患者呈站位后，以患者双足为支点旋转患者身体，使患者背部正对轮椅正面；⑥ 护士一手仍扶住患者臀部，另一手移至患者肩胛部，以稳定患者身体，同时屈曲患者髋关节，将其臀部放于轮椅椅面上；⑦ 放下两侧脚踏板，将患者双足放于脚踏板上，协助患者调整坐姿。辅助患者从轮椅到床侧面转移的操作

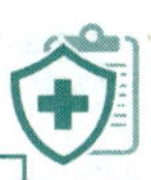

顺序与上述顺序相反。

- 辅助及被动正面转移的操作方法：① 护士协助患者坐于床边，背对轮椅，前屈躯干，臀部贴近床沿；② 护士将轮椅正面紧贴床边，与床成直角，拉紧车闸；③ 两名护士分别站在轮椅两侧，一手托患者一侧大腿根部，另一手扶住患者对侧肩胛部，两人同时用力将患者向上、向后移动，使患者从床上移至轮椅上；④ 松开车闸，推动轮椅使患者足跟移至床沿；⑤ 拉紧车闸，将患者双足放于脚踏板上。辅助患者从轮椅到床正面转移的操作顺序与上述顺序相反。

（2）从轮椅到床转移

- 独立前向转移的操作方法：① 患者驱动轮椅使其正面与床成直角，在靠近床边且能够将腿抬起处拉紧车闸，如图 4-25（a）所示；② 将双腿抬起置于床上，松开车闸，驱动轮椅向前紧贴床边，拉紧车闸，如图 4-25（b）所示；③ 身体前倾，双手扶两侧轮椅扶手，用双上肢支撑，将身体移至床上，如图 4-25（c）所示；④ 调整舒适的姿势，如图 4-25（d）所示。

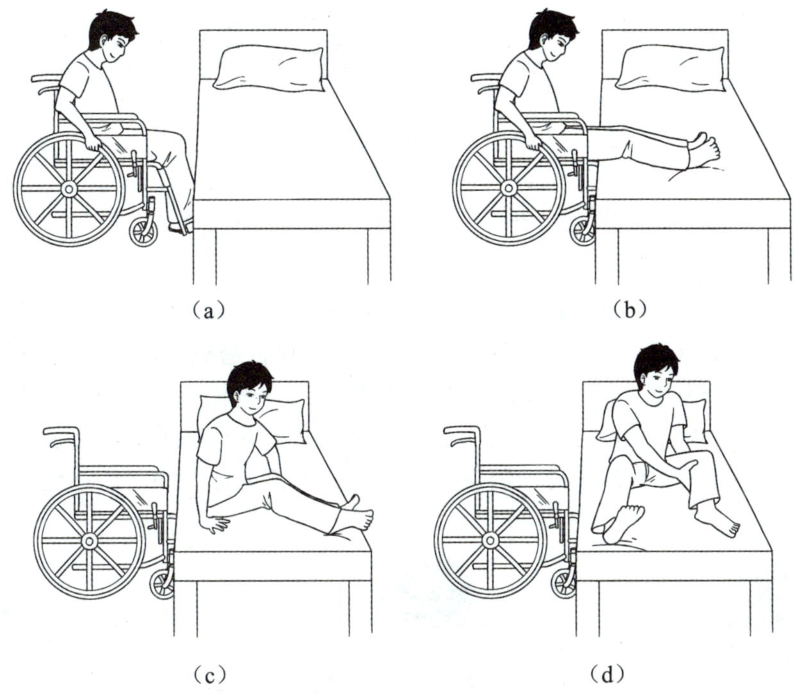

图 4-25　截瘫患者独立从轮椅到床前向转移

- 独立后向转移的操作方法：① 患者驱动轮椅使其背面与床成直角，在紧贴床边处拉紧车闸，如图 4-26（a）所示；② 将轮椅靠背卸下或将靠背拉链拉开，放置滑板，如图 4-26（b）所示；③ 双手紧握轮椅扶手撑起身体，将臀部先后移至滑板上，再滑至床上，如图 4-26（c）所示；④ 双上肢支撑于床面继续后移，将双下肢移至床上，调整舒适的姿势，如图 4-26（d）所示。实施该操作时，需要选择靠背可拆卸的轮椅，或靠背装有拉链的轮椅（拉开拉链就可打开靠背）。

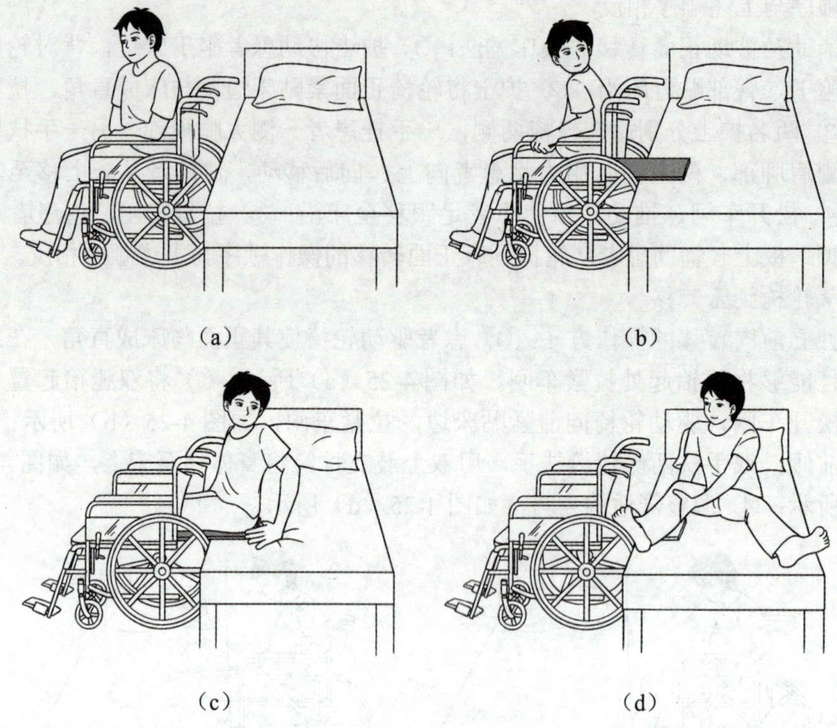

图 4-26　截瘫患者独立从轮椅到床后向转移

3．轮椅到坐便器转移

（1）独立侧面转移的操作方法（以从右侧转移为例）：① 患者驱动轮椅，使轮椅右侧与坐便器正面成 20°～30°角，拉紧车闸，打开双侧脚踏板，将双足平放于地面上；② 将左手置于轮椅左侧扶手上，右手置于坐便器旁的一侧扶手上，双手支撑上抬身体同时向右转身，如图 4-27（a）（b）所示；③ 右手继续支撑于扶手上，左手先移到轮椅右侧扶手上，再移到坐便器旁的另一侧扶手上，进一步转正身体并向后移坐于坐便器上，如图 4-27（c）所示。

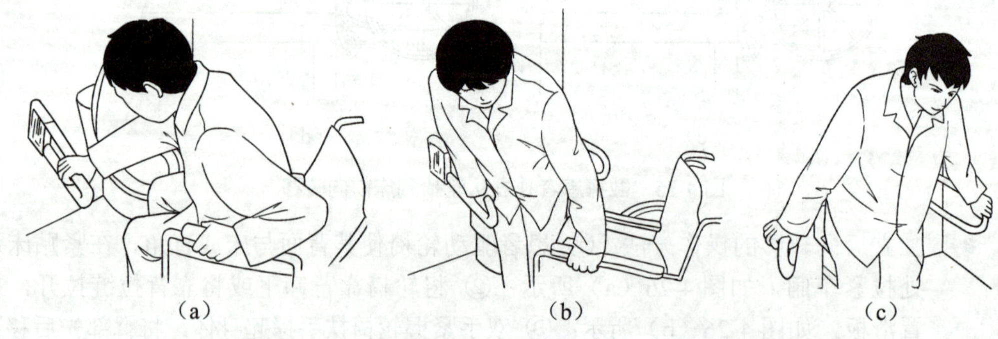

图 4-27　截瘫患者独立从轮椅到坐便器侧面转移

（2）独立正面转移的操作方法：① 患者驱动轮椅使其正对坐便器；② 打开两侧脚踏板，将双足平放于地面上，双手置于坐便器两旁的扶手上；③ 双手用力支撑抬起身

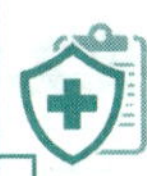

体，将身体从轮椅转移至坐便器上，并像骑马一样骑在坐便器上。

（3）辅助及被动转移的操作方法：① 护士推动轮椅至正面接近坐便器（在轮椅与坐便器之间保留一定的空间，以便于自身操作），拉紧车闸，打开两侧脚踏板；② 护士协助患者坐于轮椅边沿，双足置于患者双足外侧，双膝、双足分别抵住患者的双膝、双足，双手从患者腋下穿过扶住患者的肩胛骨，患者用双上肢抱住护士的肩部；③ 护士用力上抬使患者站起，并以患者双足为支点，将其身体缓慢转动；④ 当患者背对坐便器且双腿后侧贴近坐便器时，护士左手仍扶住患者的肩胛骨，右手脱下患者的裤子，然后向后、向下推压患者的髋部，使其坐于坐便器上。

4. 轮椅到浴盆转移

进出浴盆需要患者有较大的上肢力量，故只有 C_7 及以下脊髓损伤的患者才可独立完成由轮椅向浴盆的转移。

（1）独立正面转移的操作方法：① 患者驱动轮椅使其正面接近浴盆一端，在能够将双足上抬置于浴盆处拉紧车闸；② 将双下肢抬起置于浴盆边沿，移开两侧脚踏板，松开车闸，驱动轮椅至完全贴近浴盆，再次拉紧车闸，如图 4-28（a）～（c）所示；③ 一手置于浴盆一侧边沿，另一手置于轮椅扶手上，双手支撑臀部向上向前移动，使双腿滑入浴盆中，如图 4-28（d）所示；④ 前倾躯干，另一手移至浴盆另一侧边沿，双手支撑上抬身体越过浴盆边沿，如图 4-28（e）（f）所示；⑤ 屈曲双侧肘关节将身体放低进入浴盆。

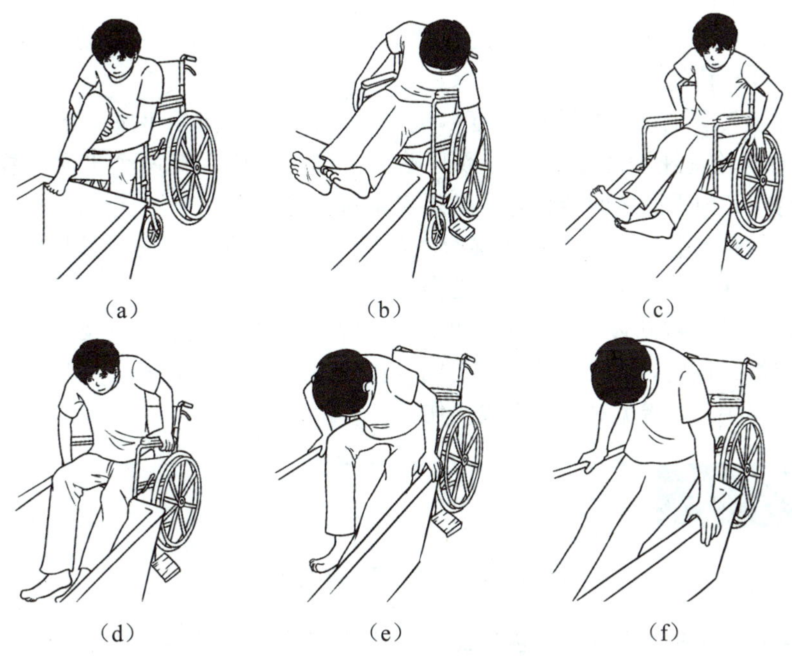

图 4-28　截瘫患者独立从轮椅到浴盆正面转移

（2）独立侧面转移的操作方法（以右侧转移为例）：① 患者驱动轮椅使其右侧与浴盆边沿成 30°角，拉紧车闸；② 将双下肢抬至浴盆内；③ 前倾躯干，右手置于浴盆远离身体一侧的边沿，左手置于浴盆靠近身体一侧的边沿，双手用力支撑并上抬身体越过浴盆边沿；④ 屈曲双侧肘关节将身体放低进入浴盆。

康复小锦囊

患者进入浴盆前，应提前将浴盆内注满合适温度的水，并在浴盆底部置防滑垫；患者出浴前，应将浴盆内的水放尽，擦干身体及浴盆边沿，以防止患者滑倒受伤。

（3）辅助及被动转移的操作方法：① 护士推动轮椅，将轮椅侧面贴近浴盆前的浴板，拉紧车闸，打开两侧脚踏板；② 协助患者脱下衣裤，面向患者半蹲，双足置于患者双足外侧，双膝、双足分别抵住患者的双膝、双足，双手从患者腋下穿过扶住患者的肩胛骨，患者用双上肢抱住护士的肩部；③ 护士用力上抬使患者站起，并以患者双足为支点，将其身体缓慢转动；④ 当患者双腿后侧贴近浴板后，向后、向下推压患者的髋部，使其坐在浴板上；⑤ 将患者双腿放入浴盆内，并协助其坐到浴板中间；⑥ 患者先用双手支撑在浴盆两侧上抬身体，再屈曲双侧肘关节将身体放低进入浴盆，或护士将患者抬起放入浴盆内。

三、体位转移的注意事项

（1）在体位转移前，应向患者详细讲解转移的操作方法，以消除患者紧张、对抗的心理，使其积极配合。

（2）在体位转移前，应对患者进行评估，了解患者的病情和活动能力，以为患者选择适当的体位转移的方法。

（3）保证转移的两个平面的高度尽量一致，并尽量贴近，例如，在床与轮椅之间转移时，床面与轮椅座面尽量高度一致且贴近；同时，应保持两个平面的物体稳定，例如，在轮椅与其他平面之间转移时，必须将轮椅制动。

（4）在体位转移前，应帮患者穿合适的鞋、袜和裤子，以防止其摔倒；在体位转移过程中，应注意患者的安全，避免其受伤。

（5）在辅助及被动体位转移时，护士与患者都应有较大的站立支撑面，以保证转移动作的稳定性；同时，护士应在患者的重心附近协助。此外，护士还应注意保持患者转移姿势的正确性，以避免对患者造成损伤。

康复风向标

以法治护航无障碍环境建设

《中华人民共和国无障碍环境建设法》（以下简称《无障碍环境建设法》）于 2023 年 9 月 1 日起施行，这是我国首次就无障碍环境建设制定专门性法律。全国人大常委会办公厅于 2023 年 8 月 22 日举行集体采访，对这部法律进行了解读。

帮助残疾人、老年人破解数字化服务“不会用、不好用”困难

智能手机、互联网应用在内的数字化服务为很多人的生活带来极大便利，但同时

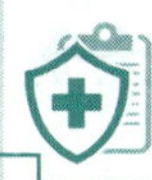

却给一些残疾人、老年人带来“不会用、不好用”的困扰。《无障碍环境建设法》规定，国家鼓励新闻资讯、社交通信、生活购物、医疗健康、金融服务、学习教育、交通出行等领域的互联网网站、移动互联网应用程序，逐步符合无障碍网站设计标准和国家信息无障碍标准。

工业和信息化部信息通信管理局副局长表示，目前已采取一系列举措，推动1 735家残疾人、老年人常用的网站和手机App完成适老化和无障碍改造。一些地图类App推出无障碍导航功能，可以帮助残疾人尽量避开台阶、陡坡等障碍物；一些出行类App上线“一键叫车”功能，便于老年人独自外出时打车。

下一步，工业和信息化部将深入一线开展专项调研，进一步摸清不同年龄、不同地区、不同生活背景的残疾人和老年人在使用互联网的过程中遇到的困难，指导相关单位采取有针对性的改造升级措施。

助力破解老年人、残疾人上下楼难题

一些城镇老旧小区的楼房没有电梯，造成残疾人、老年人上下楼困难，严重影响其生活质量。《无障碍环境建设法》明确，国家支持城镇老旧小区既有多层住宅加装电梯或者其他无障碍设施，为残疾人、老年人提供便利。

住房城乡建设部城市建设司副司长表示，当前既有建筑加装电梯工作进展顺利，2018年至2022年全国累计加装电梯8.2万部，但仍存在加装电梯时高低楼层的居民形成共识难、资金筹措难等问题，有待进一步解决。此外，还需严控增量，对七层以上住宅要求加装电梯的相关规范进行修改。

推动完善人才培养机制

《无障碍环境建设法》对人才培养作了专门规定，明确国家建立无障碍环境建设相关领域人才培养机制，并特别提出国家鼓励高等学校、中等职业学校等开设无障碍环境建设相关专业和课程；建筑、交通运输、计算机科学与技术等相关学科专业应当增加无障碍环境建设的教学和实践内容，相关领域职业资格、继续教育及其他培训的考试内容应当包括无障碍环境建设知识。

中国残疾人联合会（以下简称“中国残联”）维权部主任表示，为主动适应无障碍环境建设需要，近些年国内一些科研院所、高校、学术团体等开始优化专业设置，加大课程建设力度。下一步，中国残联将推动教育、科技等相关部门采取更有效的措施支持和鼓励无障碍人才培养，如鼓励专家学者编写无障碍相关领域的教材、推动更多有条件的高校开设无障碍专业等。

资料来源：高蕾，《如何更好以法治护航无障碍环境建设？——解读即将施行的无障碍环境建设法》，新华网，2023年8月23日，有改动

任务实施

结合本任务所学知识，根据表4-3完成任务实施。

表4-3 任务实施活动表

类别	任务描述
学习回顾	回顾体位转移的概念、注意事项，偏瘫患者和截瘫患者床上转移、床与轮椅间转移、轮椅到坐便器转移和轮椅到浴盆转移的操作方法
模拟操作	（1）学生自由分组，每组 8～10 人 （2）根据任务导入的情景，组员扮演护士小李、患者张先生和患者刘女士，进行情景模拟 （3）模拟内容至少包括以下几个方面：① 小李指导张先生进行床上转移、床与轮椅间转移、轮椅到坐便器转移和轮椅到浴盆转移；② 小李指导刘女士进行床上转移、床与轮椅间转移、轮椅到坐便器转移和轮椅到浴盆转移 （4）其余组员仔细观看，并提出意见
总结思考	根据点评意见，总结模拟操作的不足，思考解决问题的方法并改正
	总结本任务学习中遇到的难题及其解决方法
	总结本任务学习的收获与感受

任务四　掌握吞咽训练技术

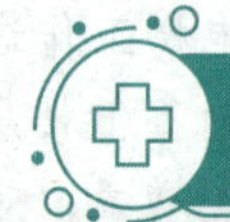

任务导入

患者张女士，56 岁，右侧肢体活动不利伴吞咽困难 13 天。张女士自诉 13 天前清晨起床时头痛伴恶心，随后出现右侧肢体麻木、无力、不灵活，吞咽困难。颅脑 MRI 检查结果显示脑干梗死。张女士反复吞咽唾液，30 s 内吞咽 1 次；右侧唇闭合不全、闭合力度减弱，咧唇、圆唇差，鼓腮差，咬肌力量减弱，伸舌向右偏斜，舌灵活度减弱，下颌闭合不全，软腭上抬不充分；咳嗽反射、吞咽反射均未引出。

任务描述

张女士希望尽快进行吞咽训练，改善自身吞咽状况，提高生活质量。张女士的责任护士小刘将根据其病情，帮助其完成吞咽训练。

一、吞咽训练的概述

（一）相关概念

吞咽功能障碍是指由下颌、双唇、舌、软腭、咽喉、食管等结构与器官的结构和/或功能受损，导致食物不能被安全有效地从口腔输送到胃的临床表现。吞咽功能障碍可增加多种并发症的发生风险，如脱水、营养不良、吸入性肺炎等，对患者的康复造成巨

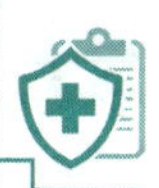

大影响。

吞咽训练是指对有吞咽功能障碍的患者，在对其吞咽功能评定的基础上，采用适当的方法使其恢复吞咽功能，最终实现安全、有效吞咽的过程。吞咽训练技术主要应用于脑卒中、颅脑外伤、帕金森病等神经系统疾病导致的神经源性吞咽功能障碍的患者。

康复小锦囊

吞咽是指人体从外界经口摄入食物，并经咽腔、食管将食物传输到胃的过程。根据食物通过的部位，吞咽过程一般可分为口腔期、咽期、食管期，其中口腔期又分为口腔准备期和口腔推送期。也有学者在口腔期前加入口腔前期，将吞咽过程分为四期。

（二）吞咽训练的作用

吞咽训练的作用主要包括以下几点：① 改善患者的吞咽功能，改变或恢复其经口进食的方式；② 预防和减少并发症的发生，改善患者的营养状态；③ 有利于患者整体功能的恢复，改善其因不能够经口进食而产生的恐惧、抑郁等异常心理，增强其康复的信心。

二、常用的吞咽训练技术

吞咽训练包括基础训练和摄食训练。

（一）基础训练

基础训练又称间接训练，是指针对与摄食-吞咽功能有关的器官进行的功能训练。基础训练是患者开始摄食训练前的预备训练，因不使用食物，故误吸、窒息的风险很小，适用于从轻度到重度的各类吞咽功能障碍患者。

康复小锦囊

误吸是指口咽部的食物、水、分泌物或反流的胃内容物进入喉前庭，并越过声门水平进入声门下、气管内的现象。

1．口腔运动训练

（1）口腔周围肌肉运动训练

口腔周围肌肉运动训练主要包括面部、上颌、下颌、两颊和唇周部的肌肉运动训练。具体训练方法如下：护士指导患者做鼓腮、吹蜡烛、吮手指、张口、闭口、缩唇和微笑等动作，或用指尖、冰块等叩击患者面部、上颌、下颌、两颊和唇周部肌肉处，或对上述部位的肌肉进行短暂的牵拉、抗阻运动和按摩等，以促进患者口腔周围肌肉运动，降低肌肉的紧张度，加强肌肉的力量。

（2）舌部运动训练

- 舌部主动运动训练：护士指导患者自主进行舌前伸、后缩和向侧方顶颊部，舌尖顺时针或逆时针清扫牙齿或舔唇周，弹舌等动作。该训练有利于提高患者舌部的灵活性。

- 舌部被动运动训练：护士用纱布包住患者舌尖，用手牵拉患者舌部向各个方向伸展。该训练有利于降低患者舌部肌肉的张力。
- 舌部抗阻力训练：护士用手指指腹按压患者面颊的某一部位，嘱患者用舌尖顶推该部位面颊里侧做对抗。该训练有利于增强患者舌部肌肉的力量。

2. 屏气-发声训练

屏气-发声训练的具体训练方法如下：① 患者坐于椅上，双手用力推压椅面，同时屏气；② 突然松手，呼气发声。该训练不仅可以训练声门的闭锁功能、强化软腭的肌力，而且有助于除去残留在咽部的食物。

3. 发音训练

发音与吞咽密切相关，发音训练可以改善吞咽相关器官的功能。训练时，护士指导患者先从发单音节字开始，如指导患者张口发“ɑ”音；再指导患者发需要唇角两侧运动的“yi”音、“wu”音，或需要缩唇的“f”音，并嘱患者尽量把声音拉长；最后逐渐让患者过渡到词、句等。该训练可以促进患者口周肌肉运动和声门的关闭。

4. 吞咽反射刺激训练

吞咽反射刺激训练一般采用冷刺激，具体训练方法如下：护士用冰冻棉签摩擦患者软腭、舌根、咽后壁，并嘱患者做吞咽动作。需要注意的是，若患者在训练过程中出现呕吐反射，则应立即停止刺激。该训练可以提高患者软腭和咽部的敏感度，增强吞咽反射，减少唾液的分泌。

5. 声门上吞咽训练

声门上吞咽训练又称屏气吞咽训练，可预防误吸，具体训练方法如下：患者用鼻深吸气后屏住呼吸，做吞咽动作，吞咽后立即咳嗽。该训练可以明显减少患者误吸；同时，患者通过这种吞咽模式进食，有利于清除喉头周围残留的食物。

6. 门德尔松手法

门德尔松手法是为增加喉部上抬的幅度与时间而设计的，也可增加环咽肌开放的时间与宽度。该手法可改善患者吞咽的协调性，帮助患者上抬咽喉以改善吞咽功能。具体操作方法如下：

（1）对于喉部可以上抬的患者，嘱其做吞咽动作，并在感觉到喉部上抬时保持喉部上抬状态数秒；或嘱患者吞咽时用舌尖抵住硬腭，屏住呼吸，保持数秒。训练时，可让患者将示指置于甲状软骨上方，中指置于环状软骨上方，感受喉部上抬情况，并以此做出相应的调整。

（2）对于喉部上抬无力的患者，护士将拇指、示指分别置于其甲状软骨上方两侧，中指置于环状软骨上方，在患者做吞咽动作喉部上抬的瞬间，用拇指和示指顺势将其喉部上推，并保持数秒。

（二）摄食训练

摄食训练又称直接训练，是对患者实际进食的训练。只有当患者恢复吞咽功能后，

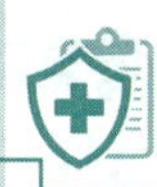

才能让其尝试摄食训练。

1．体位选择

体位应因人、因病情而异，一般认为以坐位或半卧位伴颈部前屈（预防误吸）为最佳。开始训练前，应根据患者的具体情况选择既有代偿作用又安全的体位。

（1）坐位

当患者病情允许时，应鼓励其尽早坐起进食。进食时，护士协助患者端坐于床上，嘱患者全身放松，头部前倾，颈部微弯曲，躯干挺直。对偏瘫患者，应使其躯干向健侧方向倾斜 30°，以使食物在重力的作用下经健侧咽部进入食管，防止误吸。

（2）半卧位

对不能坐起的患者，护士先协助其取仰卧位，再将床头抬高 30°使其取半卧位，并在其颈后置软枕使其头部前屈，如图 4-29 所示。对偏瘫患者，还需用软枕抬高其患侧肩部，且喂食时应将食物送入其口腔健侧部。半卧位可使食物不易从患者口中漏出，有利于食物向舌根运送，还可以减少食物向患者鼻腔逆流及误吸的风险。

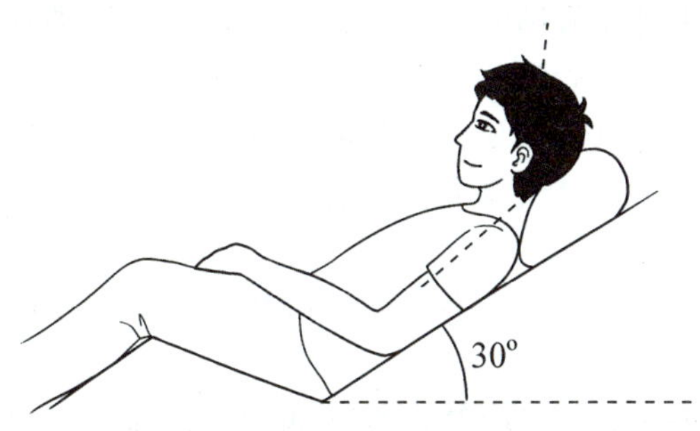

图 4-29　摄食体位（半卧位）

2．食物选择

为患者选择密度均匀、黏性适当、不易松散、易变形且很少在黏膜上残留等容易吞咽的食物。摄食训练所用食物的顺序一般为糊状食物、软食、半固体食物、固体食物，最后为液体食物，同时也应兼顾食物的色、香、味及温度等。需要注意的是，稠的食物比稀的食物安全，因为其能够较好地刺激触觉、压觉和唾液分泌，使吞咽变得容易，但应避免选择有碎屑的糕饼类食物和干燥的食物。护士应根据患者吞咽功能障碍的程度及阶段，本着先易后难的原则来选择食物。

3．摄食方法训练

（1）摄食工具：以边缘钝厚、匙柄较长、不易粘附食物、容量 5～10 mL 的汤匙为宜。

（2）食物放置位置：食物可放置在患者健侧的舌后部或颊部，以利于吞咽。

（3）一口量：指最适合吞咽的一次入口食物量。若一次入口食物量过少，则不利于诱发患者的吞咽反射，若一次入口食物量过多，则易引起食物残留或误吸。正常人的一口量约为 20 mL。对于吞咽功能障碍患者，一般先以少量（3～4 mL）尝试，再酌情增加，直至找到其一口量。

（4）进食速度：吞咽功能障碍患者的进食速度不宜过快，应在前一口吞咽完成后再进食下一口，避免食物重叠入口的现象。

（5）注意事项：① 避免给患者喂食固液混合的食物；② 护士及患者家属尽量不要在患者进食期间与其说话，以防其呛咳；③ 若患者出现呛咳，则应立即停止训练，并迅速处理；④ 患者进食后 30 min 内，应避免对其进行翻身、拍背和吸痰等操作（抢救等特殊情况除外），并让其保持坐位或半卧位，以防止其出现反流、误吸。

4. 辅助吞咽动作训练

辅助吞咽动作可帮助患者减少或去除残留在咽部的食物，主要包括空吞咽、交替吞咽、用力吞咽、低头吞咽、侧方吞咽和点头样吞咽等。

（1）空吞咽：指患者每次进食吞咽后，再反复做几次吞咽动作，保证食物全部咽下后再进食。该动作可去除咽部残留的食物，防止误吸。

（2）交替吞咽：指患者交替吞咽固体食物和流食，或每次进食吞咽后再饮极少量的水（1～2 mL）。该动作既有利于诱发吞咽反射，又有利于去除咽部残留的食物。

（3）用力吞咽：指患者在吞咽时用力将舌向后移动，推进食物通过咽腔。该动作可增大口腔的吞咽压，减少食物残留。

（4）低头吞咽：指患者以颈部尽量前屈的姿势吞咽。该动作可使会厌向后移位，避免食物溢漏进入喉前庭；可收窄气管入口，有利于保护气道；可使咽后壁后移，使食物尽量离开气管入口处。

（5）侧方吞咽：指患者吞咽时向左、右两侧转头。该动作可去除梨状隐窝内残留的食物。

（6）点头样吞咽：指患者吞咽时颈部先后伸再尽量前屈，似点头状做吞咽动作。该动作可去除会厌部残留的食物。

5. 摄食习惯培养

护士应培养患者良好的摄食习惯，如定时、定量进食，能够坐起来进食就不躺着进食，能够在餐桌上就不在床边进食，等等。

三、吞咽训练的注意事项

（1）对患有可能导致吞咽功能障碍疾病的患者，要重视对其吞咽功能障碍的初步筛查及动态观察评估，以防止其误吸，特别是隐性误吸的发生。

（2）根据患者的吞咽功能评价结果和个体情况，科学地对其进行吞咽训练，保证患者能够安全进食。

（3）在吞咽训练前后应认真为患者清洁口腔，以保持其口腔卫生。

（4）对于脑卒中伴有吞咽功能障碍的患者，应尽早对其进行吞咽训练，以促进其吞咽功能的恢复。

（5）加强对患者的鼓励，以增强其康复的信心；重视对患者家属的健康教育，以及康复团队的协作，以保障患者安全进食和整体功能的恢复。

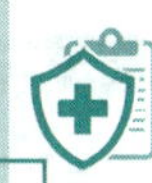

任务实施

结合本任务所学知识，根据表 4-4 完成任务实施。

表4-4　任务实施活动表

类别	任务描述
学习回顾	回顾吞咽功能障碍、吞咽训练的概念，吞咽训练的作用，基础训练和摄食训练的具体操作方法，以及吞咽训练的注意事项
模拟操作	（1）学生自由分组，每组 8～10 人 （2）根据任务导入的情景，组员扮演责任护士小刘和患者张女士进行情景模拟 （3）模拟内容至少包括以下几个方面：① 小刘指导张女士进行吞咽基础训练；② 小刘指导张女士进行吞咽摄食训练 （4）其余组员仔细观看，并提出意见
总结思考	根据点评意见，总结模拟操作的不足，思考解决问题的方法并改正
	总结本任务学习中遇到的难题及其解决方法
	总结本任务学习的收获与感受

任务五　掌握神经源性膀胱康复护理技术

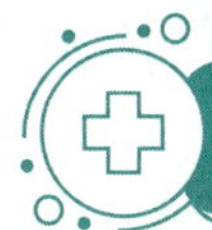

任务导入

患者王先生，28 岁，高空坠落致截瘫 2 月余，脊髓损伤平面为 T_{12}，伤后下肢瘫痪、感觉功能障碍，伴有充盈性尿失禁、大便失禁。体格检查：神清语利，心情焦虑，腰背部行切开复位内固定术后的伤口愈合良好。胸腹部肌群肌力 5 级，肌张力正常；上肢肌力正常；双下肢肌力 0 级，浅感觉、深感觉均丧失，肌张力增高。入院诊断：脊髓损伤（T_{12}）、神经源性膀胱、神经源性肠道。

王先生表示，小便失禁使他非常痛苦，希望能够尽快恢复控制小便的能力，提高生活质量。

任务描述

责任护士小张将为王先生实施神经源性膀胱康复护理。

一、神经源性膀胱康复护理的概述

神经源性膀胱是指控制排尿功能的中枢神经系统或周围神经受到损害而引起的膀胱

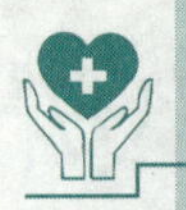

功能障碍，主要表现为尿潴留和尿失禁。

神经源性膀胱康复护理是指根据患者神经源性膀胱的类型，为患者制订科学、合理的康复护理计划并实施。对患者实施神经源性膀胱康复护理，可改善和恢复患者的膀胱功能，促进患者排空膀胱，可预防和减少尿路感染等并发症，还可保护患者的肾功能，从而提高患者的生活质量。

二、常用的神经源性膀胱康复护理技术

间歇性清洁导尿技术

（一）间歇性清洁导尿

间歇性清洁导尿是指在清洁条件下，在患者需要导尿时将导尿管插入患者膀胱，尿液排空后拔除导尿管的导尿方式。该导尿方式是目前神经源性膀胱患者首选的尿液排空方式。

1. 确定导尿时机和频率

间歇性清洁导尿宜在患者病情基本稳定、无须大量输液、饮水规律、无尿路感染及骶尾部压力性损伤等并发症的情况下开始。

间歇性清洁导尿的频率根据患者自排尿量和残余尿量（排尿结束后膀胱内仍残留的尿液量）决定。若患者两次导尿之间的自排尿量>100 mL，残余尿量<300 mL，则每天导尿 4～6 次；若患者两次导尿之间的自排尿量>200 mL，残余尿量<200 mL，则每天导尿 4 次；若患者两次导尿之间的残余尿量<100 mL 或为膀胱容量的 20%以下，则说明患者膀胱功能已恢复，可停止间歇性清洁导尿。

康复小锦囊

残余尿量的测定方法包括 B 超检查、导尿术和膀胱镜法等。

2. 制订饮水计划

制订饮水计划是间歇性清洁导尿前的准备工作，其目的是防止膀胱因不能排尿而过度膨胀，进而受损。

护士应在开始间歇性清洁导尿前连续 3 天记录患者的日常饮水时间、饮水量，并从中找出患者饮水和排尿的规律，以为其制订个性化的饮水计划。一般饮水计划的内容如下：均衡分配每天的饮水量（1 500～2 000 mL），睡前 3 h 避免饮水；避免饮用茶、咖啡、含乙醇饮品和糖水等利尿性饮料。护士可将饮水计划表放在患者床边，以提醒患者按计划饮水或提醒患者家属按计划嘱患者饮水，并及时记录。

3. 书写排尿日记

排尿日记有多种形式，可根据需要记录导尿次数、导尿时间、导出尿量、残余尿量、两次导尿之间的自排尿量和液体摄入量等。护士通过书写排尿日记，可以准确了解患者的每天液体出入量和膀胱功能状况，并以此为依据为患者调整饮水计划和相关护理措施。

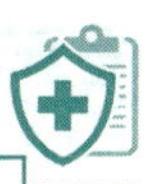

4. 注意事项

间歇性清洁导尿的注意事项包括以下内容：① 根据计划时间导尿，切勿等患者憋尿时才导尿；② 嘱患者严格执行饮水计划；③ 指导患者及其家属学会观察、记录尿液的量、颜色和性状等；④ 观察患者有无出现相关并发症，如遇血尿、插入导尿管时出现难以忍受的疼痛、尿道感染、排尿时尿道口疼痛、尿液混浊、尿液有沉淀物或异味或下腹疼痛等，应及时报告处理。

（二）膀胱功能训练

1. 排尿习惯培养

首先，详细记录患者 3 天的排尿情况，以确定患者的日常排尿习惯；其次，以此为依据为患者制定排尿时间表，要求排尿间隔时间≥2 h；最后，根据排尿时间表，在预定的时间提示并协助患者排尿。排尿时，患者可取仰卧位（上身抬高）或坐位，以利用重力作用促进排尿。对于尿失禁患者，若 24 h 内尿失禁超过 2 次，则排尿间隔时间应减少 30 min；若 48 h 内未出现尿失禁，则排尿间隔时间应增加 30 min，直至达到 4 h 排尿 1 次的理想状态。

2. 诱导排尿训练

（1）利用条件反射诱导排尿：对能够离床的患者，护士可协助其坐在坐便器上，打开水龙头让其听流水声，以诱导排尿；对需卧床的患者，护士可在其身下置便盆，用温热毛巾外敷其膀胱膨隆处，或边用温水冲洗其会阴部边轻轻按摩其膀胱膨隆处，以诱导排尿。

（2）开塞露塞肛诱导排尿：护士可将开塞露注入患者肛门内，以刺激患者排便，患者排便时，腹肌收缩使腹内压增高，直肠收缩使尿道阻力降低，从而促使尿液排出。

3. 排尿意识训练

排尿意识训练适用于留置导尿管的患者。每次放尿前 5 min，嘱患者全身放松卧于床上，引导其想象自己正置身于一个安静、宽敞的卫生间内，耳边是潺潺的流水声，自己即将开始排尿；随后鼓励患者有意识地进行排尿，同时缓缓为其放尿。训练初期，这一过程可由护士指导，当患者掌握正确的方法后，可由患者自行训练。

4. 盆底肌训练

护士指导患者先收紧、提起肛门、会阴及尿道，保持 5 s，然后放松 10 s，再收紧、提起，如此反复至少 10 次；最后做 5～10 次短而快速的收紧、提起。该方法每天 1～3 次，每次训练 15～30 min，坚持 4～6 周。

5. 反射性排尿训练

反射性排尿训练是指利用叩击耻骨上膀胱区、挤压阴茎、牵拉阴毛、摩擦大腿内侧、刺激肛门等刺激方法，诱发患者膀胱反射性收缩而排尿的训练。但反射性排尿会引起自主神经反射异常（尤其是脊髓损伤平面在 T_6 及以上的脊髓损伤患者）、膀胱内高压、尿液反流等情况，因此在训练前必须为患者做好初步评定。

6. 代偿性排尿训练

（1）瓦尔萨尔瓦动作（屏气法）：嘱患者取坐位，身体前倾，屏住呼吸增加腹压，并用力做排便动作，以增加膀胱壁压力，促进尿液排出。

（2）挤压法：用拳头稍用力按压患者的脐下 3 cm 处并向耻骨方向滚动，操作时动作应缓慢、柔和，同时嘱患者主动增加腹压，以帮助排尿。

代偿性排尿训练可使患者的膀胱压力超过安全范围，导致膀胱输尿管反流，从而引起尿道损伤，因此在训练前必须做好初步评定。尿流动力学检查排尿期膀胱压力超过安全值、有膀胱输尿管反流者，禁用代偿性排尿训练。

三、神经源性膀胱康复护理的注意事项

（1）在实施神经源性膀胱康复护理前应对患者进行系统评估，确定其神经源性膀胱的类型及其他具体情况，以制订安全、有效的康复护理计划。

（2）在实施神经源性膀胱康复护理期间，应密切监测患者有无出现相关并发症，如尿路感染、尿道损伤、失禁相关性皮炎等。

（3）膀胱功能训练时禁止挤压患者的膀胱。同时，要密切观察患者的反应，若有不良反应，则立即停止训练。此外，训练中要定时做好动态评估和相关记录。

（4）嘱患者定期复查，建议每 2 个月检查 1 次尿常规，每 6 个月做 1 次泌尿系统超声及残余尿量测定，每年检查 1 次肾功能及尿流动力学。嘱患者自觉不适或发现尿液颜色、性状等出现异常时，及时就诊。

（5）做好患者的心理护理，为其详细讲解有关知识，以使其积极配合；当患者的症状稍有好转时，应及时给予其鼓励，以增强其康复治疗的信心。

任务实施

结合本任务所学知识，根据表 4-5 完成任务实施。

表4-5　任务实施活动表

类别	任务描述
学习回顾	回顾神经源性膀胱、神经源性膀胱康复护理的概念，间歇性清洁导尿和膀胱功能训练的操作方法，以及神经源性膀胱康复护理的注意事项
模拟操作	（1）学生自由分组，每组 8～10 人 （2）根据任务导入的情景，组员扮演责任护士小张和患者王先生进行情景模拟 （3）模拟内容至少包括以下几个方面：① 小张为王先生实施间歇性清洁导尿（可借助导尿插管模拟人完成）；② 小张指导王先生进行膀胱功能训练 （4）其余组员仔细观看，并提出意见
总结思考	根据点评意见，总结模拟操作的不足，思考解决问题的方法并改正
	总结本任务学习中遇到的难题及其解决方法
	总结本任务学习的收获与感受

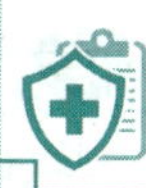

任务六　掌握神经源性肠道康复护理技术

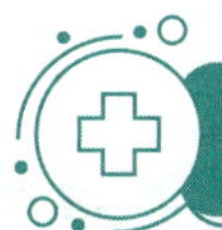

任务导入

患者刘先生，65 岁，1 个月前因车祸发生高位脊髓损伤。目前，刘先生处于卧床状态，大便和小便失禁，运动功能、感觉功能障碍。体格检查：神清，发音无力，脊髓损伤平面为 C_5。入院诊断：颈脊髓（C_5）损伤、截瘫、神经源性膀胱、神经源性肠道、肺部感染。

刘先生的家属表示，由于目前刘先生大便失禁，照护难度较大，希望能够提高其管理大便的能力，以减轻家属负担，同时提高其生活质量。

任务描述

责任护士小林将为刘先生实施神经源性肠道康复护理。

一、神经源性肠道康复护理的概述

（一）神经源性肠道的概念

神经源性肠道是指控制肠道的中枢或周围神经受到损害而引起的肠道输送功能及排便功能障碍，主要表现为大便失禁或便秘，常见于脑卒中、脑外伤和脊髓损伤患者等，多数情况下与神经源性膀胱并存。

（二）神经源性肠道的分类

（1）反射性大肠：指排便反射弧及中枢未受损，患者可通过反射自动排便，但缺乏主动控制能力。该类型由上运动神经元病变所致。

（2）弛缓性大肠：指排便反射弧受损，患者无排便反射。该类型由下运动神经元病变所致。

（三）神经源性肠道康复护理的目的

神经源性肠道康复护理的主要目的是使患者能够利用重力和自然排便的机制独立完成排便，形成排便规律，具备在社会活动时间内控制排便的“社会节制”功能，以消除或减少神经源性肠道给患者身心带来的痛苦，提高患者的生活质量。

康复 充电站

神经源性肠道患者的排便频次和排便目标

美国脊柱损伤协会于2021年发布的《成人脊髓损伤后神经源性肠道的管理——美国临床实践指南》(2020版)对神经源性肠道患者的排便频次和排便目标提出以下要求:

(1)排便频次:反射性大肠患者每天排便1次,或者每周至少排便3次;弛缓性大肠患者需每天排便1次或多次,以清空肠道。

(2)排便目标:神经源性肠道患者均应形成排便规律,定时排便,排便时间尽量控制在30 min内,最长不超过1 h。

资料来源:何征、王颖敏、刘楠等,《成人脊髓损伤后神经源性肠道的管理——美国临床实践指南(2020版)解读》,《中华物理医学与康复杂志》2022年第12期,有改动

二、常用的神经源性肠道康复护理技术

(一)排便规律形成

1. 定时排便训练

根据患者既往的习惯安排其排便时间,使其养成定时排便的习惯。即使患者无便意,仍可让其尝试排便10~15 min,以使其逐步建立排便反射。一般在早餐30 min后协助患者排便或尝试排便。

2. 排便体位选择

患者排便时应采用蹲位或坐位。这两种体位有助于增加腹压,并有助于粪便借助重力作用排出,进而可减少护理工作量、维护患者的自尊心、减轻患者的心脏负担。若患者不能取蹲位或坐位,则以取左侧卧位较好。

(二)辅助排便

1. 手指刺激直肠排便

手指刺激直肠可诱发直肠肛门反射,促进结肠尤其是降结肠的蠕动,从而促进粪便的排出,适用于反射性大肠患者,对弛缓性大肠患者无效。

手指刺激直肠排便通常在餐后30 min实施,具体操作方法如下:患者取侧卧位或坐在坐便椅上;护士将示指或中指戴上指套、涂润滑油后缓缓伸入患者直肠,用指腹一侧沿着直肠壁缓慢做环形滑动10~20 s,每5~10 min 重复1次,直到患者排清粪便。若操作前发现患者直肠内有粪块嵌塞,则可先用人工清便法将患者直肠内的粪块挖干净,再进行手指刺激。手指刺激直肠排便既可由护士实施,也可指导患者自行实施或由其家属实施。

2. 人工清便

人工清便是指用手清理嵌顿在直肠内粪便的一种康复护理技术,适用于各类神经源性肠道患者。具体操作方法如下:患者取侧卧位或坐在坐便椅上,护士将示指或中指戴

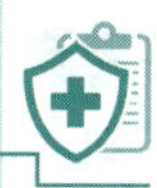

上指套、涂润滑油后缓缓伸入患者直肠，由外向内取出粪团，直至将患者直肠内的粪便挖干净。人工清便既可由护士实施，也可指导患者自行或由其家属实施。

（三）腹部按摩

腹部按摩可促进肠道蠕动，加速粪便排出。具体操作方法如下：协助患者取屈膝仰卧位，嘱其放松腹部；用单手或双手的示指、中指和无名指在结肠解剖位置沿顺时针方向做环形按摩，即按照右下腹、右上腹、左上腹、左下腹的顺序做环形按摩，每天2～3 次，每次 5～10 min。

（四）盆底肌训练

具体训练方法详见本项目任务五。

（五）腹肌训练

腹肌训练可增强患者腹肌的收缩能力，增加排便时的腹内压，从而促进粪便排出。常用的训练方法有仰卧起坐、仰卧直腿抬高及臀桥等，或嘱患者深吸气，下腹部用力做排便动作。

（六）灌肠

灌肠适用于保守肠道护理（包括手指刺激直肠排便、人工清便、药物治疗和生活方式干预等）无效或疗效不佳的患者，有助于患者排空直肠、乙状结肠和降结肠内的粪便。

三、神经源性肠道康复护理的注意事项

（1）护士应尽早为神经源性肠道患者开展康复护理，以充分利用脊髓损伤后尚存的反射，帮助患者重新建立排便相关的反射活动，同时及时保护其残存的肠道功能，防止由便秘造成的肠道膨胀损伤肠壁牵张感受器。

（2）指导患者多饮水，多进食膳食纤维含量高的食物，每天食物中的膳食纤维含量应超过 15 g，但应根据患者的耐受程度进行调整。若患者出现营养不良、脱水、体重显著下降、食欲减退等情况，则应及时咨询医生。

（3）适量的身体活动及站立训练有助于促进患者排便，但应注意安全，预防跌倒或运动损伤。

（4）患者可能需要数月的时间才能养成规律的排便习惯，因此需要医护人员、患者及其家属长期共同努力与配合。在康复护理中，护士应尊重患者的人格，鼓励患者及其家属配合治疗，增强患者康复的信心，减轻患者因排便异常而出现的精神紧张和心理压力。同时，还应鼓励患者持之以恒地训练，并保持乐观积极的心态。

（5）护士应为患者主动提供有预见性的康复护理，密切监测可能出现的相关并发症。例如，手指直肠刺激易引发自主神经反射异常；频繁灌肠不仅会引发痔疮，还会导致灌肠依赖的形成，甚至会引发肠穿孔、结肠炎、电解质紊乱等并发症。

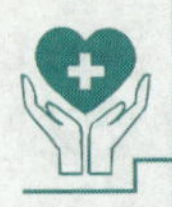

任务实施

结合本任务所学知识，根据表 4-6 完成任务实施。

表4-6　任务实施活动表

类别	任务描述
学习回顾	回顾神经源性肠道的概念、分类，神经源性肠道康复护理的目的，排便规律形成、辅助排便、腹部按摩、盆底肌训练、腹肌训练和灌肠的操作方法，以及神经源性肠道康复护理的注意事项
模拟操作	(1) 学生自由分组，每组 8～10 人 (2) 根据任务导入的情景，组员扮演责任护士小林和患者刘先生进行情景模拟 (3) 模拟内容至少包括以下几个方面：① 小林帮助刘先生养成良好的排便习惯；② 小林为刘先生采取辅助排便措施；③ 小林指导刘先生进行腹部按摩、盆底肌训练、腹肌训练 (4) 其余组员仔细观看，并提出意见
总结思考	根据点评意见，总结模拟操作的不足，思考解决问题的方法并改正
	总结本任务学习中遇到的难题及其解决方法
	总结本任务学习的收获与感受

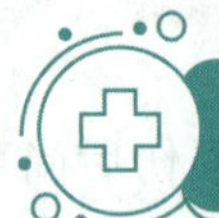

任务七　掌握日常生活活动训练技术

任务导入

患者李奶奶，68 岁，1 个月前无明显诱因突发口齿不清、右侧肢体乏力、活动障碍，被当地医院诊断为脑梗死、高血压。经降压、降脂、控制血小板聚集及康复治疗后，李奶奶的上下肢活动功能有所改善。康复护理评定结果：右侧上肢肌力评级为 3 级，下肢 4 级；饮水试验 2 级；巴塞尔指数评分 55 分，其中进食评分 5 分、穿衣评分 5 分。李奶奶希望能够通过训练，尽快提高日常生活活动能力水平。

任务描述

责任护士小周为李奶奶制订了一份日常生活活动训练计划，并帮助其完成训练。

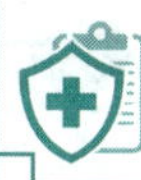

一、日常生活活动训练的概述

（一）概念

日常生活活动训练是指以改善或恢复日常生活活动能力为目的而进行的有针对性的各项训练。该训练对提高患者生活质量具有重要意义。

（二）基本原则

（1）根据患者的生活习惯、活动表现、学习态度及日常生活活动能力评定结果，为其制订恰当、实用、可行的康复训练计划，同时应根据患者的功能状态变化，及时调整康复训练计划。

（2）训练应遵循渐进性原则，训练强度由小到大，训练时间由短到长，训练难度由易到难。同时，应将训练内容应用于日常生活活动中，例如，更衣训练在早晨或睡前进行，进食训练在中、晚餐时进行，等等。

（3）所有训练步骤应尽量由患者独自完成，必要时护士可给予其协助。同时，应鼓励患者家属参与训练，使其学会用适当的方式协助患者自理生活。

（4）训练要以保证患者安全为前提。训练中，必须密切关注患者的状态，避免其受伤，避免其因训练方法不当而加重病情。

（5）为提升患者的体能，增强其运动的协调性、技巧性，日常生活活动训练应与其他治疗性锻炼活动同时进行。

二、常用的日常生活活动训练技术

移动能力训练已在本项目任务三系统介绍，此处以偏瘫患者为例，重点介绍日常生活中常用的饮食、更衣、个人卫生等活动的训练。

（一）饮食训练

1．训练方法

（1）食物选择

根据患者的吞咽功能障碍程度和病情，为其选择易于送入口腔和吞咽的食物。例如，可优先选择胶冻状食物和糊状食物。此外，对惯用手缺损者，应为其选择块状食物，以便于其拿起。

（2）体位选择

根据患者的病情，为其选择坐位、半卧位或健侧卧位（详见本项目任务四）。

（3）进食方法

进食方法具体如下：① 将食物及餐饮具放在便于患者使用的位置，必要时在餐饮具下面安装吸盘或放置防滑垫以防滑动，还可使用盘挡以防饭菜被推出盘外；② 指导患者用健侧手持餐饮具将食物送入口中。为训练患者双手功能转换，可指导患者用健侧手把食物放在患侧手中，由患侧手进食；若患侧手进食能力不足，则可指导患者用健侧手托住患侧前臂近肘关节处，协助患侧手进食。

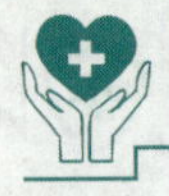

（4）饮水方法

应为患者准备加盖且有饮水孔的杯子，必要时准备吸管。饮水方法具体如下：① 向患者杯中倒入适量的温水，放在便于其取放的位置；② 指导患者用患侧手持杯，健侧手协助稳定患侧手；③ 患者自行端杯至口边，缓慢倾斜杯身饮水。

2．注意事项

（1）为患者创造良好的饮食环境，排除干扰因素。

（2）对有吞咽功能障碍的患者，必须先进行吞咽训练，再进行饮食训练。

（3）对偏盲（双眼视野各缺失一半）的患者，应将食物、餐饮具放在其健侧；对视觉空间失认、全盲的患者，应按顺时针方向摆放食物并告知患者；对丧失抓握能力、协调性差或关节活动受限的患者，应为其提供改良的餐饮具，如加长、加粗的叉子和勺子等。

（4）患者进食后，需观察其口中有无残留的食物，以防误吸。若患者出现咳嗽、误吸，则应及时拍背，促使其咳出食物，必要时使用吸引器。

（5）鼓励患者尽可能自己进食、饮水，必要时再给予其协助。但在整个训练过程中，护士必须守候患者，以防发生意外。

（二）更衣训练

1．训练方法

（1）穿、脱套头上衣

患者穿套头上衣时，指导其先穿患侧袖子并拉到肘部以上，再穿健侧袖子，最后套头、整理上衣；脱套头上衣时，先将上衣脱至胸部以上，再用健侧手拉住衣服背部将衣服从头脱出，最后依次脱健侧袖子和患侧袖子。

（2）穿、脱开襟上衣

患者穿开襟上衣时，指导其先穿患侧袖子，再穿健侧袖子，具体方法如下：① 患者取坐位，将衣服内面朝上放在双膝上，如图 4-30（a）所示；② 用健侧手将患侧袖子穿在患侧手臂上，并把衣领拉至患侧肩上，如图 4-30（b）所示；③ 用健侧手转到身后拉住衣领，把衣服拉至健侧肩上，如图 4-30（c）所示；④ 健侧手臂穿入健侧袖子；⑤ 健侧手整理衣服，系好扣子，如图 4-30（d）所示。

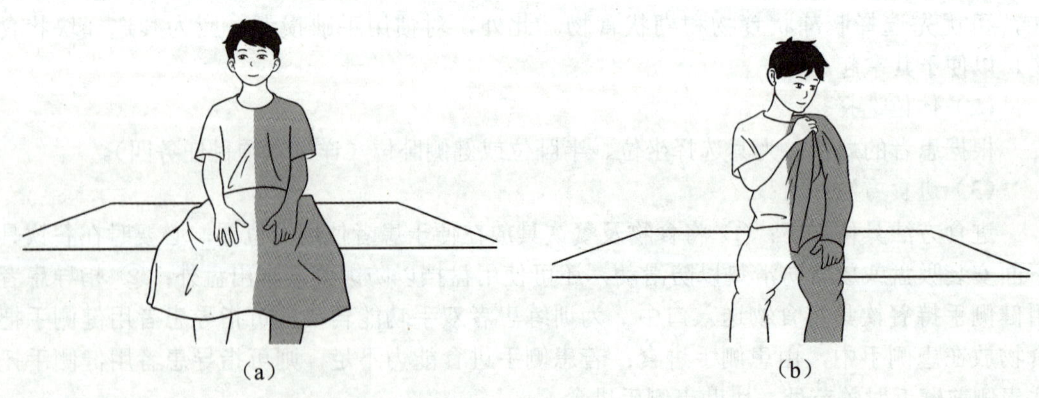

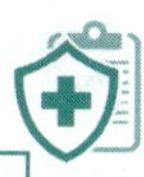

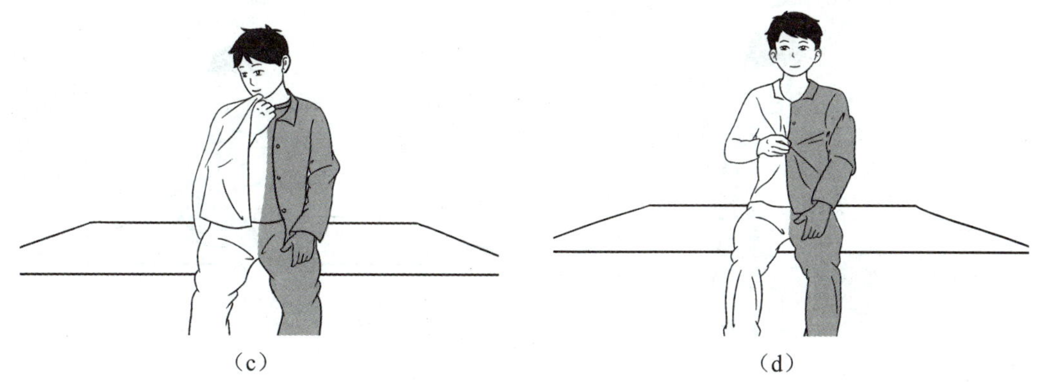

（c）　（d）

图 4-30　穿开襟上衣法

脱开襟上衣的顺序与穿衣顺序相反，先脱健侧袖子，再脱患侧袖子，具体方法如下：① 患者取坐位，健侧手解开扣子；② 健侧手先将患侧袖子脱至肩下，再将健侧袖子脱至肩下，如图 4-31（a）（b）所示；③ 先将健侧上肢和手脱出袖子，再用健侧手脱下患侧袖子，如图 4-31（c）所示。

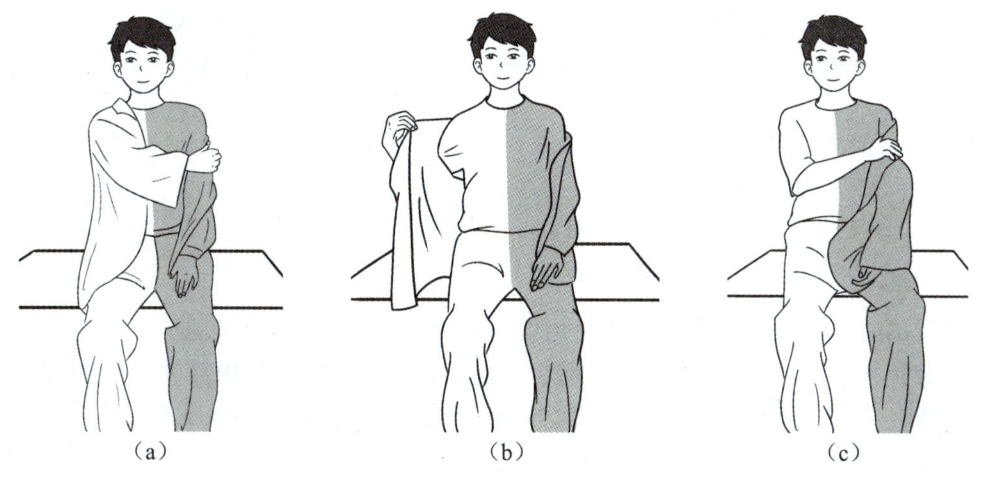

（a）　（b）　（c）

图 4-31　脱开襟上衣法

（3）穿、脱裤子

患者穿裤子时，应指导其先穿患侧裤腿，再穿健侧裤腿，具体方法如下：① 患者取坐位，将裤子置于健侧，如图 4-32（a）所示；② 用健侧手将患侧腿抬起放在健侧腿上，将患侧裤腿套在患侧小腿上，并将裤腿拉到膝以上，如图 4-32（b）所示；③ 放下患侧腿，双足着地；④ 将健侧裤腿套在健侧小腿上，并将裤腿拉到膝以上，如图 4-32（c）所示；⑤ 抬臀或站起，用健侧手将裤子向上拉至腰部并整理，如图 4-32（d）所示。脱裤子的顺序与穿裤子的顺序相反，先脱健侧裤腿，再脱患侧裤腿。

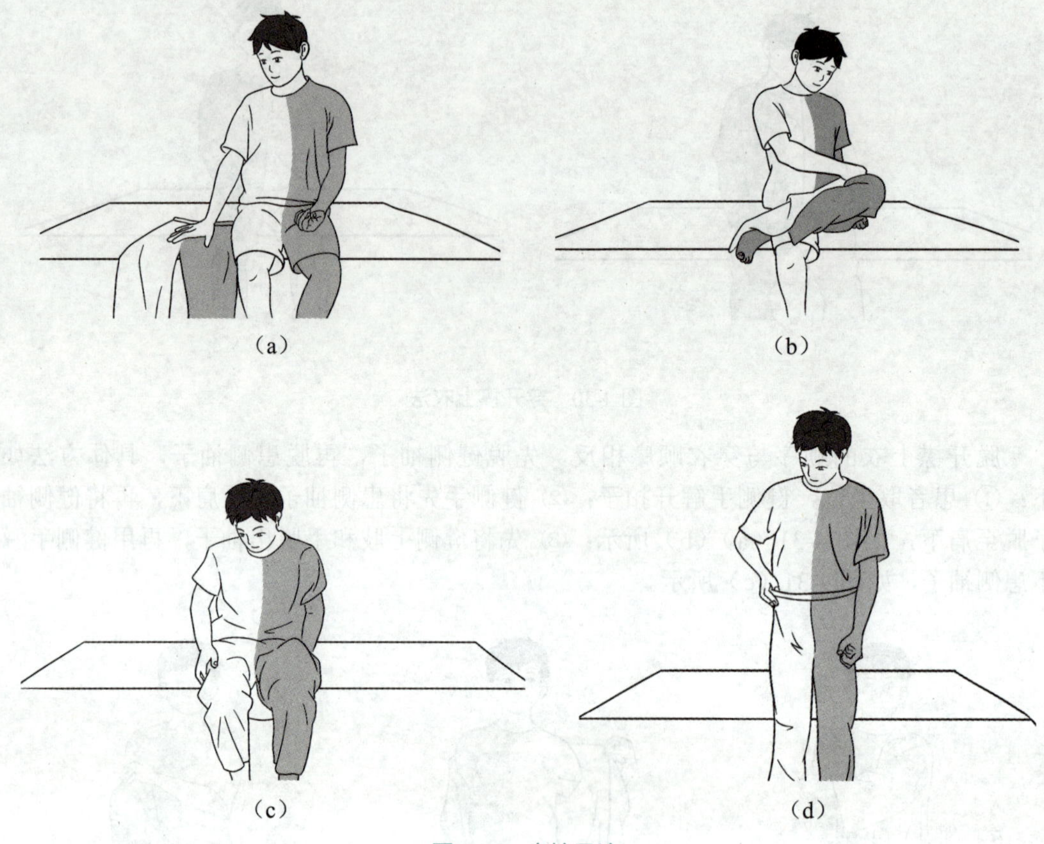

图 4-32 穿裤子法

（4）穿、脱鞋袜

穿鞋袜的具体方法如下：① 患者用健侧手抬起患侧腿放在健侧腿上，用健侧手为患侧足穿鞋袜；② 放下患侧腿，双足着地，重心转移至患侧；③ 用健侧手抬起健侧腿放到患侧腿上，用健侧手为健侧足穿鞋袜。脱鞋袜的顺序与穿鞋袜的顺序相反。

2. 注意事项

（1）更衣训练必须在患者掌握坐位平衡的前提下进行。

（2）应为患者选择大小、松紧、薄厚适宜，易吸汗，又便于穿、脱的上衣、裤子、鞋袜，如松紧带款式的裤子、无鞋带或魔术贴款式的鞋子等。

（3）必要时可为患者提供更衣用的辅助用具，如纽扣牵引器、鞋拔子等。

（4）鼓励患者在更衣训练时尽量利用患侧肢体。对双上肢功能障碍者，在其更衣时应给予一定的协助。

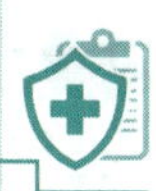

（三）个人卫生训练

1. 训练方法

（1）洗脸、洗手

指导患者坐在洗脸池前，用健侧手打开水龙头，调节水温；用健侧手洗脸、患侧手、患侧前臂；将毛巾固定在水池边缘或患侧前臂上，将健侧手和健侧前臂在毛巾上来回擦洗，或将改造后的细毛刷吸附在水池壁上，将健侧手和健侧前臂在细毛刷上来回刷洗；将毛巾套在水龙头上，用健侧手将毛巾两端合拢，旋转拧干。

（2）刷牙

患者刷牙时，指导其先借助身体将牙膏固定（如用双膝夹住等）；再用健侧手将盖打开，挤出牙膏；最后由健侧手完成刷牙。若患者患侧手尚存在少许活动功能，则可先用患侧手持牙刷，健侧手挤牙膏，再用健侧手刷牙。

（3）剪指甲、趾甲

患者自行剪健侧指甲时，应先将指甲剪固定在桌子上，使刀口端突出桌沿；再把需要修剪的指甲伸入刀口内，用患侧手掌或肘部下压指甲剪柄部剪去指甲。剪患侧指甲及趾甲时，用健侧手正常完成即可。

（4）洗澡

指导患者先从轮椅转移到浴盆内或淋浴用的椅子上，再用健侧手持毛巾擦洗全身，可借助长柄的海绵刷擦洗背部和身体的远端。若患者患侧上肢肘关节以上有一定的控制能力，则可在毛巾的一侧缝上布套，套在患侧前臂上协助擦洗。洗毕，将毛巾压在腿下或夹在患侧腋下，用健侧手拧干毛巾。若为盆浴，则应先将浴盆内的水放出，在浴盆内擦干身体后再转移到轮椅上。

（5）如厕

患者从轮椅转移到坐便器上排便，便后用健侧手擦拭及冲洗厕所，站起后用健侧手提起裤子并整理。

2. 注意事项

（1）若患者能够在轮椅上坚持坐位 30 min 以上，则说明其健侧肢体肌力良好，应尽快开始个人卫生训练。

（2）浴盆内的水不宜过满；洗澡水温一般在 38～42℃，室温在 22～26℃；放水时，应先放冷水再放热水，关闭时步骤相反。

（3）患者出入浴室时应穿防滑拖鞋，洗澡时要有人在旁边保护。

（4）嘱患者洗澡的时间不宜过长，并随时观察患者的面色、体温、脉搏等全身状况。若有异常，则应及时处理。

（5）卫生间的扶手要牢固耐用，地面要保持干燥，以防患者发生意外。

任务实施

结合本任务所学知识，根据表 4-7 完成任务实施。

表4-7　任务实施活动表

类别	任务描述
学习回顾	回顾日常生活活动训练的概念、基本原则，饮食训练、更衣训练、个人卫生训练的训练方法和注意事项
模拟操作	（1）学生自由分组，每组8～10人 （2）根据任务导入的情景，组员扮演责任护士小周和患者李奶奶进行情景模拟 （3）模拟内容至少包括以下几个方面：① 小周指导李奶奶进行饮食训练；② 小周指导李奶奶进行更衣训练；③ 小周指导李奶奶进行个人卫生训练 （4）其余组员仔细观看，并提出意见
总结思考	根据点评意见，总结模拟操作的不足，思考解决问题的方法并改正
	总结本任务学习中遇到的难题及其解决方法
	总结本任务学习的收获与感受

任务八　掌握康复辅助器具使用技术

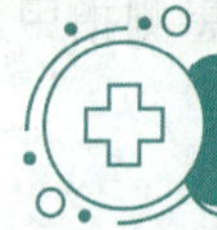

任务导入

护士小王入职某医院康复科，入职第1周，该科室的李护士长为小王做入科培训。

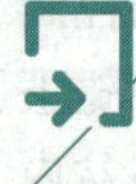

任务描述

今天，李护士长为小王培训的内容主要是常用康复辅助器具的类型和使用方法。

康复辅助器具是指为改善伤病残者和/或老年人功能状况而适配的或专门设计的器具。此处重点介绍康复辅助器具中常用的假肢、矫形器、助行器和轮椅的使用技术。

一、假肢的使用技术

假肢（见图4-33）是指为补偿截肢造成的肢体缺损或功能丧失而制作和装配的人工肢体。

（一）假肢的分类

（1）按结构分类：分为壳式假肢、骨骼式假肢和植入式骨整合假肢。

（2）按用途分类：分为装饰性假肢、功能性假肢、作业性假肢和运动性假肢。

（3）按穿戴时间分类：分为临时假肢和正式假肢。

（4）按穿戴部位分类：分为上肢假肢和下肢假肢。

（5）按驱动假肢的动力来源分类：分为自身动力源假肢和外部动力源假肢。

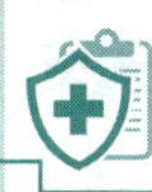

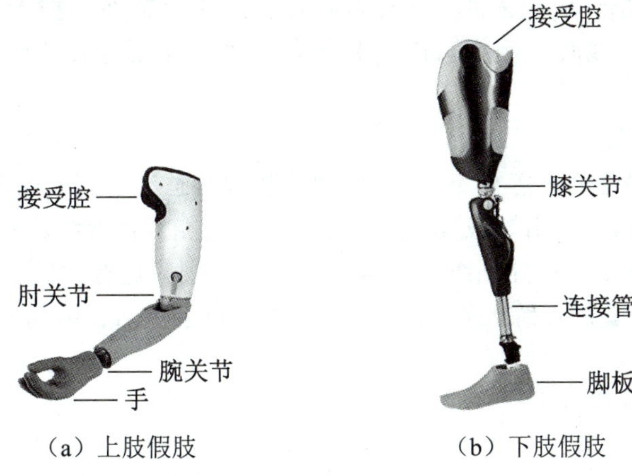

（a）上肢假肢　　（b）下肢假肢

图 4-33　假肢

（二）假肢的选用原则

在为截肢者选用假肢时，应综合考虑其性别、年龄、全身情况、残肢状况、生活环境和经济能力等因素，为其选择能够最大限度地恢复肢体的自然外观和基本功能，且性价比高的产品。

一般情况下，上肢假肢的选用应主要侧重于其功能性，以便满足截肢者日常生活和劳动操作的需求。此外，还要兼顾外观的逼真性、轻便耐用性及操作的便捷性；下肢假肢除需满足上述要求外，还应具有良好的承重性，能够与残肢紧密接触（行走时，残肢在假肢内的移动幅度小），从而保证截肢者在安装假肢后能够步行平稳、步态接近自然状态。

（三）假肢使用对残肢的要求

为避免假肢对截肢者造成损伤，截肢者的残肢应满足以下要求：① 残肢有适当的长度，以保证有足够的杠杆力控制假肢；② 残端处有良好的皮肤条件，耐压、耐磨，切口瘢痕呈线状，无粘连，皮肤感觉正常；③ 残端有适度的软组织覆盖，避免形成圆锥形残端；④ 残端关节无畸形，有良好的功能；⑤ 残端局部无压痛、神经瘤、骨刺；⑥ 残肢已定型。

康复小锦囊

一般来说，残肢自然定型需要半年以上的时间，不过，可用弹性绷带对残肢进行加压包扎来加速残肢定型过程。

（四）假肢的使用指导

1．上肢假肢的使用指导

（1）穿戴假肢前的训练

为保持残存关节的活动范围和增强残肢的肌肉力量，防止残肢发生肿胀、疼痛、肌

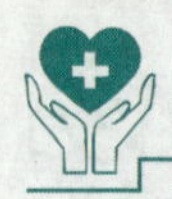

肉萎缩或关节挛缩畸形等并发症，以及为假肢创造使用条件，护士应在截肢者截肢早期就开始指导其训练残肢。例如，前臂截肢者应尽早开始肘关节屈伸和前臂旋转活动训练。

（2）穿戴假肢的训练

穿戴假肢训练的主要内容如下：① 协助截肢者熟悉上肢假肢的名称和用途。② 教会截肢者穿、脱假肢。③ 指导截肢者进行假肢基本功能操作训练。若是前臂假肢，则应进行前臂控制和机械手使用的训练；若是上臂假肢，则应进行手的控制、肘关节屈伸、肘锁开关和肩关节回旋的训练。④ 指导截肢者进行日常生活、劳动操作训练，如拿取日常生活用品、穿衣、拿杯饮水等。

2．下肢假肢的使用指导

（1）临时假肢的训练

为帮助截肢者早日康复，主张截肢早期安装临时假肢，以减少肢体水肿，加快伤口愈合，减少残肢痛、患肢痛，同时促进截肢者的心理康复。临时假肢训练的主要内容如下：① 穿、脱临时假肢训练；② 平衡训练，即在平衡杠内进行单足和双足站立平衡训练；③ 迈步训练，从健侧负重假肢侧迈半步开始，逐渐过渡到健侧负重假肢侧迈整步，再过渡到假肢侧负重健侧迈步；④ 侧方移位训练；⑤ 上下台阶及坡道训练。

（2）正式假肢的训练

经过临时假肢的使用训练，截肢者残肢已经良好定型，身体的平衡性和协调性、步行功能均恢复得较好后，可为其安装正式假肢，并进行训练。该阶段主要对正式假肢进行适应性训练（目的是强化下肢的肌力和运动能力，加强下肢平衡能力、协调能力）及步态训练。正式假肢训练的主要内容如下：① 穿、脱正式假肢训练；② 坐下和站立训练；③ 平衡杠内训练，包括假肢旋内旋外动作训练、重心转移动作训练、交替膝关节运动训练、向前步行及立稳训练、侧方步行训练等；④ 实用性动作训练，包括地面坐下与站起训练、跪下与站起训练、上下台阶及坡道训练、跨越障碍物训练、地面拾物训练等。

（3）正式假肢的维护与保养

正式假肢安装后，要注意维护和保养，具体内容如下：① 经常清洗残肢和接受腔，并保持残肢和接受腔的干燥。② 定期检查假肢的螺丝、轴等组成部分。若螺丝松动，则应及时拧紧；若轴不灵活或有响声，则及时清洗轴、加润滑油或更换新轴。

（五）注意事项

（1）当残肢萎缩、假肢接受腔变大时，可先在接受腔内增加内衬套，必要时应更换假肢的接受腔。

（2）当穿戴下肢假肢者更换与原假肢鞋跟高度不同的鞋子时，应调整假肢，使假肢适配自身活动。

二、矫形器的使用技术

矫形器（见图 4-34）是指装配于人体四肢、躯干等部位，预防、矫正肢体畸形，治疗骨、关节、肌肉与神经疾病，并补偿病变部位功能的器具。

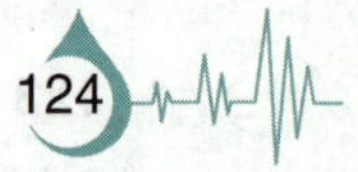

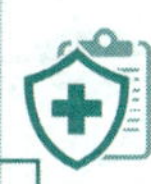

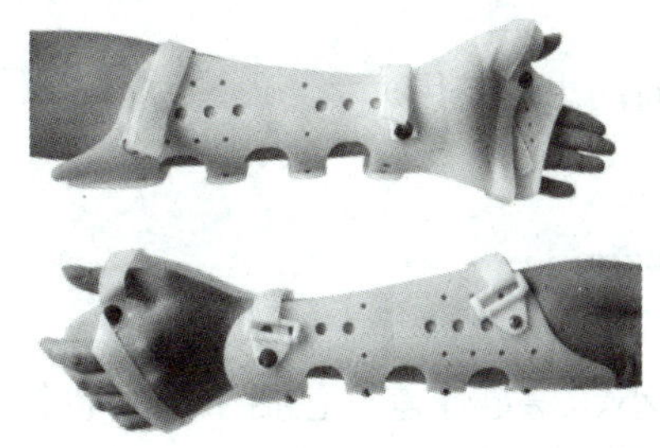
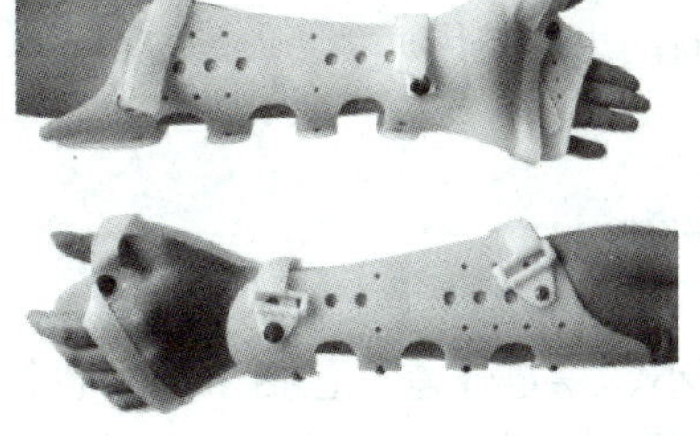

（a）上肢矫形器　　（b）足踝矫形器

图 4-34　矫形器

（一）矫形器的使用要点

（1）矫形器使用之前，需要医生根据患者的病史、功能评估结果、矫形器的结构原理及适应证、环境评估状况等，开具矫形器处方。处方内容主要包括患者的基本信息，矫形器的使用目的、功能要求、品种、材料、尺寸、固定范围、使用体位及使用时间等。

（2）矫形器试穿前，需要对患者进行康复训练，以增强肌力、增加关节活动度、增强肌肉协调能力、消除水肿，为患者使用矫形器创造良好的条件。

（3）矫形器装配就绪后，需要通过患者试穿来了解矫形器是否达到处方要求、对线是否正确、动力装置是否可靠、使用是否舒适等，并进行相应的调整。

（4）矫形器正式制作完毕后，即可开始功能训练，包括指导患者学会穿、脱矫形器，指导患者进行一系列的功能活动和日常生活活动训练。

（5）对长期使用矫形器的患者，每 3 个月或半年随访 1 次，以了解矫形器的使用情况、动力装置情况及患者的病情变化，以进行适当的调整，保证疗效。

（二）矫形器的使用注意事项

（1）在患者康复治疗及训练过程中，应根据不同的治疗阶段、不同的训练特点，为患者相应地调整、更换或穿、脱矫形器。

（2）鼓励使用矫形器的患者积极进行功能训练，以免对矫形器形成依赖。

三、助行器的使用技术

助行器是指辅助下肢功能障碍患者行走的器具，其主要作用是辅助患者保持身体平衡，减轻下肢承重，缓解疼痛，改善步态及提高步行能力等。

（一）助行器的适应证与禁忌证

1．适应证

助行器适用于偏瘫者、截瘫者、下肢肌力减退者、下肢骨与关节病变者、下肢关节疼痛者、平衡功能障碍者、偏盲或全盲者、单侧下肢截肢或戴假肢者、老年人等。

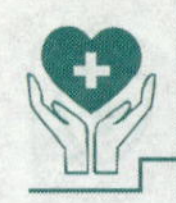

2. 禁忌证

严重认知功能障碍、严重平衡功能障碍的患者禁用。

（二）助行器的分类及适用对象

助行器分为杖类助行器和架类助行器两种。

1. 杖类助行器

杖类助行器小巧、轻便，但支撑面积小、稳定性差，包括手杖（包括单脚手杖、三脚手杖、四脚手杖等）、肘拐、腋杖等，如图 4-35 所示。其中，单脚手杖适用于握力好、上肢支撑力强的患者；三脚或四脚手杖等适用于平衡能力差、肌力差、使用单脚手杖不安全的患者；肘拐适用于握力差、前臂肌力较弱的患者；腋杖适用于无法用手杖或肘拐获得足够稳定性的患者。

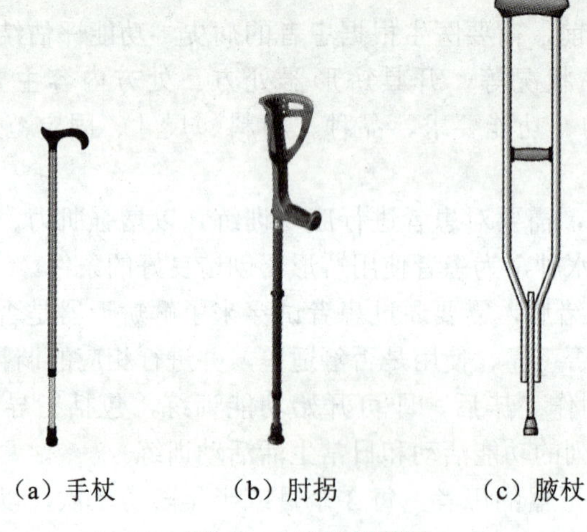

（a）手杖　（b）肘拐　（c）腋杖

图 4-35　杖类助行器

2. 架类助行器

架类助行器较笨重，但支撑面积大、稳定性好，包括框式助行器、轮式助行器、台式助行器，如图 4-36 所示。其中，框式助行器适用于站位平衡能力差、下肢肌力差的患者；轮式助行器适用于上肢肌力较差或体力弱的患者，带休息椅的轮式助行器适用于老年人和行走不便的人；台式助行器适用于上、下肢均受累，且因腕部与手部力量不足而无法使用其他助行器的患者。

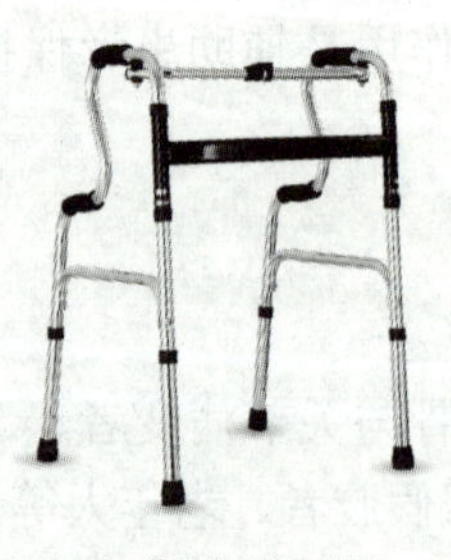

（a）框式助行器

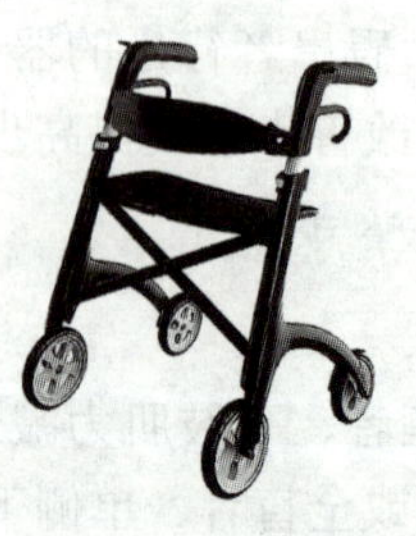

（b）带休息椅的轮式助行器

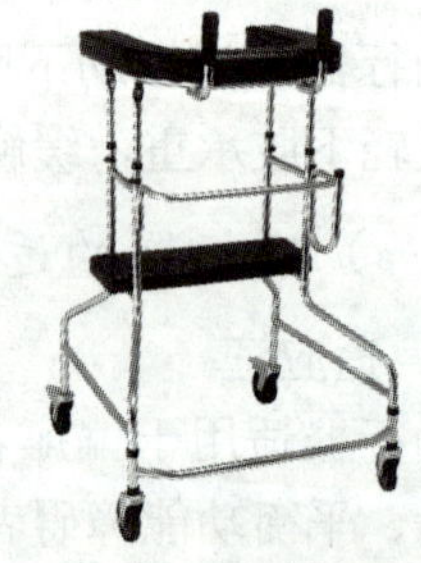

（c）台式助行器

图 4-36　架类助行器

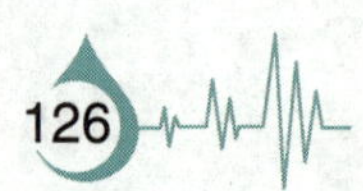

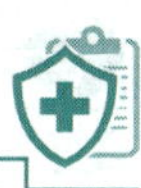

（三）常用助行器的高度测量方法及使用训练方法

1．手杖的高度测量方法及使用训练方法

（1）手杖的高度测量方法

确定手杖适合高度的方法包括站位测量法和卧位测量法。

- 站位测量法：① 患者穿鞋或矫形器，双下肢伸直站立；② 肘关节屈曲 20°～30°（前臂与上臂的夹角为 150°～160°），腕关节背伸；③ 小趾前方 15 cm 和外侧方 15 cm 水平线相交处至腕背伸手掌面的距离即为合适的手杖高度，如图 4-37 所示。也可将患者穿鞋后股骨大转子的高度和位置，作为手杖的高度及手柄的位置。
- 卧位测量法：① 患者取仰卧位，双下肢伸直，双手置于身体两侧；② 测量尺骨茎突到足跟的距离，此距离加上患者鞋底的厚度或鞋后跟的高度即为合适的手杖高度。

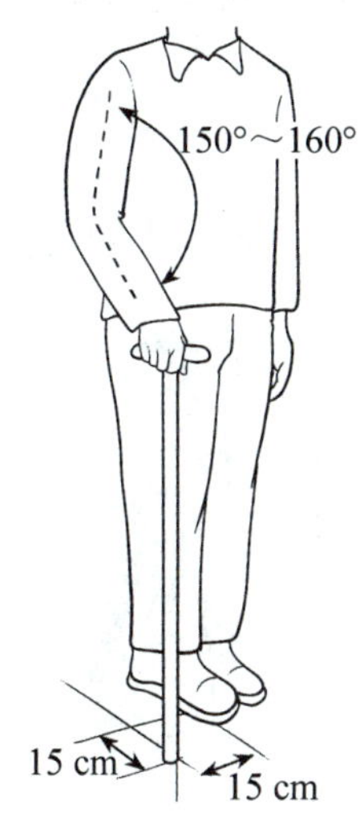

图 4-37　手杖高度站位测量法

（2）手杖的使用训练方法

- 三点步训练法：先出杖（将手杖从当前位置移动到下一位置的动作），再迈患侧足，然后迈健侧足。由于使用该方法步行时至少有两个点支撑身体，故该方法的稳定性较两点步训练法高。
- 两点步训练法：先出杖同时迈患侧足，再迈健侧足。手杖和患侧足作为一点，健侧足作为另一点，两点交替前行。

康复小锦囊

单侧肘拐的高度调节和使用训练方法与手杖相同。

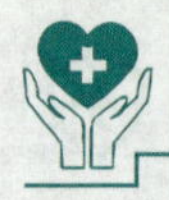

2．腋杖的高度测量方法及使用训练方法

（1）腋杖的高度测量方法

- 站位测量法：① 患者穿普通高度的鞋子，双下肢伸直站立；② 患者小趾前方 15 cm 和外侧方 15 cm 水平线相交处至腋窝下 5 cm 或 3 横指处的距离即为合适的腋杖高度；③ 患者股骨大转子的高度和位置即为手柄的高度和位置。
- 卧位测量法：① 患者取仰卧位，双下肢伸直，双手置于身体两侧；② 测量患者小趾前方 15 cm 和外侧方 15 cm 水平线相交处至腋窝下 5 cm 或 3 横指处的距离，此距离加上患者鞋底的厚度或鞋后跟的高度即为合适的腋杖高度；③ 患者股骨大转子的位置即为手柄的位置。

康复小锦囊

腋杖高度的简便估算方法：① 患者身高（穿鞋）乘以 77%；② 患者身高（穿鞋）减 41 cm。

（2）腋杖的使用训练方法

- 三点步训练法：先出双侧腋杖，再迈患侧足，然后迈健侧足，如图 4-38 所示。

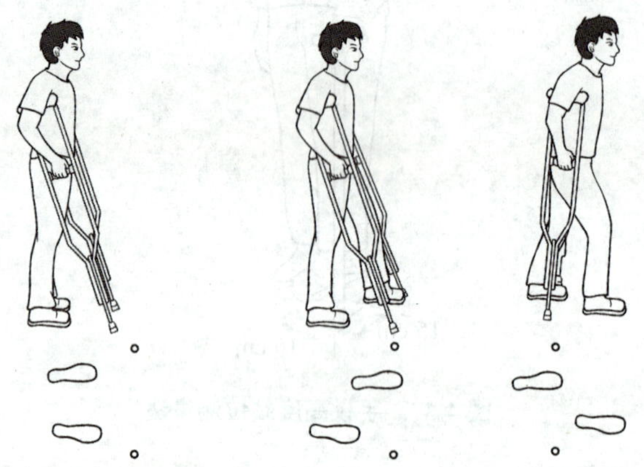

图 4-38　腋杖使用的三点步训练法

- 四点步训练法：先出左侧腋杖，再迈右侧足，然后出右侧腋杖，最后迈左侧足，如图 4-39 所示。该步行方法接近自然走路，稳定性好，但速度较慢，可在患者上提骨盆肌有足够肌力时进行。
- 两点步训练法：先将一侧腋杖和对侧足作为一点同时迈出，再将另一侧腋杖和对侧足作为一点同时迈出，两点交替前行。四点步训练法熟练掌握后，可尝试该训练。

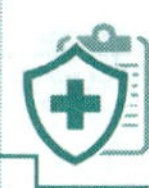

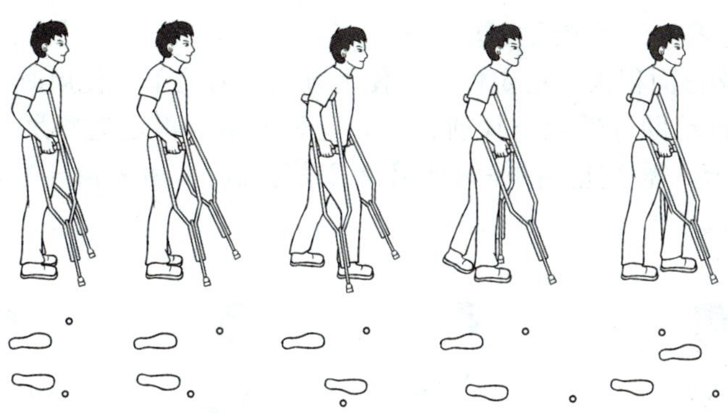

图 4-39 腋杖使用的四点步训练法

- 摆至步训练法：先出双侧腋杖，再利用腋杖支撑身体向前摆动，使双足摆至腋杖附近，但不超过腋杖支撑点，如此反复，如图 4-40 所示。该步行方法步幅较小、相对安全，多用于刚开始步行训练者。

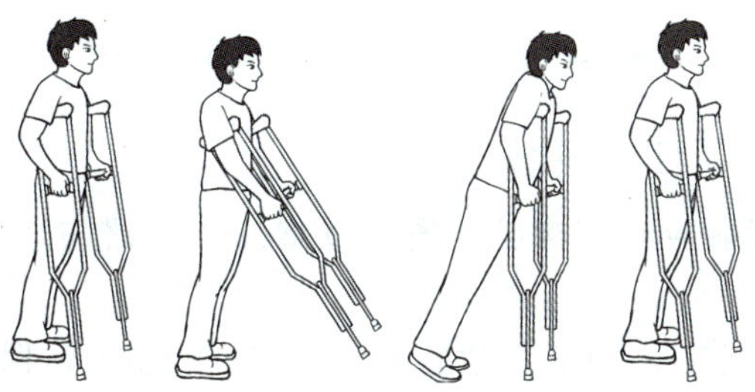

图 4-40 腋杖使用的摆至步训练法

- 摆过步训练法：先出双侧腋杖；再利用腋杖支撑身体向前摆动，使双足摆过腋杖支撑点；最后出双侧腋杖取得平衡，如图 4-41 所示。该步行方法步幅较大、步行速度较快，要求患者的上肢和躯干有较好的控制力，否则容易跌倒，应在摆至步熟练掌握后开始训练。

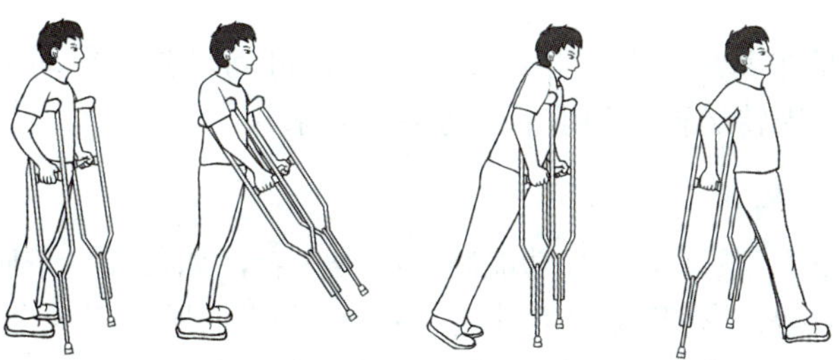

图 4-41 腋杖使用的摆过步训练法

3．架类助行器的高度测量方法及使用训练方法

（1）架类助行器的高度测量

架类助行器的高度测量方法与手杖相同。

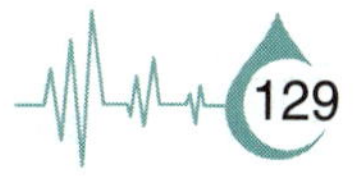

(2) 架类助行器的使用训练方法

架类助行器支撑面积大、稳定性好，使用方法较为简单。使用时，患者两手扶助行器两侧，提起或推动助行器至身体前方，先迈患侧足，再迈健侧足，重复动作稳步前进，如图 4-42 所示。需要注意的是，使用轮式助行器时，应先指导患者学会各种刹车方法，以防发生意外。

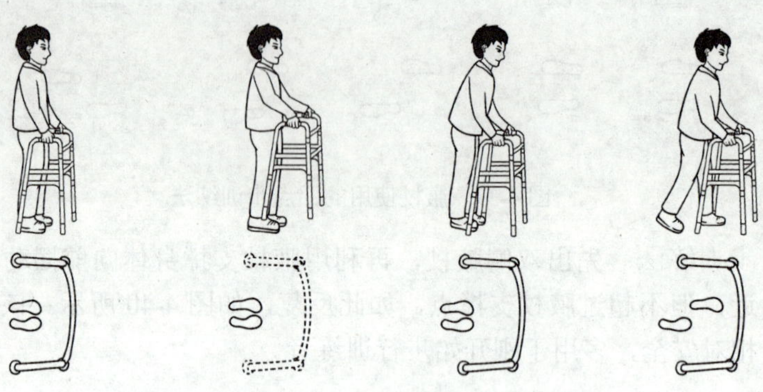

图 4-42　架类助行器的使用训练方法

(四) 助行器使用的注意事项

(1) 杖类助行器底端应配有橡胶装置，以增加助行器与地面之间的摩擦力，防止滑倒。

(2) 在患者开始训练前，应清除地面的障碍物、水渍等，保持地面整洁、干燥，以避免患者跌倒。

(3) 随时观察助行器的结构、形态有无异常，发现问题后应及时处理。

(4) 及时了解患者的情况，若患者的站立行走功能已达到自然站立行走的水平，则应停止助行器的使用。

四、轮椅的使用技术

轮椅是康复护理中常用的辅助移动工具之一，可满足肢体行动不便的患者及老年人等群体的居家康复、周转运输、外出活动等多项要求。

(一) 轮椅的适应证

轮椅适用于以下人群：① 步行功能减退或丧失者，如截肢、下肢骨折、瘫痪和严重下肢关节炎症的患者等；② 医嘱禁止步行者；③ 严重心脏疾患或全身衰竭者；④ 不能独立步行或独立步行有危险者，如颅脑损伤、脑血管意外和帕金森病的患者等；⑤ 高龄老年人。

(二) 轮椅的选用原则

1. 座位宽度的选用原则

测量患者坐下时两股左右两侧最突出点间的距离，在此基础上再加 5 cm 即为轮椅座

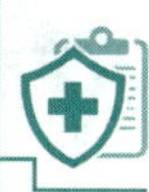

位的最佳宽度。换句话说，最佳轮椅座位宽度需保证患者坐下后身体两侧距轮椅座位边沿各有 2.5 cm 的距离。若轮椅座位太窄，则患者上下轮椅会比较困难，臀部及大腿部的组织也易受到压迫；若轮椅座位太宽，则患者不易坐稳，不方便操纵轮椅，双上肢易疲劳，进出门也较困难。

2．座位长度的选用原则

测量患者坐下时后臀部最突出部位至小腿腓肠肌之间的水平距离，在此基础上再减去 6.5 cm 即为轮椅座位的最佳长度。换句话说，最佳轮椅座位长度需保证患者坐下后小腿后方与轮椅座位前缘之间有 6.5 cm 宽的空隙。若轮椅座位太短，则患者的体重主要由坐骨承受，易使局部受压过多；若轮椅座位太长，则会压迫患者的腘窝部，影响局部血液循环，并容易磨损皮肤。

3．座位高度的选用原则

测量患者坐下、膝关节屈曲 90°时足跟（或鞋跟）至腘窝的距离，在此基础上再加 4 cm 即为轮椅座位的最佳高度。若轮椅座位太高，则轮椅不能推至桌面下；若轮椅座位太低，则患者的坐骨承受重量过大，易使局部受压过多。

4．脚踏板高度的选用原则

一般脚踏板的板面应至少离地 5 cm，以避免触碰到地面突出物。

5．靠背高度的选用原则

轮椅靠背高度的选用原则有两个：① 测量患者坐下时轮椅座面至其腋窝的距离，在此基础上再减去 10 cm 即为低靠背的最佳高度；② 测量患者坐下时轮椅座面至其肩部或后枕部的距离，即为高靠背的最佳高度。轮椅靠背的高度越高，患者坐得越稳定；高度越低，患者上身及上肢的活动范围越大。因此，应根据患者的实际需要选用轮椅靠背的高度。

6．扶手高度的选用原则

测量患者坐下，上臂垂直、前臂平放时轮椅座面至患者前臂下缘的高度，在此基础上再加 2.5 cm 即为轮椅扶手的最佳高度。合适的轮椅扶手高度可使患者的上肢处于舒适的位置，有助于患者维持身体姿势和平衡。若轮椅扶手太高，则患者上臂被迫上抬，易感疲劳；若轮椅扶手太低，则患者需要前倾上身才能维持平衡，不仅容易疲劳，也可能会影响呼吸。

7．坐垫的选用原则

为了患者舒适和防止压力性损伤，轮椅座位上可置坐垫，一般选用泡沫橡胶垫（厚度 5～10 cm）或凝胶垫。为防止轮椅座位下陷，可在坐垫下置胶合板。

8．辅助件的选用原则

为了满足患者的特殊需要，可在轮椅上装配一些辅助件，如车闸延伸装置、防震装置、防滑装置、扶手托和轮椅桌等。

（三）轮椅的使用方法

1．轮椅的打开与收起

打开轮椅时，双手放在轮椅座位两边的横杆上（轮椅扶手下方）同时向下用力即可；收起轮椅时，先将脚踏板翻起，然后双手握住坐垫中线两端同时向上提拉即可。

2. 轮椅的推行

（1）平地上的轮椅推行方法

嘱患者坐稳扶好，踩稳脚踏板，护士站于轮椅后缓慢平稳推动轮椅。

（2）上下坡道时的轮椅推行方法

上坡道时，护士手握轮椅靠背把手，两臂保持屈曲，身体前倾，均匀用力，平稳向上推行，如图 4-43 所示；下坡道时，采用倒退下坡的方法，嘱患者抓紧轮椅扶手、身体贴近轮椅靠背，护士握住轮椅靠背把手缓慢倒退行走，如图 4-44 所示。

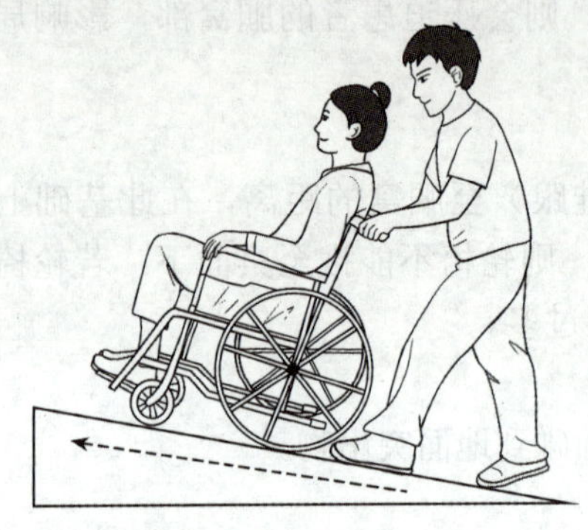

图 4-43　上坡道时的轮椅推行方法

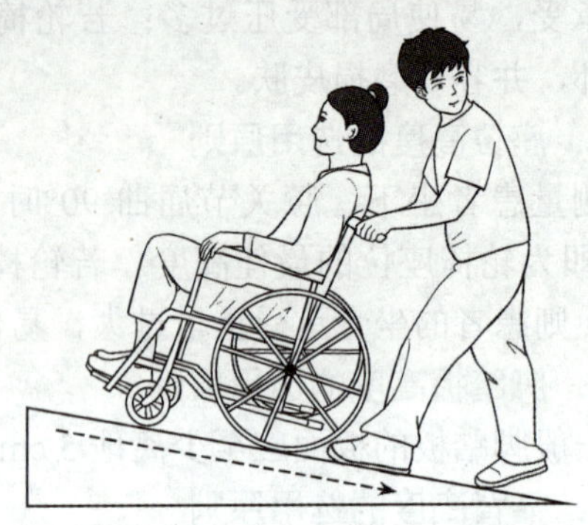

图 4-44　下坡道时的轮椅推行方法

（3）上下台阶时的轮椅推行方法

上下台阶前，护士应嘱患者紧贴轮椅靠背、双手抓紧扶手，以确保其安全、稳定。上台阶时，护士先踩踏轮椅后侧的杠杆（见图 4-45），以两后轮为支点，抬起前轮，使前轮翘起移上台阶，如图 4-46 所示；再以两前轮为支点，双手上抬轮椅靠背把手带起后轮，将轮椅平稳地移上台阶。下台阶时，采用倒退下台阶的方法，护士先提起轮椅靠背把手，缓慢地将后轮移到台阶下，再以两后轮为支点，稍稍翘起前轮，轻拖轮椅至前轮移到台阶下，如图 4-47 所示。

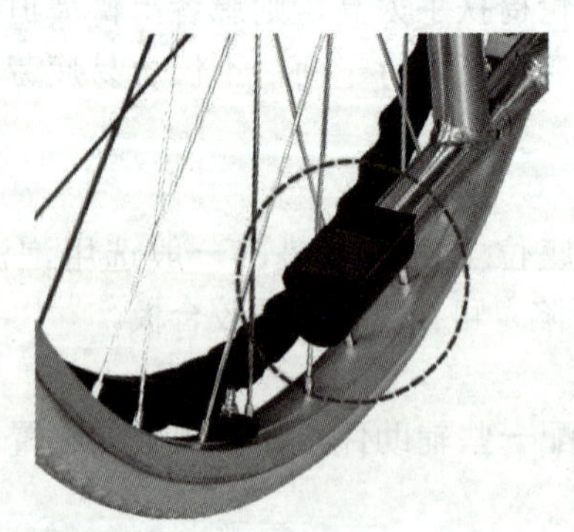

图 4-45　轮椅后侧的杠杆

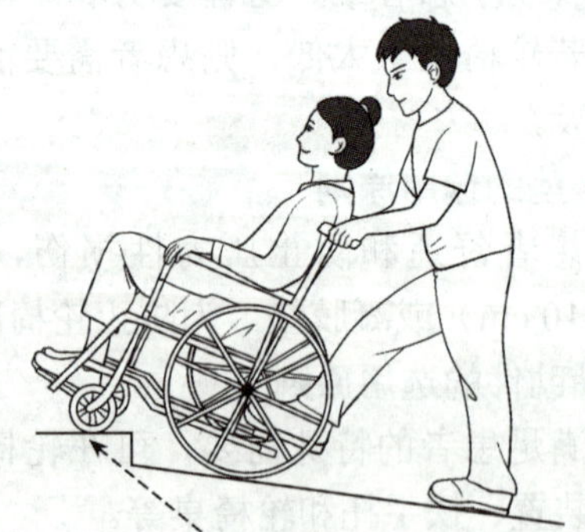

图 4-46　上台阶时的轮椅推行方法

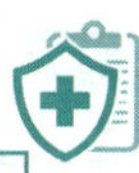

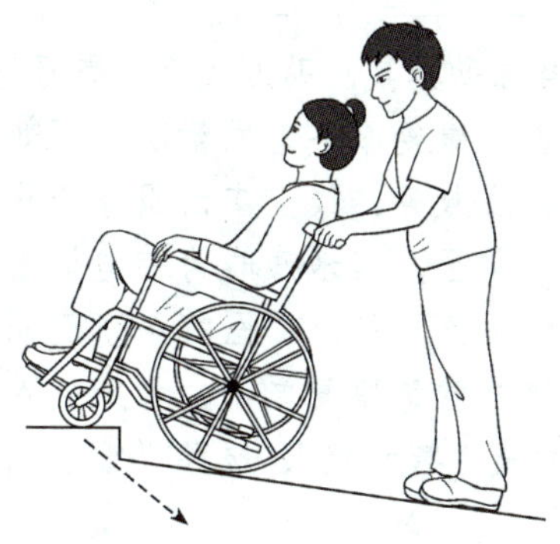

图 4-47　下台阶时的轮椅推行方法

（4）上下电梯时的轮椅推行方法

上电梯时，护士在前、轮椅在后，以倒退的形式进入电梯后拉紧车闸，将轮椅制动；下电梯时，确认电梯停稳后，护士松开车闸，推行轮椅出电梯。

（四）轮椅使用的注意事项

（1）每次使用轮椅前，都应检查其是否处于安全完好的备用状态。

（2）患者使用轮椅时承受压力的部位主要是坐骨结节、大腿、腘窝部、肩胛部。因此，在选用轮椅时要注意这些部位的轮椅尺寸是否合适，避免造成皮肤磨损、擦伤及压力性损伤。

（3）患者每次乘坐轮椅的时间不可过长，护士可每隔 30 min 协助患者站立或适当变换体位，避免其臀部因长期受压而出现压力性损伤。

（4）推行轮椅时应平稳匀速；遇到障碍物或拐弯时，应提前告知并提示患者注意；天气寒冷时，可将毛毯盖在患者腿上保暖。

（5）进出门或遇到障碍物时，勿用轮椅撞门或障碍物。

（6）患者上下轮椅、在轮椅与床或轮椅与座椅间转移时，应先拉紧车闸，将轮椅制动，以免患者在体位转换的过程中因轮椅滑动而跌倒。

康复守护者

科技赋能　共享美好

康复身体，恢复希望

康复是生命的重建，是残疾人最迫切的需求。近年来，我国持续开展残疾人精准康复服务行动，2021 年至 2024 年 4 月底，全国共有 2 769.76 万人次残疾人得到基本康复服务，531.98 万人次残疾人得到辅助器具适配服务，残疾人基本康复服务覆盖率稳定在 85%以上。其中，146.31 万人次残疾儿童得到康复救助，基本实现残疾儿童“应救尽救”目标。

与此同时，越来越多残疾人辅助器具领域新产品不断面世。戴上机械手臂，实现“手随心动”；坐上智能轮椅，上下楼来回自如；植入人工耳蜗，世界再也不是“悄无声息”……科技感满满的各类辅助器具，助力残疾人更好地生活。

此外，借助科技力量，各地康复服务愈发精准、高效。在山东，残疾儿童康复救助纳入助残“一件事”主题集成服务，线上申请服务流程进一步调整优化，申请救助更加简便；在浙江省宁波市江北区，当地残联为有迫切需要的残疾人配置“家庭生命体征监测管理系统”等智能化设备，打造“医院与家庭同步”的居家康复新模式；在江苏省无锡市惠山区，当地建立智慧康复之家，为残疾人提供医疗健康、康复训练、辅助器具租赁等服务，实现助残“智慧化”、服务“管家式”、送康“家门口”。

逐梦前行，书写精彩

直播间里，残疾人主播热情洋溢，回应着网友的提问；录音设备前，残疾人有声演播者用声音演绎着一个个动人故事，开启“声不息、梦不止”的人生新篇；电脑前，残疾人网店店主用心经营，备货、发货熟练操作……以互联网和数字技术为新的支点，许多残疾人实现“云端”逐梦。

当科技“硬核”力量与人文“温情”相融，越来越多残疾人享受到科技发展的红利，在人生舞台书写精彩。

资料来源：刘阳，《科技赋能，共享美好——写在第三十四次全国助残日之际》，新华网，2024 年 5 月 19 日，有改动

任务实施

结合本任务所学知识，根据表 4-8 完成任务实施。

表4-8　任务实施活动表

类别	任务描述
学习回顾	回顾假肢、矫形器、助行器、轮椅的选用原则、使用方法和注意事项等
模拟操作	（1）学生自由分组，每组 8～10 人 （2）根据任务导入的情景，组员扮演李护士长和护士小王进行情景模拟 （3）李护士长为小王培训的内容可在以下几项中任选一项：① 假肢的分类、选用原则、使用指导和注意事项；② 矫形器的使用要点和注意事项；③ 助行器的适应证与禁忌证、分类及适用对象、使用训练方法和注意事项；④ 轮椅的适应证、选用原则、使用方法和注意事项 （4）其余组员仔细观看，并提出意见
总结思考	根据点评意见，总结模拟操作的不足，思考解决问题的方法并改正
	总结本任务学习中遇到的难题及其解决方法
	总结本任务学习的收获与感受

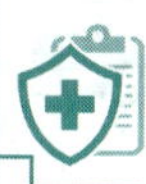

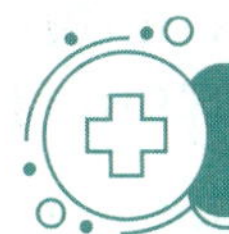

任务九 了解心理康复护理技术

任务导入

患者张女士，49 岁，大学教师，半年前因不慎跌倒而发生左股骨粗隆间骨折，行股骨头置换术。现入院进行康复治疗。张女士目前基本丧失运动能力，抬手、穿衣、梳头等日常生活活动都需要别人代劳；表情冷漠，排斥心理强，对医生和护士持不信任态度，不与除自己家人外的任何人交谈。

任务描述

为帮助张女士调整好心理状态，更好地进行康复治疗，她的责任护士小李为她制订了心理康复护理计划。

一、心理康复护理的概述

（一）心理康复护理的概念与对象

心理康复护理是指在康复护理过程中，护士运用心理学的理论和技术，通过各种方式或途径给予患者积极的影响，以改变其不良的心理状态和行为，解决其心理健康问题，促进其身心康复。

心理康复护理的对象主要是慢性病患者和残疾者。他们的心理活动复杂多变，多会不同程度地存在一定的心理障碍和社会适应障碍。

（二）心理康复护理的目标

（1）阶段性目标：护士与患者建立良好的护患关系，实现有效沟通，使患者在认知、情感、行为等方面逐渐发生有益的改变。

（2）最终目标：促进患者的个人发展，包括自我实现、自我接受和自我尊重，提高患者的信心，增强其建立和谐人际关系和满足自身需要的能力，最终实现适应现实的目标。

（三）心理康复护理的原则

1. 营造良好的交往环境

心理康复护理是在护士与患者沟通、交流的过程中完成的，融洽、良好的护患交往环境是心理康复护理的基础。护士应掌握良好的交往技巧，自觉营造良好的交往环境，在交往中发挥主导作用，同时注意护患双方平等相待、相互尊重，在此基础上不断增加交往的深度、提高交往的质量，逐步达成心理康复护理的目标。

2．身心治疗相结合

疾病的心理因素和躯体因素可互相影响，因此在综合运用药物疗法、运动疗法等积极处理和改善患者躯体症状的同时，应充分重视并积极发挥心理康复护理的作用，使患者身心平衡。

3．提供个性化护理

护士应根据患者在疾病不同阶段的不同心理状态，有针对性地采取各种心理康复护理措施，并进行阶段性的心理状态评估，以及时了解和掌握患者的心理状态，及时调整心理康复护理方案。

二、常用的心理康复护理技术

（一）一般性心理康复护理

一般性心理康复护理适用于所有患者，主要护理措施包括以下几种：① 建立良好的护患关系，促进护患沟通；② 通过促进患者与其他患者的适应交往，以及与亲属、邻里、同事等的友善交往，强化患者的心理支持系统；③ 营造良好的治疗、护理、康复环境，消除环境对患者的不良刺激；④ 加强对患者的疾病健康教育和心理健康教育，满足患者对疾病的认知需求；等等。

心理康复护理技术

（二）支持性心理康复护理

支持性心理康复护理是指护士运用合理的劝导、启发、鼓励、支持、保证等交流方法，帮助患者认识问题、改善心境、矫正不良行为、提高康复治疗信心，从而促进患者身心康复的一种护理技术。该护理技术适用于处于抑郁焦虑、消极悲观状态的患者。

（三）技术性心理康复护理

技术性心理康复护理是指护士针对患者的异常心理，运用心理学的理论和技术，如精神分析、改变认知和行为矫正等，调适患者心理的一种护理技术。若患者的心理异常情况较严重，则护士可与心理医生一起给予患者心理干预。

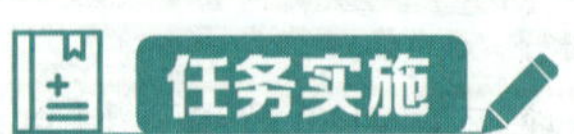

结合本任务所学知识，根据表 4-9 完成任务实施。

表4-9　任务实施活动表

类别	任务描述
学习回顾	回顾心理康复护理的概念、对象、目标和原则，一般性心理康复护理、支持性心理康复护理、技术性心理康复护理的内容
模拟操作	（1）学生自由分组，每组 8～10 人 （2）根据任务导入的情景，帮助责任护士小李为患者张女士制订心理康复护理计划

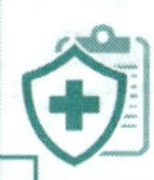

续表

类别	任务描述
模拟操作	（3）具体步骤如下：① 分析张女士出现异常心理状况的原因；② 根据心理康复护理的原则，为张女士制定心理康复护理的目标和相应措施 （4）各组派 1 名代表分享本组制订的心理康复护理计划，其他小组分析并提出建议
总结思考	根据点评意见，总结模拟操作的不足，思考解决问题的方法并改正
	总结本任务学习中遇到的难题及其解决方法
	总结本任务学习的收获与感受

项目学习效果检测

一、填空题

1．偏瘫患者独立从床到轮椅转移时，轮椅应置于患者________侧，并与床成________角。

2．吞咽功能障碍患者的舌部运动训练主要包括________、________和________。

3．神经源性膀胱患者睡前________h 避免饮水。

4．偏瘫患者在穿开襟上衣时，应先穿________侧袖子再穿________侧袖子；脱开襟上衣时，先脱________侧袖子再脱________侧袖子。

5．一般而言，选用上肢假肢时应优先考虑其________。

6．轮椅座位的最佳宽度为患者坐下时两股左右两侧最突出点间的距离再加上______cm。

二、单项选择题

1．只有（　　）的截瘫患者可独立完成由轮椅向浴盆的转移。

A．C_6及以下脊髓损伤　　B．C_7及以下脊髓损伤

C．C_6及以上脊髓损伤　　D．C_5及以下脊髓损伤

E．C_7及以上脊髓损伤

2．下列关于偏瘫患者独立由坐位到站位转换操作方法的描述，正确的是（　　）。

A．双足分开与肩同宽，双侧膝关节比双侧足跟靠后

B．患侧足比健侧足稍靠后，以利于患侧负重及防止健侧代偿

C．双上肢屈曲，紧贴于胸腹部，躯干前倾

D．站立后以健侧下肢负重为主，以防止摔倒

E．应仅依靠健侧下肢负重站起

3．有利于偏瘫患者伸展患侧肢体、减轻痉挛、促进本体感觉输入的体位是（　　）。

A．仰卧位　　B．俯卧位　　C．健侧卧位

D．患侧卧位　　E．床边坐位

4. 下列关于偏瘫患者典型痉挛姿势表现的描述，正确的是（　　）。
   A. 上肢伸肌痉挛占优势，下肢伸肌痉挛占优势
   B. 上肢屈肌痉挛占优势，下肢屈肌痉挛占优势
   C. 下肢伸肌痉挛占优势，即患侧骨盆旋后并上提、髋关节旋外、膝关节伸展、足跖屈并内翻
   D. 肩关节内收和旋内，肘关节屈曲，前臂旋前，腕关节背伸并桡偏
   E. 肩胛骨上提，骨盆旋前
5. 对保守肠道护理无效或疗效不佳的神经源性肠道患者，可为其选用（　　）。
   A. 灌肠　　B. 腹部按摩　　C. 腹肌训练
   D. 盆底肌训练　　E. 定时排便训练
6. 腋杖的顶端应距离患者腋窝（　　）。
   A. 3 cm　　B. 5 cm　　C. 7 cm
   D. 10 cm　　E. 15 cm
7. 下列关于心理康复护理的描述，错误的是（　　）。
   A. 心理康复护理的对象主要是慢性病患者和残疾者
   B. 心理康复护理的最终目标是适应现实
   C. 对同一患者的心理康复护理应始终坚持一种心理康复护理措施
   D. 护士应通过促进患者与其他患者的适应交往，以及亲属、邻里、同事等的友善交往，强化其心理支持系统
   E. 若患者的心理异常情况较严重，则护士可与心理医生一起给予患者心理干预

三、多项选择题

1. 下列关于偏瘫患者椅坐位的描述，正确的是（　　）。
   A. 腰部紧贴靠背，保持躯干直立位
   B. 双足着地，髋、膝和踝关节屈曲 90°
   C. 避免患侧髋关节外展、旋外
   D. 尽量选择无靠背的椅子，有利于坐直
   E. 两侧肩部同高
2. 下列关于偏瘫患者独立从仰卧位到患侧卧位的描述，正确的是（　　）。
   A. 开始时，患者取仰卧位，健侧髋、膝关节屈曲
   B. 博巴斯握手，即患侧手拇指压在健侧手拇指的上方，双手十指交叉
   C. 健侧带动患侧伸肘、肩关节前屈约 90°
   D. 健侧上肢带动患侧上肢摆动
   E. 先向健侧摆动，再向患侧摆动，借助摆动的惯性使身体翻向患侧
3. 下列选项中，属于吞咽训练中基础训练的有（　　）。
   A. 摄食习惯培养　　B. 空吞咽训练
   C. 交替吞咽训练　　D. 屏气-发声训练
   E. 声门上吞咽训练

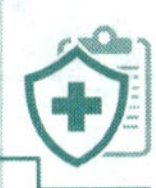

4. 下列关于日常生活活动训练基本原则的描述，错误的是（　　）。

A. 为患者选择的训练的难度应高于患者的实际能力

B. 为了不打乱患者的作息时间，所有训练都应该在饭后立即进行

C. 鼓励患者家属参与训练

D. 训练要以保证患者安全为前提

E. 为提升患者的体能，增强其运动的协调性、技巧性，日常生活活动训练应与其他治疗性锻炼活动同时进行

四、思考题

1. 体位摆放的原则有哪些？
2. 简述偏瘫患者从坐位到站位独立转换的操作方法。
3. 为吞咽功能障碍患者进行吞咽训练时，应注意哪些方面？
4. 简述轮椅的选用原则。

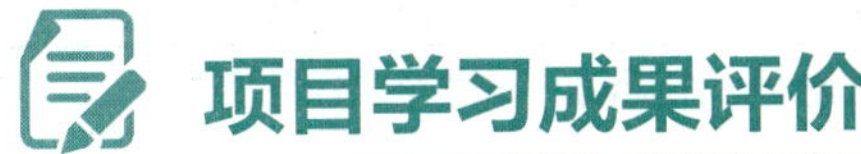

项目学习成果评价

结合自身的学习情况，按照表 4-10 中的评价标准对本项目的学习成果进行自评，并请任课教师进行评价。

表 4-10　项目学习成果评价表

班级		任课教师		
姓名		学号		
项目名称	常用的康复护理技术			
评价项目	评价标准	分值	评分	
			自评分	师评分
知识与技能	掌握偏瘫、截瘫患者各种体位摆放、体位转换、体位转移技术的内容	10		
	掌握常用吞咽训练技术和日常生活活动训练技术的内容	10		
	掌握康复辅助器具（假肢、矫形器、助行器、轮椅）的使用方法和注意事项	5		
	熟悉并理解体位摆放的作用	5		
	熟悉并理解神经源性膀胱、神经源性肠道康复护理技术的内容	5		
	熟悉并理解康复辅助器具的分类、功能、选用原则、适应证等	5		
	了解体位、良肢位、功能位、神经源性膀胱、神经源性肠道的概念	5		

续表

评价项目	评价标准	分值	评分	
			自评分	师评分
知识与技能	了解心理康复护理技术的内容	5		
	能够正确协助并指导患者进行体位摆放、体位转换和体位转移	5		
	能够为吞咽功能障碍患者提供正确的康复护理	5		
	能够指导患者进行神经源性膀胱、神经源性肠道的管理	5		
	能够指导患者完成日常生活活动训练	5		
	能够指导患者应用康复辅助器具满足日常生活需求	5		
	能够利用心理康复技术对患者实施心理康复	5		
学习过程与方法	课前自主预习，发现、提出问题；课上专心听讲，思考、解决问题；课后积极复习，归纳、应用知识	5		
	主动参与问题讨论和小组活动，积极完成任务实施	5		
情感与素质	具备同理心，关注患者的舒适度需求，努力为患者的健康服务	5		
	能够主动提升职业素养，提高职业精神，努力为康复护理事业注入新鲜力量	5		
合计		100		
总分（自评分×40%+师评分×60%）				
自我评价				
教师评价				

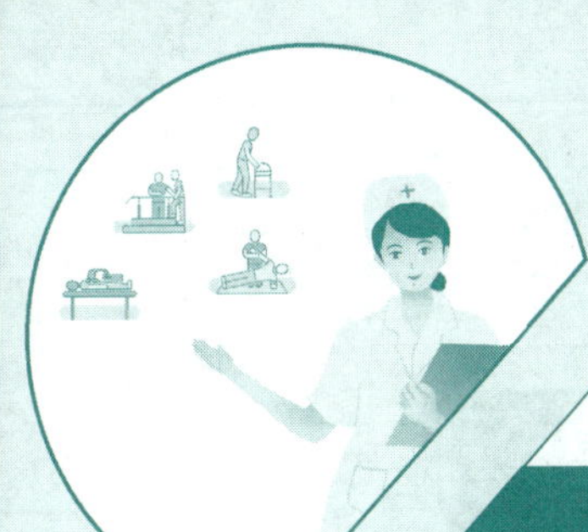

项目五

常见神经系统疾病的康复护理

项目导读

神经系统疾病的主要临床表现是运动功能、感觉功能和反射障碍，病变累及大脑时还可出现意识障碍和精神症状。神经系统疾病具有起病急、病情重、症状复杂等特点，已经成为人类残疾的主要原因之一，因此患病后功能恢复成为患者的迫切需求。然而一般护理技术已经远远不能满足这一需求，患者功能的恢复离不开有效的康复护理。

学习目标

知识目标

- 掌握脑卒中、颅脑损伤、脑性瘫痪、脊髓损伤患者的康复护理措施。
- 熟悉脑卒中、颅脑损伤、脑性瘫痪、脊髓损伤患者的主要功能障碍、康复护理评定内容、康复护理原则与目标。
- 了解脑卒中、颅脑损伤、脑性瘫痪、脊髓损伤的概念、病因等。

技能目标

- 能够对脑卒中、颅脑损伤、脑性瘫痪、脊髓损伤患者进行康复护理评定。
- 能够根据康复护理评定结果为脑卒中、颅脑损伤、脑性瘫痪、脊髓损伤患者制订相应的康复护理计划，并进行康复护理指导。

素质目标

- 培养发现问题、分析问题、解决问题的临床思维。
- 培养尊重患者、保护患者隐私的人文精神。
- 树立专业、敬业、爱业的护理学价值观，培养多学科团队协作的意识。

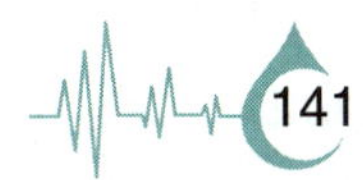

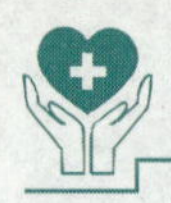

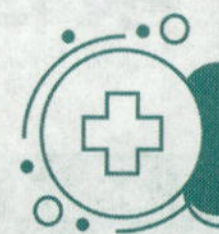

任务一　促进脑卒中患者的康复

任务导入

患者李先生，62 岁，半个月前因突发言语困难、右侧肢体无力 2 h 入院。既往有高血压病史 10 余年。体格检查：体温 36.5℃，心率 86 次/min，呼吸 18 次/min，血压 170/90 mmHg，失语，双眼向左凝视，右鼻唇沟变浅，伸舌右偏，右侧肢体肌张力低、肌力 0 级。辅助检查确认后，李先生被诊断为缺血性脑卒中。经治疗，现李先生的病情趋于稳定，可以进行康复训练，遂转入康复科。

任务描述

该病区的护士小张被安排为李先生的责任护士。小张将按照康复护理计划为李先生进行康复护理。

一、脑卒中的概述

脑卒中又称脑血管意外，是指由各种原因引起的脑局部血液循环障碍所导致的脑功能缺损综合征。根据病理机制，脑卒中可分为出血性脑卒中和缺血性脑卒中两大类。

脑卒中是危害中老年人生命与健康的常见病，其常见危险因素包括年龄、性别、种族、遗传等不可干预因素和高血压、糖代谢异常、血脂异常、心脏病、无症状颈动脉粥样硬化、不良生活方式等可干预因素两大类。脑卒中可防可控，对脑卒中的可干预因素进行积极有效的干预，可以明显降低脑卒中的发病率。

二、脑卒中患者的主要功能障碍

（一）运动功能障碍

运动功能障碍是脑卒中患者最常见、最严重的功能障碍，多表现为一侧肢体不同程度的瘫痪或无力，即偏瘫。

（二）言语功能障碍

言语功能障碍主要包括失语症和构音障碍两大类。

（三）吞咽功能障碍

吞咽功能障碍主要表现为口水或食物从口中流出、食物吞咽困难、食物易粘在口腔或喉部、咀嚼困难、进食或饮水时出现呛咳等。

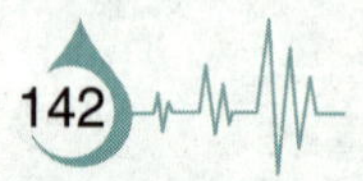

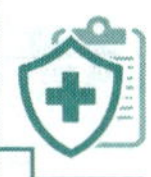

（四）感觉功能障碍

感觉功能障碍主要表现为浅感觉（痛觉、温度觉、触觉等）、深感觉（运动觉、振动觉、位置觉等）、复合感觉（实体觉、图形觉等）以及视觉和听觉出现不同程度地减退或丧失。

康复小锦囊

实体觉是指通过视觉或触觉感知物体形状和性质等的感觉能力。

图形觉是指闭眼时能正确辨别皮肤上所画图形的感觉能力。

（五）认知功能障碍

认知功能障碍主要包括智力障碍、注意力障碍、执行力障碍、记忆障碍、失认症（包括视觉失认、听觉失认、触觉失认、体象障碍）、失用症（包括观念性失用、结构性失用、运动性失用、穿衣失用）等。

（六）心理障碍

心理障碍主要表现为抑郁、焦躁、恐慌等。

（七）日常生活活动能力障碍

日常生活活动能力障碍主要表现为更衣、饮食、出行、刷牙、洗脸等日常生活活动能力显著下降或丧失。

（八）排泄功能障碍

排泄功能障碍可分为神经源性肠道和神经源性膀胱两大类，表现为便秘、尿频、尿失禁、尿潴留、排尿困难等。

（九）常见并发症

1. 误用综合征

误用综合征是指由不正确的康复治疗所导致的医源性继发性损害引起的综合征，主要表现为肩关节半脱位、关节肌肉损伤、骨折、肩髋部疼痛、肌痉挛加重、异常步态、足内翻等。

2. 失用综合征

失用综合征是指由机体长期不活动导致全身或局部生理功能减退的综合征，主要表现为压力性损伤、肺部感染、肌肉萎缩、骨质疏松、直立性低血压、肩-手综合征、心肺功能下降、异位骨化等。

康复小锦囊

肩-手综合征是脑卒中常见的并发症，常于脑卒中发病后1～3个月内发生，病因尚不明确。该综合征的临床表现分为三期：第一期表现为肩部疼痛及手部水肿，活动受限，持续3～6个月；第二期表现为肩部疼痛及手部水肿减轻，手指肌群开始萎缩，手指关节活动受限日益加重；第三期表现为肩部疼痛及手部水肿完全消失，但手指肌群萎缩显著，手指关节严重挛缩，出现特征性的畸形手。

异位骨化是指在软组织中出现成骨细胞并形成骨组织的现象。异位骨化好发于髋关节，其次为膝关节、肘关节和肩关节，手和脊柱也可受累。异位骨化前期表现为不明原因的低热，伴局部组织肿痛；中期表现为皮下组织有硬结出现，患侧肢体较健侧肢体粗大；后期表现为关节活动度降低，关节强直，运动功能障碍。

3．深静脉血栓

深静脉血栓是指血液在深静脉腔内异常凝结而形成的固体血凝块，好发于下肢，表现为患侧肢体肿胀、疼痛，多发生于各种手术后、慢性病长期卧床及由多种原因造成肢体活动受限的人群。深静脉血栓不仅影响脑卒中患者的功能恢复，还可能增加其残疾率和死亡率。

三、脑卒中患者的康复护理评定

（一）运动功能评定

运动功能评定主要评定患者的肌力、肌张力、肌痉挛程度、关节活动度、步态、平衡能力等。常用的评定方法有布伦斯特伦运动功能评定法、Fugl-Meyer 运动功能评定法、上田敏评定表评定法、改良阿什沃思量表评定法（评定方法详见项目二任务一）、伯格平衡量表评定法（评定方法详见项目二任务一）等。其中，布伦斯特伦运动功能评定法是评定脑卒中患者偏瘫肢体运动功能最常用的方法之一，本法简单易行、应用广泛，此处进行重点介绍。

根据脑卒中患者手、上肢及下肢肌张力和运动模式的变化，布伦斯特伦运动功能评定法将患者的运动功能恢复过程分为 6 个阶段或等级，如表 5-1 所示。该评定法可以监测患者的病情变化和功能恢复情况，确定患者所处的运动功能恢复阶段。

表 5-1　布伦斯特伦运动功能评定法

评定结果		肌张力和运动模式变化		
阶段（分级）	运动特点	手	上肢	下肢
1	无任何运动	无任何运动	无任何运动	无任何运动
2	引出联合反应	仅有极细微的屈曲	仅出现协同运动模式	仅有极少的随意运动、协同运动
3	随意出现协同运动	可有钩状抓握，但不能伸指	可随意发起协同运动	坐位和站位时，有髋、膝、踝的协同性屈曲
4	协同运动模式打破，开始出现分离运动	能够侧捏及松开拇指，手指有半随意的小范围伸展活动	出现脱离协同运动的活动：肩 0°、肘屈 90°时，前臂可旋前、旋后；肘伸直时，肩可前屈 90°；手臂可触及腰骶部	开始脱离协同运动：坐位时，可屈膝 90° 以上，足可向后滑动；足跟不离地时，踝能背屈

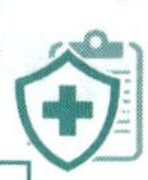

续表

评定结果		肌张力和运动模式变化		
阶段（分级）	运动特点	手	上肢	下肢
5	肌张力逐渐恢复，有分离精细运动	可做球状和圆柱状抓握，手指可同时伸展，但不能单独伸展	出现相对独立于协同运动的活动：肘伸直时，肩可外展 90°；肘伸直、肩前屈 30°～90°时，前臂可旋前、旋后；肘伸直、前臂处于中立位时，上肢可举过头	从协同运动到分离运动：站位时，髋伸展位能屈膝；膝伸直，足稍向前踏出，踝能背屈
6	运动接近正常	所有抓握均能完成，可全范围地伸指，可进行单个手指活动，但速度和准确性比健侧差	运动协调近于正常，前臂能旋前、旋后，手指指鼻无明显辨距不良，但速度比健侧慢（相差 5 s 以上）	协同运动大致正常：站位时，可使髋外展到抬起该侧骨盆所能达到的正常范围；坐位伸直膝时，可旋内、旋外下肢，合并踝内、外翻

康复小锦囊

联合反应是指患者患侧肌肉完全不能产生随意收缩，但当健侧肌肉用力收缩时，其兴奋可波及患侧而引起患侧相对应肌肉收缩的反应。

随意运动是指受主观意识支配的、由大脑皮质运动区直接控制的躯体运动。

协同运动是指患者活动患侧上肢或下肢的某一关节时，相邻的关节甚至整个肢体都出现一种不可控制的运动并形成特有活动模式的现象。

分离运动是相对于协同运动的一种较高级运动模式，表现为进行肢体单关节运动时不会出现相邻关节的协同运动的运动模式。

（二）言语功能评定

言语功能评定主要是通过交流、观察、使用量表及仪器检查等方法，了解患者有无言语功能障碍，并判断其性质、类型及程度，以确定是否需要进行言语康复治疗，以及采取何种言语康复治疗及护理方法。评定方法详见项目二任务四。

（三）吞咽功能评定

吞咽功能评定主要评定患者是否存在吞咽困难及相关伴随症状（如梗阻感、咽喉痛、鼻腔反流、胃食管反流、误吸等），并对困难程度进行分级及量化等。常用的评定方法有洼田饮水试验、反复唾液吞咽试验、进食评估问卷调查、临床吞咽功能评定及吞咽功能仪器评定等。此处重点介绍洼田饮水试验、反复唾液吞咽试验、进食评估问卷调查。

1. 洼田饮水试验

操作方法：① 患者取坐位或仰卧位（床头需抬高 30°）。② 患者试饮 1～3 mL 水。若无异常，则可进行正式试验；若发生呛咳，则可休息后再进行。试饮 2 次均发生呛咳，则为异常。③ 进行正式试验的患者，按照以往习惯饮 30 mL 水，护士观察并记录患者的饮水时间及反应（有无呛咳等）。洼田饮水试验的评定标准，如表 5-2 所示。

表 5-2　洼田饮水试验的评定标准

分级	评级标准		吞咽功能评定
Ⅰ级	可一次喝完，无呛咳	5 s 内喝完	正常
		5 s 以上喝完	可疑
Ⅱ级	分两次以上喝完，无呛咳		异常
Ⅲ级	能一次喝完，有呛咳		
Ⅳ级	分两次以上喝完，有呛咳		
Ⅴ级	常常呛咳，难以全部喝完		

2. 反复唾液吞咽试验

操作方法：① 患者取坐位或仰卧位（床头需抬高 30°）；② 护士将示指横置于患者甲状软骨与舌骨间，嘱患者做吞咽动作；③ 患者喉头随吞咽动作上举、越过示指后复位，即视为完成一次吞咽反射。若患者能在 30 s 内完成 3 次吞咽反射，则可判定为正常；反之，则可判定为异常。

3. 进食评估问卷调查

进食评估问卷调查是指利用进食评估问卷调查工具-10 来评定患者的吞咽功能，该工具包含与吞咽功能障碍相关的 10 个问题，如吞咽液体、固体、药物时是否费力，吞咽时有无疼痛、咳嗽，吞咽时有无食物卡在喉咙，等等。

（四）感觉功能评定

感觉功能评定主要评定患者的浅感觉、深感觉、复合感觉、视觉、听觉等是否减退或丧失。

（五）认知功能评定

认知功能评定主要评定患者的注意、记忆、思维、学习、执行功能等。常用的评定方法有简易精神状态检查量表（评定方法详见项目二任务二）、蒙特利尔认知评估量表等。

（六）心理评定

心理评定主要评定患者的心理状态、人际关系和环境适应能力等，如有无抑郁、焦虑、恐惧等心理障碍，社会支持系统是否健全有效，等等。心理的评定方法详见项目二任务六。

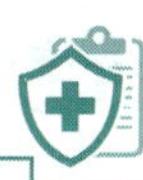

（七）日常生活活动能力评定

日常生活活动能力评定的常用评定方法有巴塞尔指数评定法等，评定方法详见项目二任务五。

（八）生活质量评定

生活质量评定常采用量表评价法，常用的量表有生活满意度量表、健康调查量表36（评定方法详见项目二任务五）等。此外，随着生活质量评定工具的不断研发，还出现了脑卒中患者专用的生活质量评定量表，如脑卒中影响量表、脑卒中专用生活质量量表等。

四、脑卒中患者的康复护理原则与目标

（一）康复护理原则

（1）根据患者的病情进行早期康复护理干预，并为其制订动态的康复护理计划。通常主张在患者生命体征稳定48 h后、病情无加重或有改善的情况下开始。

（2）为患者实施正确的功能训练与康复护理指导，并遵循循序渐进的原则，切忌操之过急。此外，功能训练与康复护理指导应贯穿患者治疗过程的始终，并与患者的日常生活紧密融合，同时，还应鼓励患者及其家属主动参与。

（3）积极预防并发症，做好脑卒中的二级预防。

（二）康复护理目标

1．短期目标

（1）使患者能够逐渐适应自身角色，能够采取有效的沟通方式表达自己的需求和情感。

（2）使患者能够积极配合肢体功能和言语训练，积极促进自身日常生活活动能力恢复。

（3）使患者能够掌握恰当的进食方法，能够摄入充足的营养。

（4）避免患者出现压力性损伤、肺炎、尿路感染、深静脉血栓等并发症，或保证患者出现上述并发症后能得到及时处理。

2．长期目标

（1）使患者能够最大限度地恢复各项功能，避免其出现失用综合征和误用综合征。

（2）使患者能够充分强化和发挥残存功能，能够通过使用康复辅助器具提高日常生活活动能力，并逐渐回归社会。

五、脑卒中患者的康复护理措施

（一）运动功能障碍的康复护理措施

脑卒中一般会经历急性期、痉挛期和恢复期三个时期，各时期运动功能障碍的情况不同，康复护理的内容也不相同。

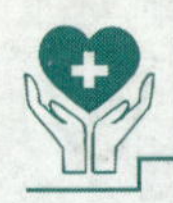

1．脑卒中急性期运动功能障碍的康复护理措施

脑卒中急性期是指发病开始的1～3周内（脑出血2～3周，脑梗死1周左右），此期患者意识清楚或轻度意识障碍，生命体征平稳，但患肢肌力、肌张力均很低，腱反射减弱。为预防并发症及继发性损害，同时为下一步功能训练做准备，在不影响临床抢救、不造成病情恶化的前提下，康复护理应尽早开展，具体措施如下。

（1）良肢位摆放与辅助及被动体位变换训练

患者应尽早开始良肢位摆放与辅助及被动体位变换训练。为增加偏瘫侧的感觉刺激，应使患者以患侧卧位为主，同时结合仰卧位和健侧卧位，每2 h为患者变换一次体位，以防压力性损伤、肺部感染及肌肉痉挛等的发生。良肢位摆放和辅助及被动体位变换训练的操作方法详见项目四任务一、任务二。

（2）肢体被动运动训练

肢体被动运动训练的目的是预防关节活动受限、促进肢体血液循环、增强感觉输入，可在脑卒中患者发病3～4天后、病情较稳定时进行。

护士对患者患侧肢体进行全范围的被动关节活动度训练，重点进行肩关节旋外、外展（不能超过90°）和屈曲，肘关节屈伸，前臂旋前和旋后，腕和手指关节伸展，髋关节外展和屈伸，膝关节屈伸，足背屈和外翻等运动。每天训练2～3次，每次每个关节活动5～6遍，直到患者恢复主动运动。

肢体被动运动训练时，先从患者健侧肢体开始，再参照健侧关节的活动范围对患侧肢体进行训练；先活动近端关节，再活动远端关节。训练过程要循序渐进，动作要轻柔、缓慢，活动幅度以患者不出现疼痛为宜。

（3）肢体主动运动训练

- 上肢自主运动训练：患者取仰卧位，做博巴斯握手，用健侧上肢带动患侧上肢伸肘、屈肩，并完成双上肢上举。该训练可防止患侧上肢失用性肌萎缩的发生或加重，同时可维持患侧肩、肘关节的活动度，抑制患侧上肢肌肉痉挛。
- 独立体位变换训练：患者先开展独立由仰卧位到健侧卧位的体位变换训练，再开展独立由仰卧位到患侧卧位的体位变换训练，可每2 h独立变换一次体位，操作方法详见项目四任务二。该训练可使患侧肢体的伸屈肌张力达到平衡，预防肌肉痉挛的出现，同时也有利于预防压力性损伤和呼吸系统感染。
- 桥式运动训练：① 双侧桥式运动训练（见图5-1）。患者取仰卧位，上肢放于身体两侧，手掌向下紧贴床面，双腿屈曲，双足平踏在床面上，用力将臀部抬起，并保持骨盆水平位，保持5～10 s后慢慢放下。② 单侧桥式运动训练（见图5-2）。患者取仰卧位，上肢放于身体两侧，手掌向下紧贴床面，健侧腿悬空，患侧腿屈曲，患侧足平踏在床面上，用力将臀部抬起，并保持骨盆水平位，保持5～10 s后慢慢放下。需要注意的是，应让患者在较容易地完成双侧桥式运动训练后，再进行单侧桥式运动训练。桥式运动训练可加强患者伸髋肌的力量，有效预防臀部后突的偏瘫步态的出现，预防压力性损伤的发生，抑制下肢伸肌痉挛，促进分离运动的出现。

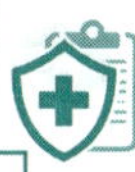

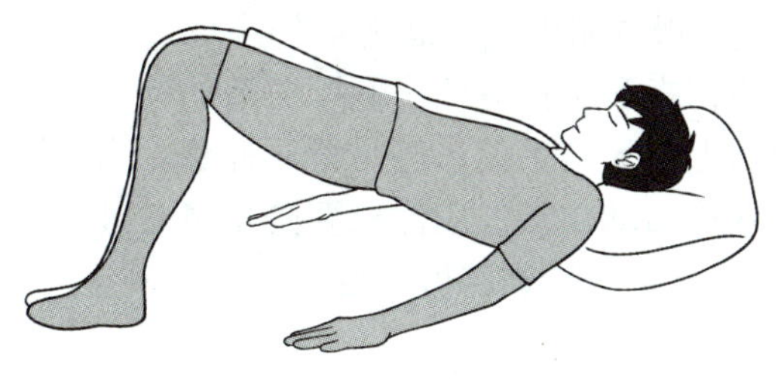

图 5-1　双侧桥式运动训练

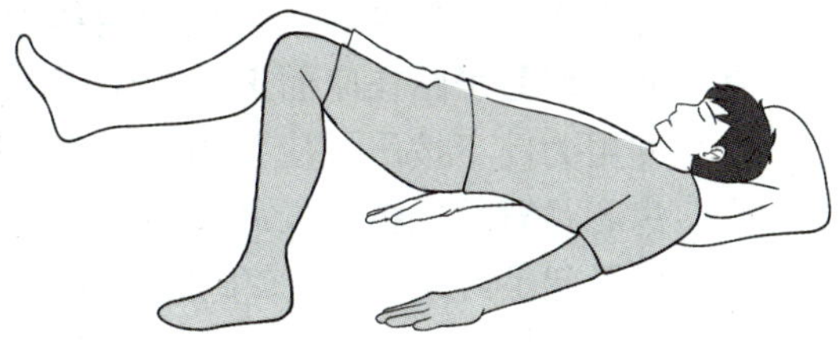

图 5-2　单侧桥式运动训练

（4）肢体按摩护理

肢体按摩可促进血液、淋巴回流，防止或减轻肢体水肿，增强感觉输入，有利于运动功能的恢复，可在患者发病 3～4 天后、病情较稳定时进行。护士对患者进行肢体按摩时，要轻柔、缓慢、有节律，避免使用刺激性强的按摩手法。对肌张力高的肌群，宜采用具有安抚性质的推摩手法；对肌张力低的肌群，则宜采用摩擦和揉捏手法。

2．脑卒中痉挛期运动功能障碍的康复护理措施

脑卒中痉挛期一般在发病 2～3 周后开始，持续 3 个月左右。此期康复护理的目标是预防肌肉痉挛和控制异常运动，促进分离运动的出现。

（1）抗痉挛训练

- 卧位抗痉挛训练：患者取仰卧位，做博巴斯握手，上举上肢，使患侧肩胛骨向前，患侧肘伸直，该动作有助于抑制上肢屈曲痉挛；双腿屈曲，做博巴斯握手、抱住双膝，将头抬起，使下肢更加屈曲，该动作有助于抑制下肢伸肌痉挛和上肢屈肌痉挛，如图 5-3 所示。
- 肩关节和肩胛带被动运动训练：患者取仰卧位，做博巴斯握手，用健侧手带动患侧手上举伸直，并左右、前后、旋转活动，如图 5-4 所示。该训练有助于恢复上肢运动功能，还可预防肩痛和肩关节挛缩。

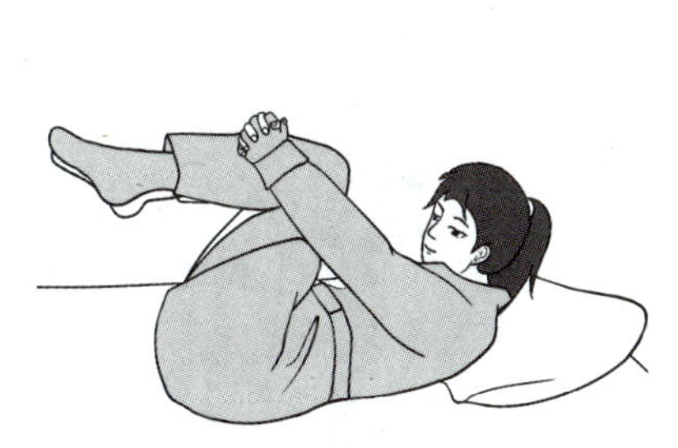

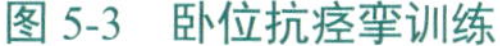

图 5-3　卧位抗痉挛训练

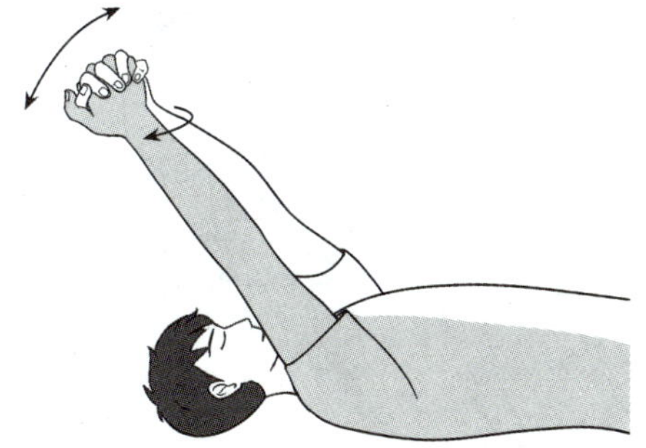

图 5-4　肩关节和肩胛带被动运动训练

- 下肢控制能力训练：① 屈髋、屈膝训练。患者取仰卧位，上肢置于身体两侧或做博巴斯握手举至头顶。护士首先一手将患者患侧足保持在背屈位，使患侧足平踏在床面上，另一手扶患者患侧膝关节，使其髋关节处于内收位；然后将患者患侧足向头端移动（不离开床面），完成患侧髋、膝关节屈曲；然后缓慢地将

患者患侧下肢伸直，如此反复练习。② 踝背屈训练。患者取仰卧位，双腿屈曲，双足平踏在床面上。护士用一手的拇指和示指握住患侧踝关节的前上方，并用力向下按压，使患侧足平踏在床面上，另一手使患侧足背屈外翻。当感到患者足背屈抵抗消失后，嘱患者主动保持该动作，但应注意要防止患者过度用力引起足内翻。下肢控制能力训练可为患者的行走训练做准备。

（2）床上坐起训练

若病情允许，则患者应尽早进行床上坐起训练，以预防深静脉血栓、坠积性肺炎、压力性损伤等严重并发症。为避免坐起时发生直立性低血压，应先对患者进行坐位耐力训练，即患者取坐位时，不宜马上取 90°坐位（直立坐位），可先取 30°～45°坐位，然后每 5 min 左右增加 5°，直至 90°坐位。若患者能保持直立坐位 30 min，则可进行床上坐起训练，操作方法详见项目四任务二。

3．脑卒中恢复期运动功能障碍的康复护理

脑卒中恢复期患者的患侧肢体和躯干肌力较弱，没有足够的平衡能力，故此期应先进行平衡训练，再进行肢体的精细运动和协调运动训练。

（1）坐位平衡训练

- 静态坐位平衡训练：① 患者坐于床边或椅子（无支撑）上，使髋关节、膝关节和踝关节均屈曲 90°，双足平踏在地面上并分开（约一脚宽）；② 护士坐于患者患侧，一手放在患者患侧腋下，一手放在患者健侧腰部，嘱患者保持头部直立，协助患者将重心偏向患侧，如图 5-5（a）所示；③ 当护士感到双手不再受力时松开，并嘱患者保持该姿势数秒；④ 嘱患者将重心逐渐转向健侧，护士一手抵住患者患侧腰部，另一手压住患者患侧肩部，使患者尽量拉长健侧躯干，嘱患者保持头部直立，坚持数秒，如图 5-5（b）所示；⑤ 护士协助患者前倾、后仰，或指导患者触碰身前、身后物体。

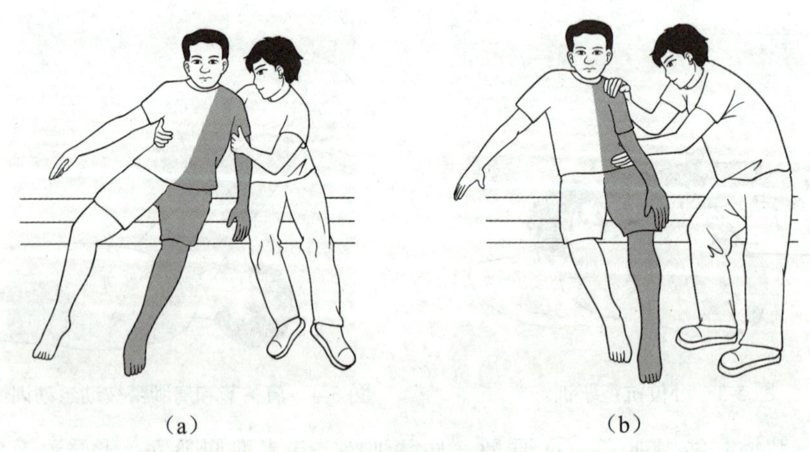

图 5-5　静态坐位平衡训练

- 自动动态坐位平衡训练：患者取坐位，做博巴斯握手，伸向前、后、左、右、上方、下方，并相应地转移重心以维持坐位平衡，必要时护士可给予帮助。

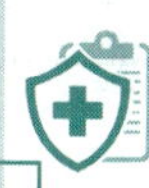

- 他动动态坐位平衡训练：护士向前、后、左、右推动患者，患者调整重心维持坐位平衡。

（2）立位平衡训练

立位平衡训练可为步行训练做准备。护士协助患者站起，患者上肢垂于体侧，护士逐渐减少对患者的支撑，让患者保持站立，训练其静态立位平衡。护士可用手帮助患者患侧膝关节保持屈曲 15°左右，以防膝关节过度伸展。当患者能独立保持静态立位平衡后，嘱患者将重心逐渐移向患侧，训练患侧腿的负重能力。为避免发生意外，患者可抓握固定扶手进行训练。当患者的患侧腿具备一定的负重能力后，护士指导患者做博巴斯握手，将上肢伸向各个方向，并相应地转移重心，训练自动动态立位平衡。

（3）步行训练

当患者恢复平衡能力，能保证患侧腿单腿站立且具有一定的分离运动能力后，即可开始步行训练。

- 步行前准备训练：患者先练习扶持站立，再练习患侧腿前后摆动、踏步、屈膝、伸髋等动作，最后练习患侧腿负重时健侧腿前后迈步、双腿交替前后迈步等动作。
- 扶持步行训练：护士站在患者患侧，一手握住患者患侧手，另一手从患者患侧腋下穿出置于胸前，与患者一起缓慢向前步行。
- 复杂步态训练：包括步行耐力训练（如高抬腿走、走直线、绕圈走、转换方向走、跨越障碍、各种速度和节律的步行等）、增加下肢力量的训练（如上斜坡等）、步行稳定性训练（如在窄的步道上步行等）和协调性训练（如骑固定自行车等）等。

（4）上下楼梯训练

上下楼梯训练应遵循健侧腿先上、患侧腿先下的原则。护士应根据患者的训练情况，逐渐减小辅助力度，直至其能够独立完成上下楼动作。

- 上楼梯训练：① 患者健侧手扶栏杆，护士站于患者患侧后方，一手辅助控制患者患侧膝关节，另一手扶持患者健侧腰部，协助患者将重心转移至患侧，使健侧足迈上第一级台阶；② 护士协助患者将重心充分前移至健侧下肢，一手固定患者腰部，另一手协助患者将患侧足抬起并屈曲髋、膝关节，将患侧足置于第二级台阶；③ 护士固定患者腰部的手不动，另一手移至患者患侧大腿上方并向下压，接着向前拉动膝部带动患者身体向前，使患者健侧足顺势置于第三级台阶；④ 重复上述动作。
- 下楼梯训练：① 患者健侧手扶栏杆，护士站于患者患侧，一手置于患侧膝上方，协助完成髋、膝关节的屈曲及迈步，另一手置于健侧骨盆处，并用前臂保护患者患侧腰部，协助患者将身体重心向前移动，使患侧足迈下第一级台阶；② 护士位于患侧的手保持原位，另一手继续将骨盆向前推移，协助患者将健侧足迈下下一级台阶；③ 重复上述动作。
- 持手杖上下楼梯训练：患者上楼时，先将所持手杖立在上一级台阶上，然后健侧腿迈上台阶，最后患侧腿再跟着移动；患者下楼时，先将所持手杖立在下一

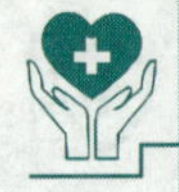

级台阶上，然后患侧腿先迈下台阶，健侧腿再跟着移动。

（5）上肢控制能力训练

- 前臂的旋前、旋后训练：患者坐于桌前，用患侧手翻动桌上的扑克牌。也可在任何舒适的体位下，用患侧手转动小物件。
- 肘的控制训练：患者先上举患侧上肢，并尽量伸直肘关节；再缓慢屈肘，用手触摸自己的口、患侧耳和患侧肩。
- 腕指伸展训练：患者先双手十指交叉，手心朝前、手背朝胸；再伸肘，举双手过头，手心向上；最后，双手返回胸前，向左、右方向伸肘。
- 改善手功能训练：患者可通过编织、绘画、制作橡皮泥塑等训练提高双手的协同操作能力，还可通过电脑键盘打字、搭积木、拧螺丝、拾小钢珠等训练加强和提高双手的精细动作能力。

康复互动坊

两人为一小组，讨论、总结临床中为脑卒中患者开展运动功能障碍康复护理时应注意的事项。

（二）言语功能障碍的康复护理措施

护士应尽早为患者进行言语功能障碍的康复训练，同时还应加强对患者的心理疏导，以增强患者恢复言语功能的信心。

1. 失语症的康复护理措施

先对患者进行听理解训练，再逐步进行口语表达训练和书写训练，训练方法详见项目三任务三。

2. 构音障碍的康复护理措施

先对患者进行放松训练和呼吸训练，在此基础上再进行发音器官训练、发音训练、言语清晰度训练、言语节奏训练等，训练方法详见项目三任务三。训练时应注意选择合适的训练环境及训练时间，并结合患者的注意力、耐力、兴趣、日常生活及工作方式等选择合适的训练内容。

（三）吞咽功能障碍的康复护理措施

护士应尽早对患者进行吞咽功能训练，以预防吸入性肺炎、营养不良等并发症，训练方法详见项目四任务四。

（四）认知功能障碍的康复护理措施

护士应紧密结合患者解决实际问题的能力，为其开展认知功能训练，训练方法详见本项目任务二。

（五）心理障碍的康复护理措施

护士应与患者建立良好的护患关系，进行有效的沟通，根据患者的性格特点、心理特点等对其进行心理疏导，并运用放松技巧、音乐疗法等进行认知行为干预，帮助其建

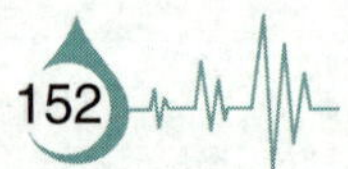

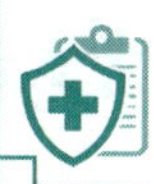

立正常的情绪反应模式。

（六）日常生活活动能力障碍的康复护理措施

患者的日常生活活动训练可尽早开始，训练内容包括进食训练、个人卫生训练、更衣训练等，训练方法详见项目四任务七。此外，为帮助患者更好地完成日常生活活动训练，护士可为其选用一些适用的辅助器具，如便于进食的特殊器皿、改装的牙刷等。

康复互动坊

以小组为单位，查询相关资料，结合所学相关知识，讨论脑卒中患者可能还需要哪些辅助器具？

（七）排泄功能障碍的康复护理措施

脑卒中患者常伴有神经源性膀胱和神经源性肠道。护士应根据患者的具体情况，实施相应的神经源性膀胱和神经源性肠道康复护理训练，以提升其生活质量，预防并发症的发生，训练方法详见项目四任务五、任务六。

（八）常见并发症的预防措施

1．失用综合征与误用综合征的预防措施

护士应协助并鼓励患者尽早开始康复训练，嘱其积极用健侧肢体带动患侧肢体进行主动运动，以促进患侧肢体功能的恢复，预防失用综合征的发生。在康复训练的过程中应确保患者训练动作的正确性，以预防误用综合征的发生。

2．深静脉血栓的预防措施

为预防深静脉血栓的发生，护士应为患者采取以下措施：① 指导患者尽早下床活动；② 在检查确认患者无深静脉血栓的情况下，指导其进行主动或被动踝泵（踝关节做背伸、跖屈动作）运动训练、股四头肌训练、腘绳肌训练和怀抱式挤捏训练等，或为患者使用间歇性充气压力泵、足底静脉泵等专用设备。

六、脑卒中患者的康复护理指导

（一）心理指导

（1）鼓励患者主动参与康复训练，并持之以恒。

（2）指导患者争取获得有效的社会支持系统，包括家庭、朋友、同事、单位等社会支持。鼓励患者参加康复俱乐部，与同类患者相互交流，吸取康复成功者的经验。

（3）指导患者修身养性，保持情绪稳定，避免不良情绪刺激，培养兴趣爱好，如下棋、写字、绘画、打太极拳等，从而唤起对生活的热爱。

（二）生活指导

指导患者规律生活，嘱其合理饮食，充分休息、适当活动、劳逸结合；鼓励患者日常生活活动自理。

（三）教育指导

脑卒中康复医疗体操

（1）指导患者积极配合治疗原发疾病，如高血压、糖尿病、高脂血症、心血管病等。

（2）耐心向患者及其家属讲解疾病的相关知识，介绍治疗和康复情况。

（3）嘱患者出院后合理用药、积极锻炼并定期复诊。

（4）指导患者家属学会科学的护理和协助锻炼的方法，使患者在出院后仍能得到良好的康复和护理，以避免并发症和后遗症等。

任务实施

结合本任务所学知识，根据表 5-3 完成任务实施。

表 5-3　任务实施活动表

类别	任务描述
学习回顾	回顾脑卒中的概念和危险因素，脑卒中患者的主要功能障碍、康复护理评定的内容、康复护理原则与目标、康复护理措施、康复护理指导的内容
模拟操作	（1）学生自由分组，每组 8～10 人 （2）根据任务导入的情景，组员扮演责任护士小张和患者李先生进行情景模拟 （3）模拟内容至少包括以下几个方面：① 小张简述李先生的功能障碍；② 对李先生进行康复护理评定；③ 为李先生制订康复护理计划；④ 根据康复护理计划，为李先生实施康复护理；⑤ 对李先生进行康复护理指导 （4）其余组员仔细观看，并提出意见
总结思考	根据点评意见，总结模拟操作中的不足，思考解决问题的方法并改正
	总结本任务学习中遇到的难题及其解决方法
	总结本任务学习的收获与感受

任务二　促进颅脑损伤患者的康复

任务导入

患者刘先生，55 岁，因在车祸中伤及头部急诊入院。颅脑 CT 结果显示颅内异常高密度影。初步诊断：闭合性颅脑损伤，多发脑挫裂伤。刘先生于入院后第 2 天行颅内血肿清除术，术后病情平稳，但存在言语、运动功能障碍，于术后第 10 天转至康复科接受康复治疗。

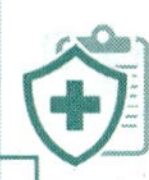

任务描述

该病区的护士小张被安排为刘先生的责任护士。小张将按照康复护理计划为刘先生进行康复护理。

一、颅脑损伤的概述

颅脑损伤是指各种外力作用于头部，致使头皮、颅骨、脑膜、脑血管和脑组织的结构及功能发生改变，从而引起的暂时性或永久性神经功能障碍。颅脑损伤主要见于交通事故、运动损伤、高空坠落、跌倒、撞击等。其中，由交通事故引起的颅脑损伤占比较高。颅脑损伤患者一般会经历急性期、恢复期、后遗症期三个时期。

二、颅脑损伤患者的主要功能障碍

轻度颅脑损伤患者早期会出现头痛、注意力差、思考时间延长、健忘、失眠和对光敏感等功能障碍表现。中、重度颅脑损伤患者易出现以下几类较典型的功能障碍。

（一）认知功能障碍

认知功能障碍包括注意力分散、思想不能集中、记忆力减退、执行能力障碍、失认症等。

（二）精神障碍

精神障碍多见于广泛脑挫裂伤、脑干损伤等重度颅脑损伤患者。在颅脑损伤急性期，患者的精神障碍多表现为谵妄、幻觉、狂躁不安的攻击性行为等；在颅脑损伤恢复期，患者的精神障碍多表现为妄想、幻觉、癔症样发作、人格改变和性格改变等。

（三）言语功能障碍

常见的言语功能障碍包括失语、构音障碍和言语失用等。构音障碍具体表现为言语缓慢、用力、发紧，辅音不准，吐字不清，鼻音过重，分节性言语，等等；言语失用具体表现为不能数数，不能说出自己或他人的姓名，不能复述，不能模仿声音，等等。

（四）运动功能障碍

由于受伤原因、受伤部位和受伤程度不同，患者的运动功能障碍具有多种表现形式。例如，锥体束受损的患者可出现偏瘫、单瘫、双侧瘫等，锥体外系受损的患者可出现帕金森综合征、共济失调、舞蹈样动作等。

（五）感觉功能障碍

感觉功能障碍常表现为视空间关系障碍、失用症等。

（六）常见后遗症

由于瘢痕形成、组织粘连和慢性含铁血黄素沉积的刺激，多数患者在颅脑损伤后半年到 1 年内存在癫痫发作的风险。

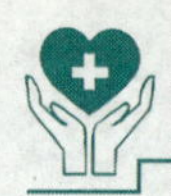

三、颅脑损伤患者的康复护理评定

（一）损伤程度评定

用格拉斯哥昏迷量表（见表 5-4）检测患者的睁眼反应、言语反应和运动反应三项指标，将三项指标的累计得分作为评定患者颅脑损伤程度的依据。其中，得分为 13～15 分、伤后昏迷时间为 20 min 以内的患者被评定为轻度颅脑损伤；得分为 9～12 分、伤后昏迷时间为 20 min 至 6 h 的患者被评定为中度颅脑损伤；得分为 3～8 分、伤后昏迷时间为 6 h 以上的患者被评定为重度颅脑损伤。

格拉斯哥昏迷评分

表 5-4　格拉斯哥昏迷量表

项目	患者反应	评分
睁眼反应（E）	自动睁眼	4
	听到大声提问时，能够睁眼	3
	被捏痛时，能够睁眼	2
	被捏痛时，不睁眼	1
运动反应（M）	能够执行简单命令	6
	被捏痛时，能够拨开医生的手	5
	被捏痛时，能够撤出被捏部分	4
	被捏痛时，身体呈去皮质强直（上肢屈曲、内收旋内，下肢伸直、内收旋内，踝跖屈）	3
	被捏痛时，身体呈去大脑强直（上肢伸展、内收旋内，腕指屈曲，下肢伸直、内收旋内，踝趾屈）	2
	无反应	1
言语反应（V）	能够正确会话，回答医生他在哪、他是谁及哪年哪月等问题	5
	言语错乱，定向障碍	4
	说话能够被理解，但无意义	3
	能够发出声音，但说话不能被理解	2
	不发声	1

（二）认知功能评定

1. 认知功能评定

RLA（rancho los amigos）认知功能评定表（见表 5-5）是评定患者一般认知与行为能力的常用量表。此评定表将认知功能分为八个等级，级别越高，代表患者的认知功能越好。

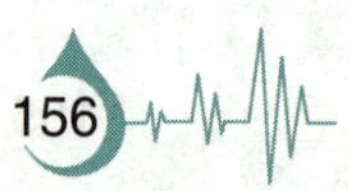

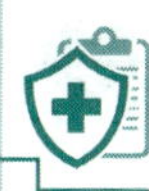

表 5-5　RLA 认知功能评定表

等级	认知表现
Ⅰ	患者处于深度昏迷，对任何刺激完全无反应
Ⅱ	患者对外部刺激呈现有特异性但无目的的反应，出现的反应与刺激类型无关，且通常是相同的
Ⅲ	患者对外部刺激呈现有特异性但不协调的反应，出现的反应与刺激类型有关，对熟悉的人的反应比对陌生人多
Ⅳ	患者处于躁动状态，行为古怪，毫无目的，不能辨认人与物，不能配合治疗，词语常与环境不相干或不恰当，可以出现虚构症，无选择性注意，缺乏短期记忆
Ⅴ	患者能对简单命令取得相当一致的反应，但随着命令复杂性的增加，反应呈无目的性、随机性或零碎性；对环境可表现出总体上的注意，但精力涣散，缺乏特殊注意能力，用词常常不恰当且多为闲谈；可以完成以前常有的结构性学习任务，如借助帮助可完成自理活动、在监护下可完成进食等，但不能学习新信息
Ⅵ	患者表现出与目的有关的行为，但要依赖外界的传入与指导，可遵从简单的指令，过去的记忆比现在的记忆更深、更详细
Ⅶ	患者在医院和家中表现恰当，能主动地进行日常生活活动，很少有差错，但比较机械，对活动回忆肤浅，能进行新的活动，但速度慢，判断力仍有障碍
Ⅷ	患者能够回忆并且整合过去和最近的事件，对环境有认识和反应；能进行新的学习，一旦学习活动展开，不需要监视，但能力（如抽象思维能力、对应激的耐受性、对紧急或不寻常情况的判断能力等）仍未完全恢复到发病前

2．注意力评定

护士可以通过视觉跟踪、形态辨认、字母删除测试、听认字母测试、背诵数字、词辨认等方法来评定患者的注意力。

3．记忆能力评定

临床常用的记忆能力评定工具是韦氏成人记忆量表，该量表共有 10 项测验，可评定患者的长时记忆、短时记忆和瞬时记忆。

4．执行能力评定

临床上一般使用启动能力评定法、变换能力评定法、解决问题能力评定法和日常生活活动能力观察法等方法评定颅脑损伤患者的执行能力。此外，还可以借助一些工具，如韦氏成人智力量表、简易精神状态检查量表和威斯康星卡片分类测验等。

（三）精神功能评定

护士可借助智力测验、人格测验、神经心理测验和神经症状评定等评定颅脑损伤患者的精神功能。

（四）言语功能评定

言语功能评定主要针对失语症。国内常用的失语症评定方法主要包括汉语失语症成套测验和汉语标准失语症检查。

（五）运动功能评定

运动功能评定主要是对患者的运动模式、肌张力和肌肉协调能力进行评定，以为其康复计划提供科学依据。常用的方法包括布伦斯特伦运动功能评定法（评定方法详见本项目任务一）、Fugl-Meyer 运动功能评定法、上田敏评定表评定法等。

（六）感觉功能评定

感觉功能评定主要是对患者的浅感觉、深感觉和复合感觉进行评定。

四、颅脑损伤患者的康复护理原则与目标

（一）康复护理原则

（1）为患者制订长期、个性化的康复治疗方案，以促进其全面康复。

（2）鼓励、带动患者家属积极参与康复护理。

（二）康复护理目标

1. 短期目标

（1）减轻患者的焦虑程度，使其情绪稳定。

（2）使患者保持呼吸道通畅、呼吸平稳，避免发生误吸。

（3）使患者保持良好的营养状态。

（4）积极为患者开展功能训练，改善其运动功能、认知功能、言语功能等。

2. 长期目标

（1）避免患者出现并发症，减少后遗症。

（2）提高患者的日常生活活动能力和生活质量，使其能够早日回归家庭和社会。

五、颅脑损伤患者的康复护理措施

（一）急性期的康复护理措施

急性期的康复护理目标是尽可能排除影响意识恢复的因素，防治各种并发症，保证营养，预防关节僵硬。

1. 加强营养

为提高患者的免疫力，促进其伤口愈合及神经组织的修复和功能重建，护士应给予患者高蛋白、高热量饮食。需要注意的是，为昏迷的患者提供鼻饲饮食时，食物所含的热量宜根据患者的身体状况和消化能力逐步增加。

2. 预防并发症

为防止患者因局部受压过久而发生压力性损伤或坠积性肺炎，护士应每 1～2 h 为其翻身、叩背一次，必要时可为其使用气垫床。翻身时，注意不要牵拉患者的上肢，以防其发生肩关节半脱位。

3. 给予良肢位摆放和关节被动活动

护士应为患者摆放良肢位，以防其出现关节挛缩和关节畸形，操作方法详见项目四任

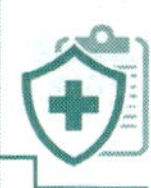

务一。同时，护士应保证为患者全身各关节每天进行 1～2 次被动活动，每个关节活动 3～5 次，活动时要注意手法轻柔、缓慢，以免疼痛和异位骨化的发生。

4. 加强呼吸道管理

护士应为深昏迷的患者取侧卧位或侧俯卧位，以利于其口腔内分泌物的排出，同时，还应及时清除其呼吸道内的分泌物或吸入物（如血液、脑脊液、呕吐物等）。对于短期内不能清醒的患者，必要时可遵医嘱为其使用呼吸机辅助呼吸。对已接受气管插管或气管切开的患者，护士要保证病室内的温度和湿度适宜，同时遵医嘱给予其抗菌药物，以预防和治疗呼吸道感染。

5. 促进苏醒

护士可采取各种神经肌肉刺激手段来加速患者的意识恢复，帮助其苏醒。

（1）声音刺激

护士可通过让患者听熟悉的声音来促进其苏醒，如让家庭成员定期与患者进行语言交流或呼唤患者的名字、为患者播放其喜爱和熟悉的歌曲等。

（2）手法刺激

护士可通过按摩、推拿、被动运动等手法刺激方式来促进颅脑损伤患者苏醒。

（3）感觉刺激

护士可通过为颅脑损伤患者梳头、洗脸、擦护肤霜、用毛巾擦汗等方式，向颅脑损伤患者提供各种感觉传入，从而促进其苏醒。

（二）恢复期的康复护理措施

在颅脑损伤的恢复期，患者的生命体征已稳定，但存在认知、运动等方面的功能障碍。此期康复护理的目标是最大限度地恢复颅脑损伤患者的各种功能，使其最终能够回归家庭和社会。

1. 认知功能障碍的康复护理措施

（1）注意力训练

- 猜测游戏：首先，取一个玻璃球和两个透明玻璃杯，在患者的注视下，将其中一个透明玻璃杯扣在玻璃球上；然后，让患者指出哪个杯子下有玻璃球；最后，在患者多次准确指出后，改用不透明的杯子重复上述过程。
- 删除游戏：首先，在纸上写下一行大写的英文字母，如写出 A、C、D、H、J，让患者指出特定的字母；然后，待患者正确指认后删除该字母，并在改变剩余字母的顺序后再重复上一步操作；最后，待患者正确指认所有字母后，将字母写得小一些或增加字母的数量再重复上述过程。
- 时间感训练：让患者按指令启动秒表，并于 10 s 时主动停止秒表。若患者操作成功，则可将时间间隔逐步延长至 1 min。当患者停止秒表时间的误差小于 2 s 时，可让患者不看表，自己计算时间来停止秒表，并逐渐延长时间间隔。在训练过程中，护士可一边与患者交谈，一边让患者进行停表操作，嘱患者尽量保持专注，不要因交谈而分散注意力。
- 数字顺序训练：让患者按顺序说出或写出 0 到 10 之间的数字，或给患者看标有数字的卡片，让其按大小顺序排好。

（2）记忆力训练

为患者进行记忆力训练时，护士应注意以下几点：① 每次训练的时间应较短；② 在刚开始训练时，要求患者记忆的内容要少而简单，且内容呈现的时间要长；③ 待患者训练一段时间后，再逐渐增加内容量。常用的记忆力训练方法包括视觉记忆法、编故事记忆法等。

- 视觉记忆法：先将3～5张绘有日常生活用品的图片放在患者面前，每张图片让患者看5 s，然后将图片收回，让患者回忆并说出所看到的物品的名称。待患者成功回忆并说出所有图片内容后，可增加图片的数量，并重复上述过程。
- 编故事记忆法：把要记住的内容按照患者的习惯和爱好编成一个小故事，向患者讲述该故事后，再让其复述故事内容。

（3）思维训练

- 寻找信息法：先让患者浏览一张当地的报纸，浏览完成后，护士向患者询问报纸首页的内容，如报纸名称、日期、大标题等；待患者回答正确后，护士可进一步指导患者识别并指出文娱专栏、体育专栏及商业广告等版面所在的位置；最后，护士可训练患者寻找报纸上的特殊信息，如某个电视台的节目预报、气象预报结果、球队比赛得分等。
- 排列数字法：先给患者3张数字卡，让其按大小顺序排好；再给患者1张新的数字卡，让其根据数字的大小插进已排好的3张卡之间的适当位置。若患者能准确无误地完成这一训练，则可逐渐增加数字卡的数量。在排列数字的过程中，护士还可询问患者有关数字的各种知识，如哪些是奇数、哪些是偶数、哪些互为倍数等。
- 分类物品法：给患者一张列有30种物品名称的清单，要求其按照物品的共性进行分类，如将这些物品归类于家具、食物、衣服等不同的类别。若患者无法完成，则护士可给予其帮助；若训练成功，则可逐渐增加分类难度，如要求患者再将食物细分成植物类、动物类、奶类、豆制品等。

（4）失认训练

一般情况下，护士应针对患者具体的失认状态，如视觉空间失认、身体失认、触觉失认、听觉失认、单侧忽略（指患者的初级感觉完好，但不能对颅脑损伤灶对侧的身体或空间呈现的刺激做出反应）等，采取重复刺激、利用物体左右参照物对比、强调正确答案等手段，来帮助患者恢复认知能力。

2．精神障碍的康复护理措施

（1）躁动不安与易激惹的处理

护士应为患者提供安全、结构化的环境，减少不良刺激，如导管、引流管的刺激等；避免过于限制或约束患者的行动能力；避免治疗次数过多、治疗时间过长；应对患者恰当的行为给予积极的反馈；应向患者提供宣泄不安情绪的方法，如散步或其他体力性活动等；应最大限度地减少患者与不熟悉的工作人员的接触。

（2）易冲动的处理

护士应为患者提供一个安全、布局合理、安静的房间，用简单的赏罚机制教会患者

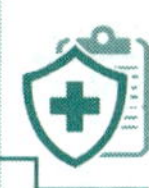

自我控制。例如，在患者做出恰当的行为后给予其实物奖励等；在患者做出不良行为后，给予其预先声明的惩罚；在患者做出极严重的不良行为后，给予其厌恶刺激。

3．言语功能障碍的康复护理措施

言语功能障碍的康复护理措施应以听觉刺激训练为中心，包括听语指图、听语指字、复述、呼名、阅读、书写、听觉记忆广度训练、句法练习等，训练次数为每周 1～6 次，每次 30 min。训练时，由口腔动作训练开始，嘱患者在镜前模仿护士的口型，通过视觉、听觉接收信息，并通过视觉、听觉反馈进行动作调整，从而形成“刺激—反应—反馈”环路，以激起患者的言语反应。

4．运动功能障碍的康复护理措施

颅脑损伤运动功能障碍的康复护理措施与脑卒中运动功能障碍的康复护理措施相似，训练方法详见本项目任务一。

5．感觉功能障碍的康复护理措施

（1）护士可拍打、逆毛发方向擦拭患者感觉功能障碍的部位，以促进其感觉功能的恢复。需要注意的是，忌用过热的水为患者擦浴、泡脚，以免烫伤。

（2）护士可将一系列不同大小、不同形状、不同质地、不同材料的物体（如钥匙、螺钉、回形针、扣子、硬币、橡皮等）放入布袋中，让患者把手伸入布袋触摸辨认。物体放置的原则是由大物体到小物体，由简单物体到复杂物体，由粗糙的物体到光滑的物体，由单一类物体到混合物体，同时避免放置尖锐物体，以防患者受伤。

（三）后遗症期的康复护理措施

1．日常生活活动训练

颅脑损伤患者多存在日常生活活动能力障碍，恢复日常生活活动能力是其能够回归家庭、社会的重要因素。具体来说，日常生活活动训练包括进食训练、更衣训练、个人卫生训练等。此外，护士还要指导患者出院后利用家庭或社区环境继续进行日常生活活动训练，如学习乘坐交通工具、理财购物、看电影等，以增强其自我护理的能力，使其逐步接触外界社会。

2．职业技能训练

大多数患者在身体康复后可重返工作岗位，但部分患者可能要改换工作，护士应尽可能地对患者进行相关职业的工作技能训练，以满足其职业需求。

3．辅助器具使用训练

由于存在一定的运动功能障碍，患者可能需要使用各种辅助器具，如轮椅、助行器等。护士应根据患者病情为其选择合适的辅助器具，并进行使用方法指导和相关训练。

4．心理护理

患者常会出现情绪低落、康复信心不足等心理，护士应密切观察患者的情绪变化，及时采取各种心理护理措施稳定其情绪，并帮助其树立康复的信心和决心，鼓励其坚持功能锻炼。

5．常见后遗症的康复护理

对于发生癫痫需要治疗的患者，护士应遵医嘱给予其药物治疗，并注意观察其用药后的反应。

六、颅脑损伤患者的康复护理指导

（一）心理指导

（1）鼓励患者主动参与康复训练，并持之以恒。

（2）指导患者保持情绪稳定；嘱患者多参加社会活动，争取获得有效的社会支持系统，包括家庭、朋友、同事、单位的支持等。

（二）生活指导

指导患者规律生活，保证饮食合理、睡眠充足、运动适当、劳逸结合。

（三）教育指导

（1）耐心向患者及其家属讲解疾病的相关知识，介绍治疗和康复情况。

（2）鼓励患者家属参与康复训练，使其学会科学的护理和协助锻炼的方法，以保证患者在家庭中能得到长期、系统、合理的训练。

（3）叮嘱患者出院后合理用药、积极锻炼并定期复诊。

任务实施

结合本任务所学知识，根据表 5-6 完成任务实施。

表 5-6　任务实施活动表

类别	任务描述
学习回顾	回顾颅脑损伤的概念和病因，颅脑损伤患者的主要功能障碍、康复护理评定内容、康复护理原则与目标、康复护理措施、康复护理指导内容
模拟操作	（1）学生自由分组，每组 8～10 人 （2）根据任务导入的情景，组员扮演责任护士小张和患者刘先生进行情景模拟 （3）模拟内容至少包括以下几个方面：① 小张简述刘先生的功能障碍；② 对刘先生进行康复护理评定；③ 为刘先生制订康复护理计划；④ 根据康复护理计划，为刘先生实施康复护理；⑤ 对刘先生进行康复护理指导 （4）其余组员仔细观看，并提出意见
总结思考	根据点评意见，总结模拟操作中的不足，思考解决问题的方法并改正
	总结本任务学习中遇到的难题及其解决方法
	总结本任务学习的收获与感受

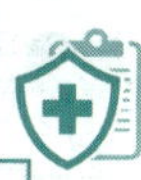

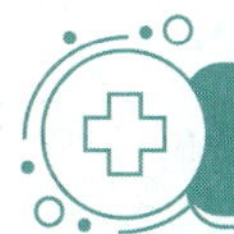

任务三　促进脑性瘫痪患儿的康复

任务导入

患儿小美，4岁，发育迟缓，伴有流涎、吞咽及咀嚼困难、发音障碍、睡眠不佳、便秘。小美家长诉小美为34周早产儿，出生后第2天即出现黄疸，且持续20天后才消退，3岁时开始出现癫痫。入院后体格检查：竖颈（-），翻身（-），角弓反张，胸廓不对称；原始反射残存，不对称性颈强直反射（+），侧弯反射（+）；肌张力动摇。辅助检查：脑电图检查结果显示双侧对称同步尖慢波。根据病史和辅助检查结果，医生诊断小美为脑性瘫痪，遂安排其转入康复科接受康复治疗。

任务描述

该病区的护士小张被安排为小美的责任护士。小张将按照康复护理计划为小美进行康复护理。

一、脑性瘫痪的概述

脑性瘫痪简称“脑瘫”，是指自受孕开始至婴幼儿时期发生的由非进行性脑损伤和发育缺陷所致的脑功能异常综合征。在我国，引起脑瘫的主要危险因素有母亲在孕期长期接触有害物质、家族三代亲属中有出生缺陷史、胎儿发育迟缓、早产、胎儿宫内窘迫、新生儿窒息、新生儿黄疸和高胆红素血症等。

脑瘫可分为痉挛型四肢瘫、痉挛型双瘫、痉挛型偏瘫、不随意运动型脑瘫、共济失调型脑瘫、Worster-Drought综合征和混合型脑瘫。

二、脑性瘫痪患儿的主要功能障碍

（一）运动功能障碍

运动功能障碍是患儿最早出现的表现，以运动和姿势异常为主。不同类型脑瘫，患儿的运动功能障碍表现各不相同，以下重点介绍几种常见类型的运动功能障碍表现：

（1）痉挛型四肢瘫运动功能障碍表现：患儿四肢肌张力增高、肌肉痉挛，检查时呈折刀样强直；呈现出上肢背伸、内收、旋内，拇指内收，躯干前屈，下肢内收、旋内、交叉，膝关节屈曲，剪刀步、尖足、足内外翻，拱背坐的姿态；腱反射亢进，踝阵挛，锥体束征；等等。

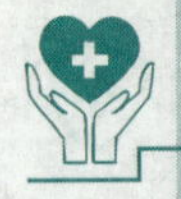

（2）痉挛型双瘫运动功能障碍表现：基本同痉挛型四肢瘫患儿的表现，不同的是该类型患儿的双下肢肌张力增高、肌肉痉挛程度重于双上肢。

（3）痉挛型偏瘫运动功能障碍表现：基本同痉挛型四肢瘫患儿的表现，不同的是该类型患儿的肌张力增高、肌肉痉挛着重表现在一侧肢体。

（4）不随意运动型运动功能障碍表现：患儿四肢、头部不停地晃动，难以自我控制；四肢、头部出现不随意运动，即进行某种动作时常夹杂许多多余动作；面部表情奇特，挤眉弄眼；肌张力静止时降低，随意运动时增高。

（5）共济失调型运动功能障碍表现：患儿动作笨拙、不协调，步态蹒跚，方向性差，可有意向性震颤；肌张力偏低，运动速度慢，头部活动少，分离动作差。

（二）言语功能障碍

1/3～2/3 的患儿伴有不同程度的言语功能障碍，主要表现为语言发育迟缓、发音困难或构音不清，不能连词成句或不能正确表达，严重者可完全失语。

（三）智力障碍

约 1/3 的患儿伴有不同程度的智力低下，且这种智力低下的发生率和严重程度因脑瘫类型的不同而有所差异。例如，痉挛型脑瘫（包括痉挛型四肢瘫、痉挛型双瘫、痉挛型偏瘫）患儿因大脑皮质受损，故智力低下的程度更严重。

（四）视觉障碍和听觉障碍

1/2 以上的患儿伴有视觉障碍，主要表现为内、外斜视，视野缺损，眼球震颤，等等。部分患儿伴有听力减退甚至全部丧失，其中，以不随意运动型患儿最为常见。

（五）感知觉和认知功能障碍

患儿常伴有触觉、位置觉、实体觉、两点分辨觉（区别单点刺激和两点刺激的感觉能力，属复合感觉）缺失。同时，患儿认知功能缺失也较为常见，表现为无法正确辨认一些简单的几何图形，对各种颜色的辨认能力也很差。

（六）癫痫发作

患儿常伴有癫痫发作，其中，以痉挛型脑瘫及伴有智力低下的患儿更为多见。

（七）情绪和行为障碍

患儿情绪和行为障碍主要表现为好哭、任性、固执、孤僻、易激惹、注意力分散等。

三、脑性瘫痪患儿的康复护理评定

（一）运动功能评定

运动功能评定的内容包括肌力、肌张力、关节活动度、原始反射或姿势反射、平衡能力、协调能力、站立和步行能力（步态）等。

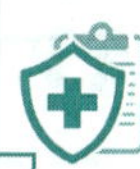

康复小锦囊

原始反射是指生来就出现的正常反射，包括吸吮反射、握持反射、拥抱反射、颈肢反射及自动踏步等。

姿势反射是指中枢神经系统通过调节骨骼肌的肌紧张或产生相应的运动，以保持或改正身体空间姿势的反射活动。

（二）言语功能评定

护士可通过交流、观察或使用通用的量表，如学龄前儿童语言核心量表临床评定普通话版、0～6 岁儿童神经心理发育量表（2016 版）等，来评定患儿有无言语功能障碍。

（三）感知觉功能评定

护士可通过检查患儿的温觉、触觉、压觉，或询问家长患儿的情况，如对他人的抚摸与搂抱是否抗拒、对各种感觉反应是否灵敏等，来评定患儿的感知觉功能。

（四）日常生活活动能力评定

护士可使用儿童功能独立性量表、儿童生活质量量表脑瘫模块、残疾儿童能力量表中文版等评定患儿的日常生活活动能力。评定可在患儿的实际生活环境中进行，护士可通过观察患儿在实际生活中的动作完成情况来评定其日常生活活动能力。对有些不便完成或不易完成的动作，可通过询问患儿本人或其家长来获取完成情况。

（五）心理评定

患儿常存在心理障碍，并常伴有学习和社交困难，同时，患儿家属的悲伤、忧郁等情绪也会影响患儿的心理健康。护士应全面评定患儿的性格特点、心理状态、行为表现、反应能力，同时还要评定患儿家长对患儿病情的认知程度、所持有的态度，以及患儿的家庭和社会支持系统情况。对不伴有智力低下的年长患儿，护士应评定其对患病的反应和接受程度。

（六）智力评定

护士可通过智力测验、韦氏智力量表等评定患儿的智力。

四、脑性瘫痪患儿的康复原则与目标

（一）康复护理原则

（1）早期发现、早期干预，实施综合性康复治疗。

（2）结合患儿的年龄及发育特点，制订个性化方案，并遵循循序渐进的原则。

（3）鼓励家庭成员积极参与、共同协作。

（二）康复护理目标

1. 短期目标

（1）做好患儿的生活护理，改善其营养状态。例如，对有吞咽功能障碍的患儿，提高其吞咽能力，减少其呛咳，避免其发生误吸、窒息等。

（2）创造良好的生活和训练环境，促进患儿身心全面发展。

（3）纠正患儿的异常姿势，根据患儿的病情程度给予不同程度的康复护理，为患儿参与社会做好准备。

（4）提高患儿家长的康复护理意识，使患儿家长能积极参与康复护理。

2. 长期目标

通过综合的康复护理，使患儿的运动能力、日常生活活动能力、交流能力及社会适应能力显著提高，残疾程度最大限度地降低，能够融入社会。

五、脑性瘫痪患儿的康复护理措施

（一）有关环境的康复护理措施

护士应为患儿提供安全、有利于康复的环境，具体措施如下：① 选择带有护栏的多功能床，在通道处安装扶手、呼叫器，并对地面做防滑处理，以保障患儿安全；② 避免灯光直射患儿的眼睛；③ 房间内装配无障碍设施，方便患儿出入；④ 有条件时，可为患儿建立多感官刺激室，利用色彩鲜艳的画面、不同质地的玩具、悦耳的音乐等分别刺激患儿的视觉、触觉、听觉等，从而丰富患儿的感官体验。

（二）不同姿势或体位的康复护理措施

1. 抱姿摆放

抱起患儿前，护士应评定患儿自身的活动能力，确定抱起患儿时需要控制的身体部位。对不同类型脑瘫患儿使用的抱姿不尽相同，具体如下。

（1）痉挛型脑瘫患儿的抱姿

呈屈曲模式的痉挛型脑瘫患儿的抱姿：首先，将患儿的双上肢放在护士的双肩上，并使其尽可能地环绕护士的颈部，双下肢分开置于护士的腰部；然后，护士一手托患儿臀部、一手置患儿肩背部环抱，或单手托患儿臀部环抱，如图 5-6 所示。这种抱姿可改善患儿头背屈的硬性伸展状态，达到纠正异常姿势的目的。

呈角弓反张模式的痉挛型脑瘫患儿的抱姿：患儿呈侧卧位，护士一侧上肢从患儿背侧绕过其头、颈，手握住其一侧肩与上臂向前用力，使其头、肩前屈，另一侧上肢从患儿双下肢之间插入，手掌压住其胸腹部，以加强其头、肩前屈，前臂托住患儿一侧骨盆，使双髋关节屈曲。

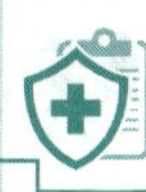

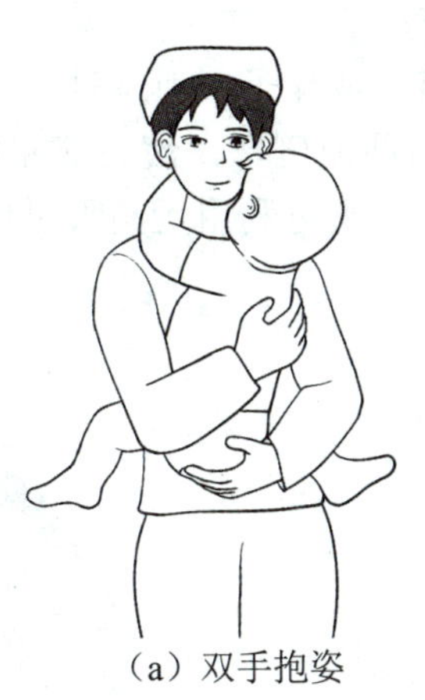

（a）双手抱姿

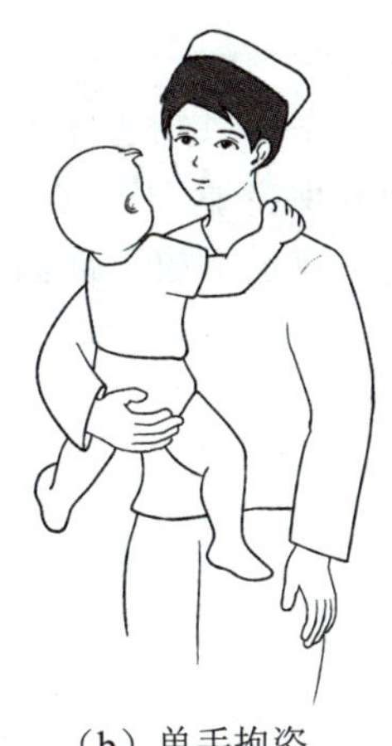

（b）单手抱姿

图 5-6　痉挛型脑瘫患儿的抱姿

（2）不随意运动型脑瘫患儿的抱姿

首先，使患儿双下肢靠拢，髋、膝关节充分屈曲，双手前伸抱住自己的双膝，呈抱球姿势；然后，使患儿头前屈，背部贴在护士胸前；最后，护士双手前伸抱住患儿双膝（或一手抱患儿双膝，一手稳定患儿头部），并用胸部抵住患儿头部，防止其头、颈后仰，如图 5-7 所示。需要注意的是，抱此类患儿时，应保持其头部的稳定和正中位。

（3）肌张力低下脑瘫患儿的抱姿

护士一手从患儿腋下穿过环抱患儿使患儿背部贴在护士胸前，一手托住患儿臀部，如图 5-8 所示。由于肌张力低下脑瘫患儿全身软弱无力，头、颈无支撑能力，故护士在抱这类患儿时，应为其提供足够多的依靠。

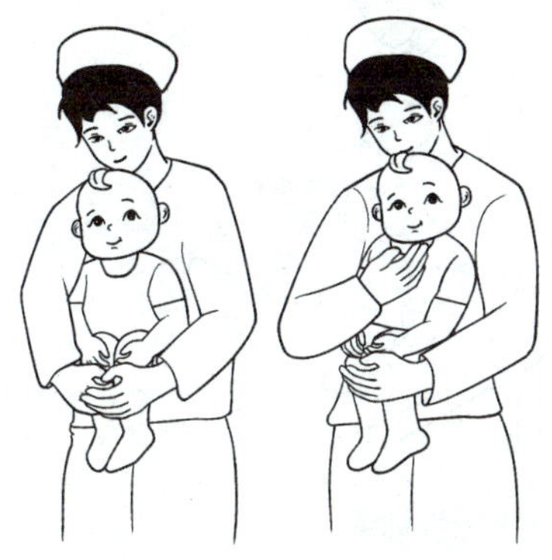

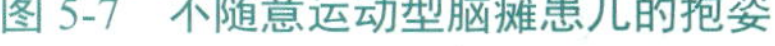

图 5-7　不随意运动型脑瘫患儿的抱姿

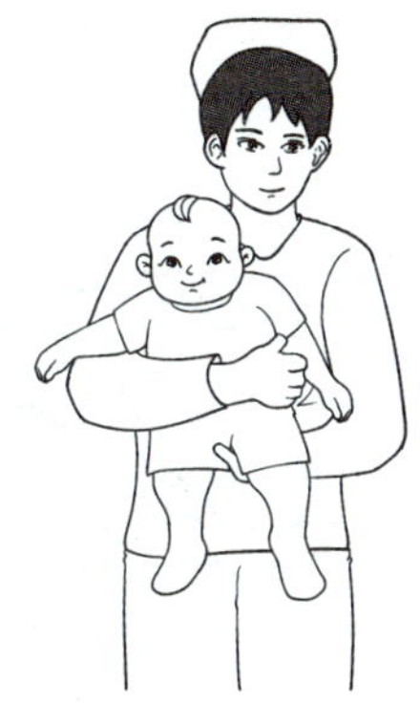

图 5-8　肌张力低下脑瘫患儿的抱姿

2．睡眠良肢位摆放

对痉挛型脑瘫患儿，护士应为其取侧卧位，若屈曲痉挛严重，则为其取俯卧位；对躯干、肢体以伸展为主要表现的患儿，护士应为其提供悬吊式软床，使其仰卧位与侧卧位交替，并保持其头部在中线位置。

3．坐姿训练

护士应指导患儿练习正确的坐姿，以避免或减轻其脊椎后凸及侧弯。

（1）椅坐位训练

训练前，护士应先为患儿选择大小合适的椅子或凳子。训练时，护士协助患儿坐在椅子或凳子上，使其保持躯干直立，避免脊柱后凸或侧弯，髋关节屈曲 90°，双下肢分开，膝部超出足尖，双足平放于地面上，同时，护士可利用玩具吸引患儿保持坐姿，如图 5-9 所示。

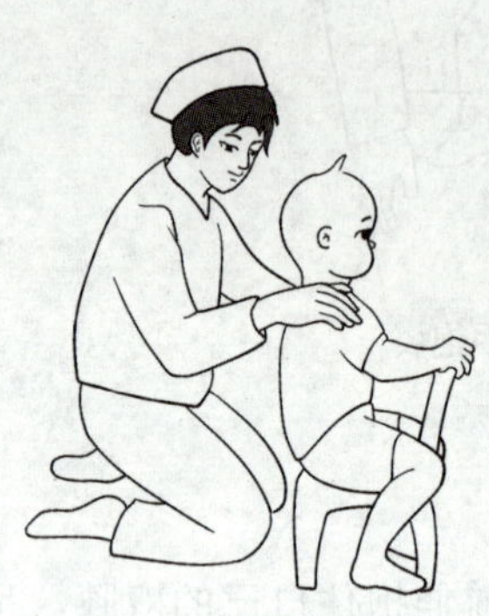
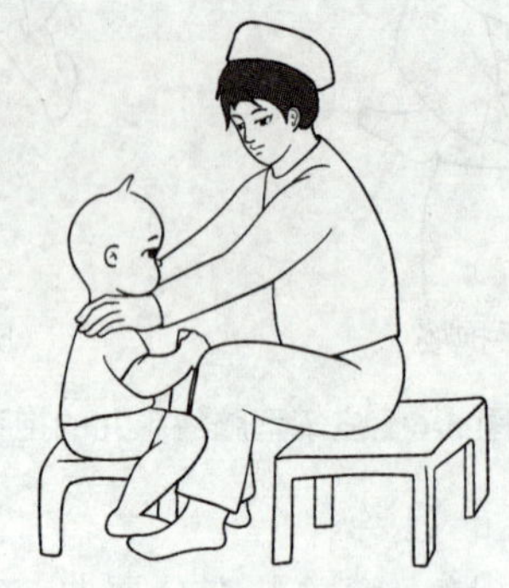
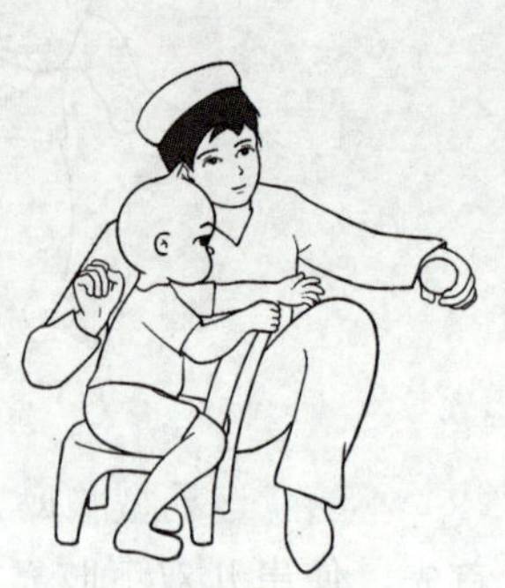

图 5-9　脑瘫患儿椅坐位训练

（2）床上坐位训练

护士坐或站在患儿身后，先将双上肢分别从患儿双腋下伸向患儿大腿，扶住其大腿内侧；然后将患儿拉向自己，用自己的胸腹部抵住患儿的腰背部，使患儿保持背部挺直；最后，将患儿髋关节屈曲 90°，膝关节伸展，双下肢旋外分开，如图 5-10 所示。

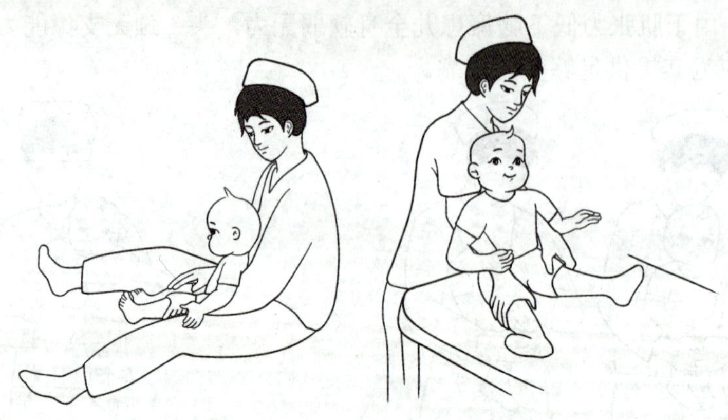

图 5-10　脑瘫患儿床上坐位训练

（三）日常生活活动能力障碍的康复护理措施

1. 进食的康复护理

（1）护士应根据患儿自身的特点为其选择最合适的进食体位，如抱坐喂食、面对面进食、坐在固定椅子上进食、侧卧位进食、俯卧位进食等。

（2）为患儿喂食时，护士应注意汤匙进入口腔的位置要低于患儿的口唇，并应从口唇的中央部位插入，避免从口唇的上方或侧方喂食，以防引起患儿头部过度伸展和向一侧回旋。

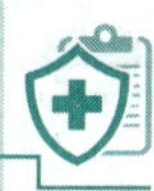

（3）对于咀嚼、吞咽困难的患儿，护士在将食物送入其口中后，应立即用手轻轻托起其下颌，以辅助其完成闭嘴动作。若患儿不能及时吞咽食物，则护士可轻柔地按摩其颌下舌根部，以刺激其做吞咽动作。

（4）在喂食过程中，若遇到患儿牙齿紧咬汤匙的情况，则切勿强行将汤匙抽出，以防对其牙齿造成损伤，应等患儿自动松口时，迅速、平稳地将汤匙抽出。

（5）指导有自理能力的患儿学习进食动作，尽量培养其独立进食的能力。

2. 更衣的康复护理

（1）上衣的穿、脱护理

为患儿穿套头上衣时，护士应协助患儿先穿患侧（或功能较差侧）袖子，再穿健侧（或功能较好侧）袖子，然后协助患儿用健侧手将衣服套入头部，并拉下衣角；为患儿脱套头上衣时，护士先协助患儿用健侧手拉起健侧衣角，再协助其依次脱下健侧和患侧袖子。

为患儿穿、脱开襟上衣时，护士可先将衣服下面的纽扣扣好，并根据患儿的情况，留1～2个上面的纽扣不扣，再按照穿、脱套头上衣的方法协助患儿完成穿、脱开襟上衣。

（2）裤子的穿、脱护理

护士先协助患儿取坐位，协助其先将裤腿套在患侧（或功能较差侧）下肢上，再将另一只裤腿套在健侧（或功能较好侧）下肢上；协助患儿躺下，协助其边蹬健侧足，边向上提拉裤子到腰部。脱法与穿法相反。

对于下肢功能障碍较重的患儿，护士应为其取仰卧位，协助其套上双侧裤腿后，将其转为半卧位，向上提拉一侧裤腿，再转另一侧半卧位，向上提拉另一侧裤腿。脱法与穿法相反。

3. 洗浴的护理

（1）调节浴室温度在27℃左右，以免患儿着凉。

（2）调节水温在38～39℃，并提前准备好患儿的洗浴用品。

（3）浴室内设置防滑地垫、扶手等安全设施。

（4）适当调整浴盆。例如，倾斜浴盆底，以支撑患儿的背部；准备一个可固定于浴盆上的防滑枕，使患儿可以躺卧于浴盆中。

（5）为重症痉挛型脑瘫患儿洗浴时，可以将一个充半量气体的大球放于浴盆中，使患儿坐或俯卧在球上洗浴；不随意运动型脑瘫患儿的坐姿不稳定，洗浴时可用松紧带将其固定在浴盆上。

4. 排便的护理

对能取坐位的患儿，护士应协助其养成使用坐便器排便的习惯。使用痰盂时，护士应把痰盂放在痰盂盒中，以增加其稳定性，痰盂盒的高度以患儿坐在痰盂盒上双脚能踏到地面为宜。此外，护士应记录患儿24 h内排便的次数和时间。

（四）言语功能障碍的康复护理措施

不论患儿能否听懂，护士都要利用各种机会与其交流。在与患儿沟通交流时，护士要协助患儿维持头部的正中位，并让自己的视线与患儿平齐。为了树立患儿学说话的信

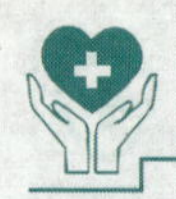

心，应鼓励其发声，并在其发声时立即回应，即使患儿说不成句，也应点头示意，同时予以表扬及鼓励。

（五）心理障碍的康复护理措施

护士应主动加强与患儿的接触和交谈，运用正确的语言技巧及通俗易懂的语言与其交流。对有言语功能障碍的患儿，要善于理解对方情感表达的内容和方式，并保持耐心，不可急于求成。此外，护士还应尊重、理解患儿，在为患儿进行各项康复护理操作和功能训练前，应取得其同意，并使其从心理上认同即将实施的康复护理措施，从而提升患儿对康复治疗的积极性。

（六）合并癫痫发作的康复护理措施

（1）立即使患儿平卧，头偏向一侧，并松解其衣领。对有舌后坠者，可用舌钳将其舌拉出，以保持其呼吸道通畅，防止窒息。

（2）做好安全防护，防止患儿抽搐时造成骨折和皮肤破损。

（3）为患儿适当安排活动与休息时间，避免其紧张。

六、脑性瘫痪的康复护理指导

（一）疾病指导

护士应向患儿家长介绍脑瘫的一般知识，包括病因、临床表现、治疗方法及预后知识等。

（二）家庭训练指导

（1）指导家长学会患儿日常生活活动训练的方法，告知家长尽量采用鼓励性和游戏化的训练方式，但避免过分保护。

（2）告知家长患儿正确的卧床姿势，如侧卧位适合各种类型脑瘫的患儿等。嘱家长在患儿床边悬挂一些带声响或色彩鲜艳的玩具，吸引其伸手抓玩，让其经常接受声音和颜色的刺激，以助于康复。

（3）指导家长掌握患儿的正确抱姿，以及以下注意事项：① 每次抱患儿的时间不宜过长，以使其有更多的时间进行康复训练；② 使患儿的头、躯干尽量处于或接近正常的位置，且双上肢不受压；③ 避免患儿面部贴近家长胸前侧，防止其丧失观察周围环境的机会；④ 对头部控制能力差而双手能抓握的患儿，可令其双手抓住家长的衣服，或将双手搭在家长的肩上，或围住家长的颈部。

康复守护者

特殊儿童的吕妈妈

吕复莉，安徽医科大学第一附属医院儿童康复科护士长、综合内科护士长，从事临床护理工作30余年，从事儿童康复专科护理10余年。2020年获“江淮护理之星”

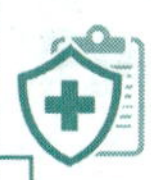

称号，2021 年获安徽省教科文卫体工会“医德先进个人”称号，2022 年获“蜀山好人”称号，2022 年被授予“安徽省最美护士”荣誉称号。

缘起于爱

2005 年，在门诊输液室工作期间，吕复莉发现许多脑瘫患儿与孤独症患儿仅接受了部分药物治疗，却没有接受其他康复和护理措施，且药物治疗的效果也并不理想。吕复莉深知每个患儿都是一整个家庭的牵挂，因此，当医院的儿童康复科成立以后，她随即投身到儿童康复事业当中，开启了儿童康复专科护理之路。

为了给这些特殊的孩子们制订更全面的康复治疗方案，给予他们更多的康复和护理措施，吕复莉争做“传帮带”，毫无保留地把自己的专业技术与临床经验分享给科室的每一位同事。在吕复莉与科室主任及其他同事的不懈努力下，安徽医科大学第一附属医院儿童康复科逐渐壮大，科室的专业水平、学术水平、处理疑难杂症的能力在省内处于领先地位。

“玩”中进取

尽管日常工作十分忙碌，吕复莉和她的护理团队仍会陪着孩子们“玩耍”，把引导式教育与康复措施融入日常工作中，从而走进特殊孩子们的世界。游戏是孩子们的语言，在游戏过程中可以激发孩子们的求知欲，调动其学习的积极性、主动性和创造性，引导其在“玩”中主动地完成康复训练。

就这样，吕复莉和她的护理团队在国内率先提出以引导式教育为特色的“全人理念”，在“玩”中进取，为患儿提供优质的康复护理。此外，在儿童康复科，她还团结医生、护士、治疗师共同协作，带领团队多次参加国际、国内学术会议，积极引入国际最新的康复护理理念与技术，全力推进儿童康复护理向国际化、规范化方向发展。

点燃“星火”

吕复莉被誉为“严师慈长”，在科室医生和护士眼中，她既有老师的威严，又有长辈的慈祥；她亦是“学习达人”，无论是院内学习、院外培训，还是同行竞技，她从不错过任何一次学习与提升的机会；同时，她还是一个“工作狂人”，30 余年里她始终秉持“终身纯洁、忠贞职守”的职业誓言，兢兢业业，躬身表率，常年加班加点，在护理工作岗位上奉献自己。

吕复莉坚持服务患者、医者仁心的信念。平均每年协助 300 余名患儿申请民生工程、申领慢性病卡，带领团队通过“医院—社区—家庭”协作，形成多元联动模式，为大量特殊儿童家庭提供了救助、心理支持等。繁忙的工作之余，她还经常参加志愿服务活动，曾赴残联机构、社会福利院、孤独症特殊学校等地，向康复患儿家庭及康复人员传递专业知识，并通过宣传活动呼吁社会力量关心特殊儿童群体。

2020 年，吕复莉在中国康复医学会护理专业委员会、医院、护理部、科室的支持下，带领团队圆满完成了首批全国儿童康复护理专科护士培训项目，并建立了“首届中国康复医学会儿童康复护理专科护士培训班”及“儿童康复护理临床带教师资培训班”。这都为我国儿童康复护理发展点燃了星星之火，受到了参培人员的一致肯定与好评。

资料来源：安徽省卫生健康委，《特殊儿童的吕妈妈》，中华人民共和国国家卫生健康委员会官网，2023 年 1 月 10 日，有改动

任务实施

结合本任务所学知识，根据表 5-7 完成任务实施。

表 5-7　任务实施活动表

类别	任务描述
学习回顾	回顾脑性瘫痪的概念和病因，脑性瘫痪患儿的主要功能障碍、康复护理评定内容、康复护理原则与目标、康复护理措施、康复护理指导内容
模拟操作	（1）学生自由分组，每组 8～10 人，每组分配一个儿童模型（小美） （2）根据任务导入的情景，组员扮演责任护士小张进行情景模拟 （3）模拟内容至少包括以下几个方面：① 小张简述小美的功能障碍；② 对小美进行康复护理评定；③ 为小美制订康复护理计划；④ 根据康复护理计划，为小美实施康复护理 （4）其余组员仔细观看，并提出意见
总结思考	根据点评意见，总结模拟操作中的不足，思考解决问题的方法并改正
	总结本任务学习中遇到的难题及其解决方法
	总结本任务学习的收获与感受

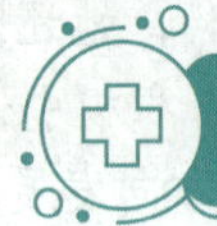

任务四　促进脊髓损伤患者的康复

任务导入

患者王先生，40 岁，建筑工人，因 3 h 前不慎从高处坠落就诊，以“脊髓损伤”收入院。经保守治疗 3 周，现病情基本稳定。体格检查：患者意识清楚，语言流利，对答切题；T_4 平面以下感觉缺失；双下肢肌力评级为 0 级，肌张力低，腱反射消失。辅助检查：MRI 结果显示 T_4 水平有异常信号。遂转入康复科进行康复护理。

任务描述

该病区的护士小张是王先生的责任护士，小张将按照康复护理计划为王先生进行康复护理。

一、脊髓损伤的概述

脊髓损伤是指由各种致病因素（外伤、炎症、肿瘤等）引起的脊髓结构、功能损害，可造成损伤节段平面以下脊髓神经功能（运动、感觉、括约肌及自主神经功能）障

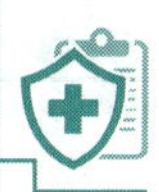

碍，是一种严重的致残性疾病。

脊髓损伤可分为外伤性脊髓损伤和非外伤性脊髓损伤两大类。其中，外伤性脊髓损伤常由高空坠落、交通事故、暴力击打、运动损伤等导致；非外伤性脊髓损伤主要由先天性或后天性的脊柱或脊髓病变引起，如脊柱裂、脊髓炎、脊柱肿瘤、脊髓肿瘤、脊髓血管性疾病等。

二、脊髓损伤患者的主要功能障碍

（一）运动功能障碍

脊髓损伤运动功能障碍具体表现为肌力、肌张力及反射功能改变。其中，肌力改变主要表现为脊髓损伤平面以下肌力减退或消失；肌张力改变主要表现为脊髓损伤平面以下肌张力增高（上运动神经元发生损害）或减退（下运动神经元发生损害）；反射功能改变主要表现为脊髓损伤平面以下反射消失、减弱或亢进，出现病理反射。

脊髓损伤急性期（脊髓损伤后 2～4 周内）表现为肌张力低，腱反射消失，无病理反射；进入恢复期（脊髓损伤后 2～6 个月内），肌张力逐渐增高，腱反射亢进，出现病理反射，肢体肌力由远端开始逐渐恢复。高位颈段脊髓（C_4 以上）损伤会引起双上肢和双下肢同时瘫痪（称为四肢瘫），胸段、腰段脊髓损伤仅引起双下肢瘫痪。

（二）感觉功能障碍

脊髓损伤的部位、性质和程度不同，感觉功能障碍的具体表现也不同，具体表现为痛觉、温度觉、触觉、本体感觉的减弱、消失、分离或异常。

（三）排泄功能障碍

1. 膀胱功能障碍

对脊髓损伤平面在骶段脊髓以上的患者，由于逼尿肌反射亢进及逼尿肌-括约肌失去协调，多表现为尿失禁，有残余尿量。对脊髓损伤平面在骶段脊髓以下的患者，由于膀胱肌肉瘫痪，逼尿肌反射无力，膀胱容量增大，出现尿潴留，但当膀胱过度膨胀、膀胱内压增高时，尿液又会溢出，出现尿失禁。

2. 直肠功能障碍

结肠远段和直肠由 S_2～S_4 副交感神经支配，因此，脊髓损伤平面在 S_2 以上的患者存在排便反射，可出现反射性排便；脊髓损伤平面在 S_2 及以下的患者不存在排便反射，可出现大便嵌塞和大便失禁。

（四）呼吸功能障碍

颈段脊髓损伤的患者，特别是高位颈段脊髓损伤的患者，由于其呼吸肌受损，无法正常发挥作用，故易出现夜间呼吸暂停、严重打鼾等症状，严重者甚至要依赖呼吸机维持生命；同时，由于肺功能和咳嗽能力下降，其排痰能力也随之降低，极易发生肺炎。

（五）心理障碍

患者常伴有不同程度的心理障碍，主要表现为失眠、焦虑、坐立不安、抑郁等，并极易出现自伤、轻生等意外。

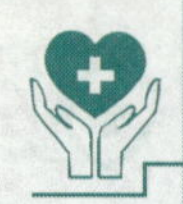

（六）常见并发症

脊髓损伤的并发症主要包括呼吸道感染、呼吸衰竭、尿路感染、深静脉血栓、自主神经反射异常、肢体疼痛感、肌肉痉挛、异位骨化、压力性损伤等。

康复互动坊

以小组为单位，查询相关资料，结合所学知识，讨论脊髓损伤和颅脑损伤的主要功能障碍有哪些异同点。

三、脊髓损伤患者的康复护理评定

（一）神经损伤评定

1. 脊髓损伤平面的评定

脊髓损伤平面是指能维持患者身体两侧正常的感觉和运动功能的最低脊髓节段。脊髓损伤平面的确定主要以运动平面为依据，T_2～L_1 损伤无法评定运动平面，主要依靠感觉平面来评定，C_4 脊髓损伤可将膈肌作为运动平面。

美国脊柱损伤学会（American Spinal Injury Association, ASIA）和国际脊髓协会（International Spinal Cord Society, ISCoS）根据神经支配的特点，选出 10 组关键肌（见表 5-8）和 28 对感觉关键点（见表 5-9）。通过检查这些关键肌和感觉关键点，可迅速确定患者的脊髓损伤平面。患者的功能恢复情况通常也以脊髓损伤平面为依据。

表 5-8　运动平面关键肌

平面	关键肌	平面	关键肌
C_5	屈肘肌	L_2	屈髋肌
C_6	伸腕肌	L_3	伸膝肌
C_7	伸肘肌	L_4	踝背伸肌
C_8	指屈肌（中指指深屈肌）	L_5	踇长伸肌
T_1	指展肌（小指外展肌）	S_1	踝跖屈肌

表 5-9　感觉平面关键点

平面	感觉关键点的位置	平面	感觉关键点的位置
C_2	枕骨粗隆	T_8	第 8 肋间
C_3	锁骨上窝	T_9	第 9 肋间
C_4	肩锁关节的顶部	T_{10}	第 10 肋间
C_5	肘前窝桡侧	T_{11}	第 11 肋间
C_6	拇指	T_{12}	腹股沟韧带中部

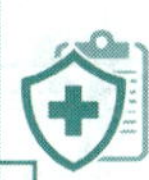

续表

平面	感觉关键点的位置	平面	感觉关键点的位置
C_7	中指	L_1	T_{12}与L_2之间上 1/3 处
C_8	小指	L_2	大腿前中部
T_1	肘前窝尺侧	L_3	股骨内上髁
T_2	腋窝	L_4	内踝
T_3	第 3 肋间	L_5	足背第三跖趾关节
T_4	第 4 肋间	S_1	足跟外侧
T_5	第 5 肋间	S_2	腘窝中点
T_6	第 6 肋间	S_3	坐骨结节
T_7	第 7 肋间	S_4～S_5	会阴部

（1）运动平面评定

运动平面是指能维持患者身体两侧正常运动功能的最低脊髓节段，可通过徒手肌力评定法测定两侧关键肌的肌力来确定。正常运动功能是指该脊髓节段所支配的关键肌的肌力≥3 级，同时该脊髓节段以上的关键肌的肌力为 5 级。由于左右两侧的运动平面可能不一致，因此需分别评定。某些脊髓节段相应关键肌的肌力无法通过徒手肌力评定法获得，可假定其运动平面与感觉平面相同，以感觉损伤平面来确定。

（2）感觉平面评定

感觉平面是指能够维持患者身体两侧正常针刺觉（锐/钝区分）和轻触觉的最低脊髓节段。感觉检查常用感觉评分进行量化，评分规则为感觉缺失评 0 分、感觉改变评 1 分、感觉正常评 2 分、无法检查标记为 NT。从 C_2 节段开始依次对各平面感觉关键点进行检查，直到感觉<2 分的平面为止。若 C_2 感觉异常，而面部感觉正常，则感觉平面为 C_1。感觉检查时，由于身体左右两侧的感觉平面可能不一致，因此需分别评定。

康复互动坊

5 人为一小组，进行记忆游戏。一人说出关键肌或感觉关键点，另一人回答对应的平面，5 s 内答出并正确者记 1 分，答错或超时回答者淘汰。统计分数，最高者获胜。

2．损伤程度的评定

脊髓的损伤程度可根据 ASIA 损伤分级进行评定，如表 5-10 所示。其中，骶段（S_4～S_5）的感觉功能包括肛门黏膜皮肤交界处的感觉及肛门深感觉，骶段（S_4～S_5）的运动功能是指肛门指诊时肛门外括约肌的自主收缩能力。

表 5-10　ASIA 损伤分级

级别	脊髓损伤类型	评定标准
A	完全性损伤	骶段（S_4～S_5）无任何感觉或运动功能
B	不完全性损伤	脊髓损伤平面以下及骶段（S_4～S_5）无运动功能，但有感觉功能保留；且身体任何一侧运动平面以下，无 3 个节段以上的运动功能保留
C	不完全性损伤	脊髓损伤平面以下有运动功能保留，大多数关键肌的肌力<3 级
D	不完全性损伤	脊髓损伤平面以下有运动功能保留，大多数关键肌的肌力≥3 级
E	正常	感觉和运动功能均正常

（二）运动功能评定

1. 运动评分

患者的运动功能一般用 ASIA 和 ISCoS 的运动评分方法评定，具体如下：首先采用徒手肌力评定法确定患者身体两侧 10 组关键肌的肌力等级，每组关键肌的肌力等级即为所得评分，即测得肌力为 1 级则评 1 分，肌力为 5 级则评 5 分，若因疼痛、体位、肌张力过高或失用等无法检查该组关键肌，则记为 NT；然后，将各关键肌的评分相加，即为该患者的运动评分。身体两侧各 50 分，满分为 100 分，评分越高表明运动功能越佳。

2. 痉挛评定

对患者的痉挛评定，临床上多采用改良阿什沃思量表，评定方法详见项目二任务一。

（三）感觉功能评定

患者的感觉功能一般用 ASIA 和 ISCoS 的感觉评分方法来评定，具体如下：首先，分别测定患者身体两侧 28 对感觉关键点的痛觉和触觉，评分规则如前所述；然后，将各感觉关键点的评分相加，即为该患者的感觉评分。单侧一种感觉最高得分 56 分，满分为 224 分（身体两侧两种感觉），分数越高表明感觉功能越接近正常。

（四）功能恢复预测

对完全性脊髓损伤的患者，可根据其脊髓损伤平面预测其最终的运动功能恢复情况。患者脊髓损伤平面与最终运动功能恢复情况的关系如表 5-11 所示。例如，患者的脊髓损伤平面为 C_1～C_3，则其最终的运动功能恢复情况为不能步行。

表 5-11　脊髓损伤平面与最终运动功能恢复情况的关系

脊髓损伤平面	不能步行	轮椅依赖程度			轮椅独立程度		独立步行
		重度	中度	轻度	基本独立	完全独立	
C_1～C_3	√						
C_4		√					
C_5			√				
C_6				√			

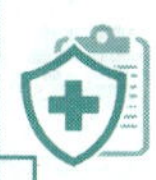

续表

脊髓损伤平面	不能步行	轮椅依赖程度			轮椅独立程度		独立步行
		重度	中度	轻度	基本独立	完全独立	
$C_7 \sim T_1$					√		
$T_2 \sim T_5$						√	
$T_6 \sim T_{12}$							√①
$L_1 \sim L_3$							√②
$L_4 \sim S_1$							√③

注：① 可进行治疗性步行。
② 可进行家庭性步行。
③ 可进行社区性步行。

（五）其他功能障碍的评定

患者还需要进行日常生活活动能力、心理等方面的评定，评定方法详见项目二任务五、任务六。

四、脊髓损伤患者的康复护理原则与目标

（一）康复护理原则

（1）对急性期患者，以急救、制动固定、药物治疗及防止脊髓二次损伤为原则。

（2）对恢复期患者，以康复治疗和康复护理为中心，着重加强姿势控制、身体平衡及体位转移能力的训练，注重恢复日常生活活动能力的训练，以提高其生活质量。

（二）康复护理目标

1．短期目标

（1）使患者脊柱保持稳定，症状减轻。

（2）避免患者出现相应并发症和失用综合征。

2．长期目标

（1）最大限度地恢复患者受限或丧失的功能和能力。

（2）使患者拥有良好的心态，能积极面对疾病。

（3）提高患者的日常生活活动能力，使其能够尽早地回归家庭和社会。

五、脊髓损伤患者的康复护理措施

（一）脊髓损伤急性期患者的康复护理措施

脊髓损伤急性期患者的脊柱不稳定，咳嗽、咳痰无力。此期康复护理的主要任务是预防并发症，保持脊柱的稳定性，减轻症状，为今后的康复治疗创造条件。

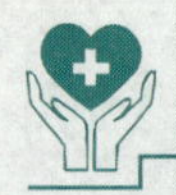

1. 良肢位的摆放

在脊髓损伤急性期卧床阶段，应对患者进行良肢位的摆放，这不仅有利于促进损伤部位的愈合，还有利于预防压力性损伤、关节挛缩及肌肉痉挛等并发症的发生。操作方法详见项目四任务一。

2. 肌力训练

（1）被动运动训练

对肌力<2 级的肌群，可采取被动运动训练。被动运动训练可促进血液循环，保持关节和组织的最大活动范围，防止关节畸形、肌肉短缩及痉挛，在患者生命体征稳定后就可开始。训练时，护士为患者全身各个关节依次进行被动运动，每天 1～2 次。

操作时应注意：① 操作应轻柔而富有节奏，活动范围应循序渐进，逐步达到最大生理活动范围，但不可超过，以免拉伤患者的肌肉或韧带。② 对由外伤和脊柱骨折导致脊髓损伤的患者，由于其脊柱稳定性差，故禁止为其做脊柱的屈曲和扭转运动。③ 对四肢瘫的患者，禁止为其做头、颈及双肩的牵伸运动。④ 对胸椎、腰椎损伤的患者，禁止为其做髋关节运动。⑤ 肩关节屈曲、外展会对上段脊柱产生影响，故应将其活动范围控制在 90°以内；直腿抬高运动会对下段脊柱产生影响，故应将抬高角度控制在 45°以内，如图 5-11 所示；膝关节屈曲下的髋关节屈曲运动禁止超过 90°，如图 5-12 所示。

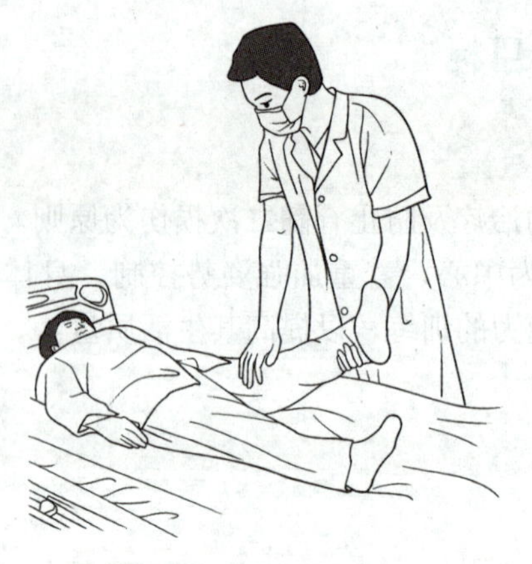

图 5-11 直腿抬高运动

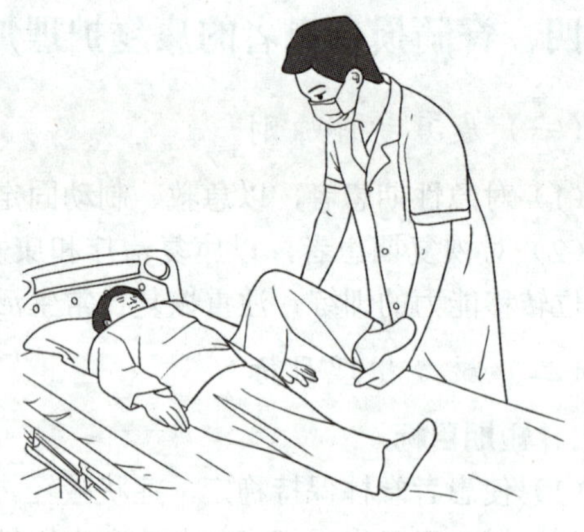

图 5-12 膝关节屈曲下的髋关节屈曲运动

（2）主动助力运动训练

对肌力为 2 级的肌群，可采取主动助力运动训练。护士与患者共同配合完成肢体运动，或在悬吊装置的帮助下进行肢体减重运动。

（3）主动运动训练

对肌力为 3 级的肌群，可采取主动运动训练。护士指导患者完成自主肢体运动。

（4）抗阻运动训练

对肌力>3 级的肌群，可采取抗阻运动训练。护士用沙袋、滑轮等装置为患者的主动肢体运动提供阻力，或采取渐进性抗阻运动训练。也可利用等速肌力训练仪对肌力>3 级的肌群进行训练，能较快增强肌力。

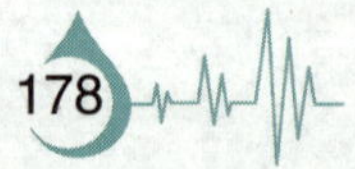

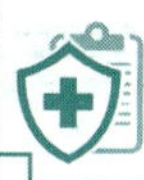

肌力训练应以循序渐进为原则，不可操之过急，以免造成患者损伤。为患者进行肌力训练时，应让其从被动运动训练开始，再逐步过渡到主动运动训练，再到抗阻运动训练。其中，抗阻运动训练具有一定的限制性，最好在脊髓损伤恢复期进行。

3．体位变换训练

护士应定时为患者变换体位，一般每 1～2 h 为其变换 1 次，使用气垫床时可适当延长体位变换时间。体位变换时，为维持患者脊柱的稳定性，可 2 人或 3 人协同进行，以免对其造成二次伤害，如图 5-13 所示；应避免对患者做拖、拉、拽等动作；应仔细检查患者全身皮肤，观察有无局部潮红、破溃现象，并评估皮温、肢体血液循环情况。操作方法详见项目四任务二。

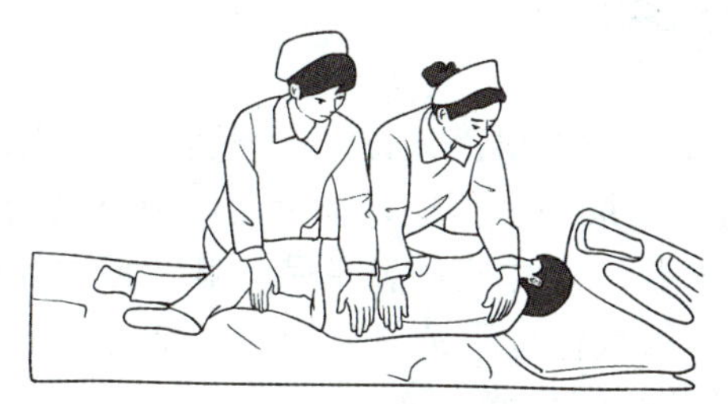

（a）2 人辅助体位变换

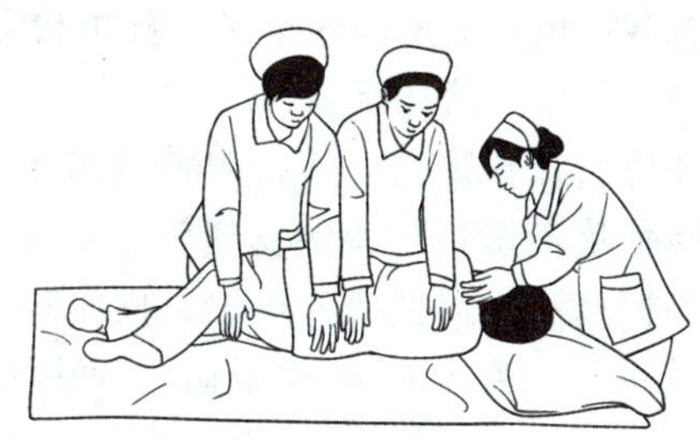

（b）3 人辅助体位变换

图 5-13　多人辅助脊髓损伤患者体位变换

4．坐位训练

对脊柱稳定性良好的患者，应尽早开始坐位训练，每天 2 次，每次 30～120 min。开始时，将床头抬高或摇起 30°，若无不良反应，则第二天再将床头上升 15°，直至达到 90°。一般情况下，从平卧位到 90°坐位需 1 周的适应时间，适应时间长短与患者的脊髓损伤平面相关。患者能独立保持 90°坐位时，即可进行静态平衡训练和动态平衡训练。

（1）静态平衡训练

护士先协助患者或给予其支撑，使其保持坐位；随后护士逐渐减少对患者的帮助或逐渐撤去支撑，并嘱患者保持坐位；当患者能独立保持坐位时，即达到静态坐位平衡。护士可在患者前方放一姿势镜，以方便随时调整坐位的姿势。

（2）动态平衡训练

患者取坐位，护士与患者互相进行抛球、传球等运动，训练患者的动态坐位平衡。该训练不仅能提升患者的平衡能力，也能增强患者双上肢和腹背肌肉的力量及耐久力。

5．站立训练

患者若在坐位训练中未出现直立性低血压等不良反应，则随后可逐步引入站立训练。站立训练时，应用起立床，倾斜角度从 20°开始渐增，直至达到 90°。若有不良反应发生，则应及时降低起立床的倾斜角度。需要注意的是，训练时应保持患者脊柱的稳定性，应在为其戴颈托、胸腰椎矫形器、腰围等器具后，再进行站立训练。

6．呼吸及排痰训练

颈段脊髓或高位胸段脊髓损伤的患者会存在不同程度的呼吸功能障碍，应及时对其

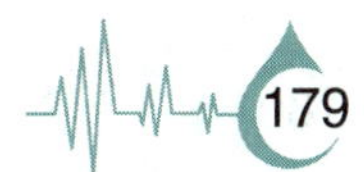

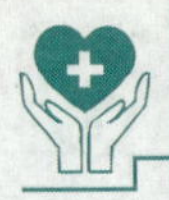

开展呼吸及排痰训练，具体包括呼吸训练、辅助咳嗽训练和体位引流排痰训练。

（1）呼吸训练

护士应指导患者进行腹式呼吸训练，对腹肌部分或完全麻痹的患者，可对其进行腹部加压暗示呼吸训练，操作方法详见项目三任务一。此外，也可让患者通过吹蜡烛、吹气球等进行呼吸训练。

（2）辅助咳嗽训练

护士双手张开分别放在患者的胸前部和上腹部，在患者咳嗽时，借助自身躯体力量均匀有力地向内、向上挤压患者的胸廓，协助患者完成咳嗽动作。需要注意的是，挤压力度要适中，以损伤处不感疼痛、又能把痰液排出为度。在患者患病的最初 2 周内，可每天进行 3～4 次；2 周后，可每天 1 次。该训练对颈段脊髓损伤的患者十分重要，可帮助其有效排出呼吸道内的痰液，预防和缓解肺部感染。

（3）体位引流排痰训练

体位引流排痰前，应针对痰液潴留部位确定相应的引流体位，一般而言，引流体位应以能使痰液潴留部位的支气管末梢在上为宜。协助患者摆放好体位后，护士可利用叩击法和振动法，促使痰液排出。操作时，叩击和振动动作应在患者最大限度呼气的时间内连续进行，终止叩击和振动时应用力压迫。每次体位引流排痰可持续 20 min。需要注意的是，患者饭后 30～60 min 内不宜进行体位引流排痰训练。

7. 排泄功能障碍的康复护理措施

脊髓损伤常伴有神经源性膀胱和神经源性肠道，护士应根据患者膀胱和直肠功能评定结果，为其实施神经源性膀胱护理和神经源性肠道护理，操作方法详见项目四任务五、任务六。

（二）脊髓损伤恢复期患者的康复护理措施

在脊髓损伤恢复期，康复护理的主要任务是协助患者最大程度地恢复身体功能，提高其日常生活活动能力和工作能力，为其回归家庭、社会做好准备。

1. 肌力训练

护士应根据患者的肌力等级进行相应的肌力训练。此外，还要根据患者脊髓损伤平面及功能恢复预测，进行相应肌群的重点训练。例如，对需使用轮椅、助行器的脊髓损伤患者，要重点进行肩带肌的训练，包括上肢支撑训练、肱二头肌和肱三头肌训练、握力训练；对可以步行的患者，要重点进行腹肌、腰背肌、髂腰肌、股四头肌、内收肌、臀肌的训练。

2. 垫上训练

垫上训练主要是针对躯干、四肢的灵活性、力量性及功能性进行的训练。

（1）垫上翻身训练

定期翻身可以预防压力性损伤、肺部感染等并发症的发生。护士每 2 h 协助患者垫上翻身一次，操作方法详见项目四任务二。

（2）垫上胸肘支撑训练

为增强前锯肌和其他肩胛部肌肉的力量，提高头、颈和肩胛部肌肉的稳定性，可指

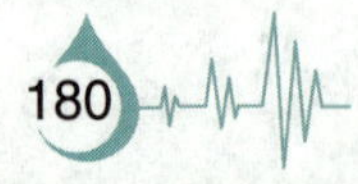

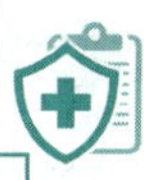

导患者进行垫上胸肘支撑训练。训练时，协助患者取俯卧位，先使其双肘屈曲支撑位于双肩正下方，再使其双腿伸直，如图 5-14 所示。若患者三角肌、肱二头肌、肱三头肌、肱桡肌等的肌力良好，且肘关节活动正常，则可让其做垫上双肘伸直双手支撑训练，如图 5-15 所示。

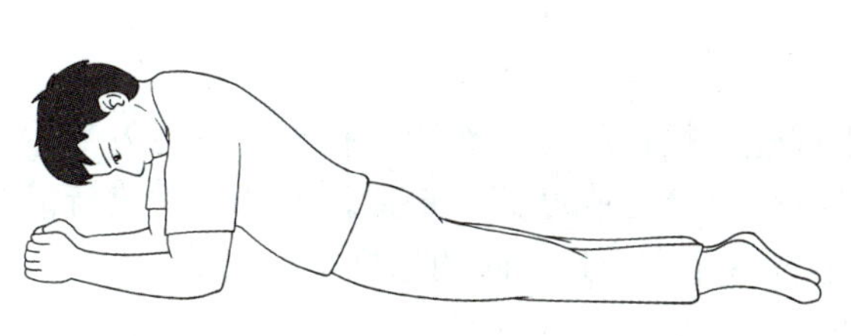

图 5-14　垫上胸肘支撑训练

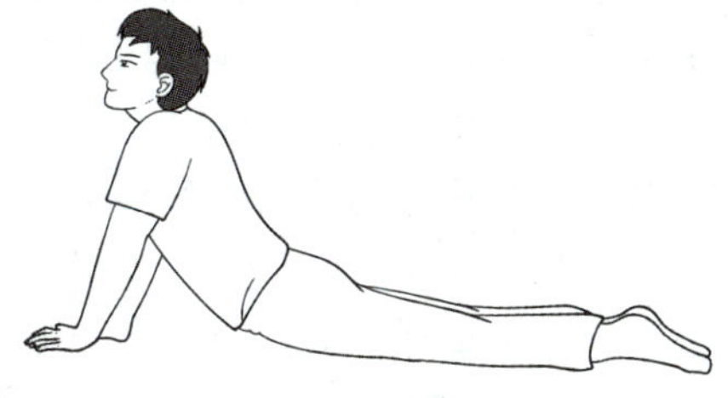

图 5-15　垫上双肘伸直双手支撑训练

（3）垫上双手支撑训练

上肢功能正常的患者才可进行垫上双手支撑训练。训练时，患者取长坐位（双膝关节伸直的坐位），双手放于臀部两侧的支撑器上，用力将身体撑起，使臀部充分抬起，如图 5-16 所示。有效支撑动作取决于患者上肢的力量、支撑手的位置和平衡能力。当患者需长时间坐轮椅时，可每 30 min 左右让其运用垫上双手支撑训练的动作要领，使臀部离开椅面减压一次，以免坐骨结节等处形成压力性损伤。

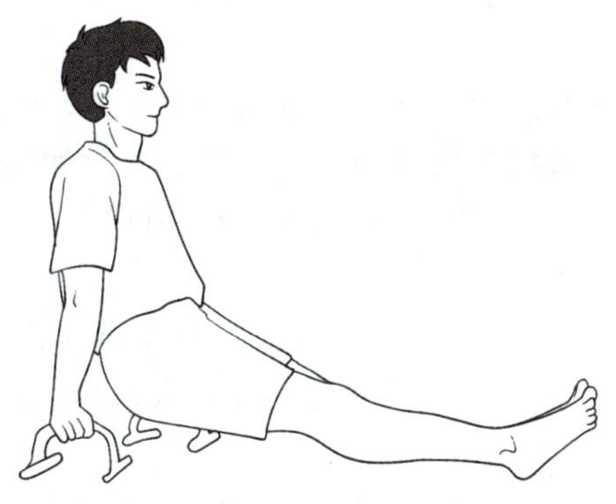

图 5-16　垫上双手支撑训练

（4）垫上移动训练

垫上移动训练的训练方法同截瘫患者床上转移技术，操作方法详见项目四任务三。

3．转移训练

转移训练适用于上肢具有一定功能或功能正常的患者，主要应用于患者在轮椅与训练台、床、卫生间、地面等不同环境之间的转移。患者可独立完成，也可在他人的帮助下完成。转移时还可借助一些辅助器具，如滑板等。操作方法详见项目四任务三。

4．站起及立位训练

（1）轮椅站起训练

首先，嘱患者刹住轮椅，戴好下肢矫形器；然后，护士面对患者站立，双腿分开，

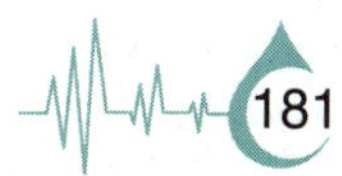

双手置于患者两侧腋下；最后，嘱患者身体前倾，双手用力支撑双腋杖站起，同时护士用力向上托举患者，辅助其站立。

（2）平行杠内站起训练

首先，嘱患者戴好下肢矫形器，双手握住平行杠；然后，护士面对患者站立，双手扶住患者臀部或握住患者腰带；最后，嘱患者身体前倾，双手用力支撑将身体上提，同时护士用力将患者拉起，辅助其站立。

（3）平行杠内立位训练

首先，嘱患者戴好下肢矫形器，双手握住平行杠站立；然后，护士站于患者身后一侧，一手扶患者髋部，另一手扶患者胸部，使患者挺胸站好；最后，开始依次进行静态平衡、一只手离开平衡杠的站立平衡、上肢向各个方向运动时的站立平衡训练。

5．步行训练

当患者的上肢有足够的支撑力、下肢戴矫形器能保持站立平衡后，可让其进行步行训练。步行训练可预防下肢关节挛缩，减缓骨质疏松，促进血液循环，应尽早开始。训练时，患者先在平行杠内训练摆至步、摆过步、四点步、二点步等（训练方法同腋杖的使用训练方法，患者由支撑腋杖改为支撑平衡杠）；平行杠内训练平稳后移至平行杠外训练，用双腋杖代替平行杠，训练方法详见项目四任务八。

6．排泄功能障碍的康复护理措施

护士应根据患者的具体情况，为其继续实施合适的神经源性膀胱和神经源性肠道护理，以提升其生活质量，操作方法详见项目四任务五、任务六。

7．日常生活活动训练

日常生活活动训练包括进食、更衣、如厕、做家务、外出等训练。训练前应协助患者排空大便和小便，若患者携带尿管等，则应在训练前为其妥善固定；训练时，注意观察和评估患者的整体情况，若其有不适感，则应及时向医生反映并调整训练内容。

8．辅助器具的使用训练

护士指导患者熟悉并掌握轮椅、矫形器、助行器等各种辅助器具的性能、使用方法及注意事项，监督并保护患者完成特定动作，发现问题应及时纠正。

9．心理的康复护理

患者患病期间大都经历过震惊、否定、抑郁、对抗及适应阶段。护士应运用心理康复护理技术，如一般性心理康复护理、支持性心理康复护理、技术性心理康复护理等，减轻患者的心理障碍，减少其焦虑、抑郁、恐慌等异常心理，帮助其建立信心，使其能够积极地面对生活、适应社会。同时，护士还应寻求有关人员（家属或同事）协助系统、专家协助系统、社区辅助支持系统的合作与帮助，共同促进患者的心理健康。

（三）常见并发症的预防与康复护理措施

1．深静脉血栓的预防措施

为预防患者发生深静脉血栓，护士可采取以下护理措施：① 严密观察患者患肢的变化（患肢有无肿胀，局部有无皮肤红、肿、热等现象），足背动脉的搏动情况；② 尽量避免选用患肢进行静脉输液或采血；③ 嘱患者低脂饮食、多饮水、多食新鲜蔬菜和水

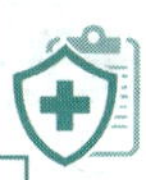

果、戒烟戒酒等；④ 患者卧床休息时，协助其抬高四肢至高于心脏的水平，以促进血液回流；⑤ 指导患者进行踝泵训练，为患者行气压式四肢血液循环促进治疗、足底静脉泵治疗或穿弹力袜等，以促进其下肢血液回流，避免其下肢血液瘀滞。

2．自主神经反射异常的康复护理措施

自主神经反射异常是脊髓损伤最严重的并发症，由机体交感神经系统过度激活乃至失控引起，在 T_6 或其以上节段损伤的患者中较为常见。常见的诱发因素有尿潴留、尿路感染、泌尿系结石、便秘、压力性损伤、疼痛、痉挛、局部感染、衣服或矫形器过紧等。临床表现为面部潮红、脊髓损伤平面以上皮肤出汗、血压升高（收缩压比平常升高 20 mmHg 以上）、心动过缓或过速、头痛等。若发现患者出现上述症状，则应立即让其坐直或为其抬高床头，以降低颅内压力，同时监测血压、脉搏，积极寻找诱因。

3．疼痛的康复护理措施

疼痛是脊髓损伤常见的并发症之一。进行疼痛康复护理时，护士应做到以下几点：① 经常与患者交流，及时倾听患者的主诉，尽力去除导致其疼痛的各种诱因；② 操作时动作轻柔，以免增加患者的不适感；③ 根据疼痛评分量表为患者评分，并遵医嘱给予患者药物治疗、物理治疗，或让患者听舒缓的音乐、做感兴趣的事情等来分散其注意力。

4．肌肉痉挛的康复护理措施

肌肉痉挛一般在患者脊髓损伤 3～6 周后开始发生，6～12 个月达到顶峰，常见诱因有膀胱充盈、尿路感染、便秘、泌尿系结石、压力性损伤及机体的其他感染或损伤。进行肌肉痉挛护理时，护士应做到以下几点：① 寻找并去除诱发因素；② 避免患者的患肢长期处于一种姿势；③ 对肌肉痉挛部位进行柔和的牵拉和放松训练；④ 遵医嘱为患者使用药物。

5．异位骨化的预防措施

为预防患者发生异位骨化，护士可采取以下护理措施：① 对患者进行肢体被动运动训练时，动作要轻柔，避免其关节和肌肉组织被过度牵拉，造成或加重异位骨化；② 为患者实施超声波疗法或磁疗法，以促进局部炎症的吸收，防止异位骨化的形成，但不适用于已经出现异位骨化的患者；③ 采用具有活血化瘀、舒筋通络、消肿止痛功效的中药对患者的各关节进行热敷，以滑利关节、改善肢体血液循环，防止异位骨化的形成。

六、脊柱损伤的康复护理指导

（一）教育指导

（1）指导患者及其家属在住院期间实现从替代护理到自我护理的过渡，重点在于教育患者掌握自我护理的技能与方法。

（2）指导患者家属学会科学的康复护理方法，使患者在出院后仍能得到良好的护理，以免患者出现并发症和后遗症等，造成二次残疾。

（3）指导患者遵医嘱按时服药、定时复查，不可随意增减药量或停药。

（二）生活指导

（1）指导患者科学饮食，为其制订合理的膳食计划，以保证其合理摄入维生素、膳

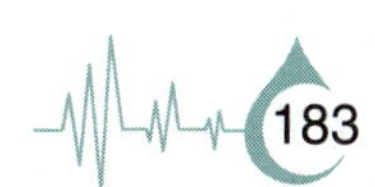

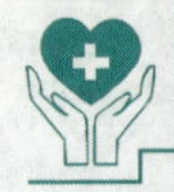

食纤维、钙等各种营养物质。

（2）指导患者养成良好的卫生习惯，熟练掌握排泄功能障碍的护理和排痰训练方法，保持自身干净、清爽，以防发生压力性损伤、尿路感染和肺炎等。

（3）指导患者的家庭和工作单位改造相关设施，以适合其生活和工作。

（三）心理指导

（1）指导患者养成良好的心态，正确对待自身疾病，嘱其充分利用残存功能，尽最大努力去独立完成各种日常生活活动，逐渐回归家庭和社会。

（2）指导患者及其家属联系相关社会康复和职业康复部门，以获得社会支持。

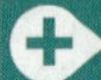

康复风向标

脑机接口，接通未来多少可能？

四肢瘫15年的患者老杨，通过脑电活动，用“意念”驱动戴着气动手套的手，将桌上一瓶矿泉水缓缓递到嘴边。用“意念”控制“动作”，这一场景并非科幻电影片段，而是脑机接口技术应用的创新成果。该项目由首都医科大学宣武医院的赵国光团队与清华大学医学院的洪波团队合作，通过将自主研发的两枚硬币大小的脑机接口处理器植入患者颅骨中接收脑电信号，再将脑电信号“解码”成计算机语言，最终转化为驱动程序。

在人脑或动物脑与外部设备间创建直接连接通路，通过机器记录和解读大脑信号，让大脑与机器“直接对话”，了解脑神经状况，控制辅助设备做出动作……作为一项人机交互的前沿技术，脑机接口为患者老杨的人生带来全新改变，也让更多患者看到希望。

神经外科学专家、中国科学院院士赵继宗说，我国面临脑神经系统疾病的严峻挑战，脑机接口为脑神经系统疾病的治疗开辟了新路径，可对脑卒中、脑创伤、癫痫、抑郁症等多种脑神经系统疾病的患者开展检测、治疗和康复训练。

同时，脑机接口在非医疗领域的应用也多点开花，涉及康养、教育、工业、娱乐、体育、驾驶、营销等多个领域。例如，通过脑机接口与多种外部设备结合，可在教育领域辅助提升认知能力、在工业生产领域协助安全监测、在体育领域辅助提高训练效果、在航天航空领域辅助训练、在消费领域评估用户体验和优化产品设计等。

中国工程院院士顾晓松说，目前，全球有近40个国家和地区开展脑机接口技术创新，相关科研项目的投入金额和科研产出持续增长，发明专利申请持续活跃，而中国在脑机接口科研项目的开展上位居前列，正成为重要的脑机接口技术原创地。尽管如此，不少业界人士提醒，热潮当下仍需“冷思考”。当前，脑机接口仍在科学原理、技术性、安全性、伦理等方面面临挑战，需在未来持续探索。

资料来源：魏梦佳、宋晨，《脑机接口，接通未来多少可能？——来自2024中关村论坛年会的思考》，新华网，2024年4月29日，有改动

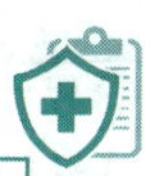

任务实施

结合本任务所学知识，根据表 5-12 完成任务实施。

表 5-12　任务实施活动表

类别	任务描述
学习回顾	回顾脊髓损伤的概念、分类，脊髓损伤患者的主要功能障碍、康复护理评定、康复护理原则与目标、康复护理措施、康复护理指导内容
模拟操作	（1）学生自由分组，每组 8～10 人 （2）根据任务导入的情景，组员扮演责任护士小张和患者王先生进行情景模拟 （3）模拟内容至少包括以下几方面：① 小张简述王先生的功能障碍；② 对王先生进行康复护理评定；③ 为王先生制订康复护理计划；④ 根据康复护理计划，为王先生实施康复护理 （4）其余组员仔细观看，并提出意见
总结思考	根据点评意见，总结模拟操作中的不足，思考解决问题的方法并改正
	总结本任务学习中遇到的难题及其解决方法
	总结本任务学习的收获与感受

项目学习效果检测

一、填空题

1．脑卒中患者的言语功能障碍主要包括________和________两大类。

2．脑卒中患者吞咽功能障碍主要表现为口水或食物从口中流出、______________、食物易粘在口腔或喉部、______________、进食或饮水时出现______________。

3．为增加脑卒中患者偏瘫侧的感觉刺激，对其进行良肢位摆放时多主张使用______________。

4．护士可用格拉斯哥昏迷量表检测颅脑损伤患者的________、________和________三项指标，并根据这三项指标的累计得分来判断患者的颅脑损伤程度。

5．脑瘫患儿癫痫发作时，应立即将其________，头偏向一侧，并松解其衣领。对有舌后坠者，可用舌钳将其舌拉出，以保持其呼吸道通畅，防止________。

6．根据 ASIA 损伤分级，若患者在脊髓损伤平面以下有运动功能保留，且大多数关键肌的肌力<3 级，则该患者的脊髓损伤级别为________级。

7．脊髓损伤急性期患者要重视肌力的训练，对肌力等级为 0 级和 1 级的肌肉或肌群，主要进行________。

8．脊髓损伤患者长时间坐轮椅时，应每________min 左右使臀部离开椅面减压一次，以免坐骨结节等处形成________。

二、单项选择题

1．下列选项中，不属于脑卒中患者恢复期运动障碍康复护理内容的是（　　）。

A．坐位平衡训练　　B．立位平衡训练

C．步行训练　　D．上下楼梯训练

E．注意力训练

2．根据 RLA 认知功能评定表，若颅脑损伤患者能表现出与目的有关的行为，但要依赖外界的传入和指导，则该患者的认知功能等级为（　　）。

A．Ⅰ级　　B．Ⅲ级

C．Ⅴ级　　D．Ⅵ级

E．Ⅷ级

3．屈曲痉挛严重的痉挛型脑瘫患儿宜采取的睡眠良肢位是（　　）。

A．侧卧位　　B．仰卧位

C．半坐卧位　　D．俯卧位

E．去枕仰卧位

4．脑瘫患儿最早出现的功能障碍为（　　）。

A．听觉障碍　　B．感知觉障碍

C．言语障碍　　D．运动功能障碍

E．智力障碍

5．下列选项中，不属于非外伤性脊髓损伤病因的是（　　）。

A．脊髓炎　　B．脊髓肿瘤

C．脊柱肿瘤　　D．运动损伤

E．脊柱裂

三、多项选择题

1．下列选项中，属于脑卒中患者抗痉挛训练的有（　　）。

A．坐位平衡训练

B．肩关节和肩胛带被动运动训练

C．踝背屈训练

D．步行训练

E．屈髋、屈膝训练

2．下列关于颅脑损伤后躁动不安与易激惹患者的处理方式，正确的有（　　）。

A．为患者提供安全、结构化的环境

B．减少对患者的不良刺激

C．避免过于限制或约束患者的行动能力

D．最大限度地减少患者与熟悉的工作人员的接触

E．增加治疗的次数和时间

3．下列选项中，属于颅脑损伤患者促进苏醒措施的有（　　）。

A．让患者家属定期与患者进行语言交流或呼唤患者的名字

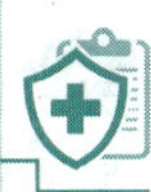

B. 对患者实施推拿、按摩、被动运动等手法刺激
C. 用毛巾为患者擦汗，为患者擦护肤霜
D. 为患者播放其喜爱和熟悉的歌曲等
E. 定时为患者梳头、洗脸等

4. 在我国，引起脑瘫的主要危险因素有（　　）。
A. 胎儿发育迟缓
B. 早产
C. 胎儿宫内窘迫
D. 新生儿高胆红素血症
E. 新生儿窒息

5. 脑瘫患儿的视觉障碍主要表现为（　　）。
A. 近视　B. 远视
C. 眼球震颤　D. 内、外斜视
E. 视野缺损

6. 下列关于脑瘫患儿洗浴护理的描述，正确的有（　　）。
A. 调节浴室温度在 20℃左右
B. 调节水温在 38～39℃
C. 浴室内设置防滑地垫、扶手等安全设施
D. 倾斜浴盆底部，以支撑患儿背部
E. 不随意运动型脑瘫患儿可保持坐位稳定，洗浴时直接将其置于浴盆内即可

7. 下列关于脊髓损伤康复护理措施的描述，错误的有（　　）。
A. 对四肢瘫的患者进行被动活动训练时，禁止为其进行髋关节活动训练
B. 对肌力等级>3 级的肌群，可进行抗阻运动训练或利用等速肌力训练仪训练
C. 护士应定时为患者变换体位，一般每 30 min 为患者变换 1 次体位
D. 颈段脊髓或高位胸段脊髓损伤的患者应及时开展呼吸和排痰训练
E. 脊髓损伤患者患病期间大多经历过异常心理阶段，应及时为其开展心理康复护理

四、思考题

1. 脑卒中患者运动功能障碍的康复护理训练内容有哪些？
2. 简述脑卒中患者的康复护理原则与目标。
3. 简述格拉斯哥昏迷量表对轻、中、重型颅脑损伤的分类标准。
4. 简述脑瘫患儿睡眠良肢位的摆放要求。
5. 简述脑瘫患儿更衣的康复护理措施。
6. 简述脊髓损伤患者急性期体位变换训练的要点。

项目学习成果评价

结合自身的学习情况，按照表 5-13 中的评价标准对本项目的学习成果进行自评，并请任课教师进行评价。

表 5-13　项目学习成果评价表

<table>
<tr><td>班级</td><td></td><td>任课教师</td><td colspan="2"></td></tr>
<tr><td>姓名</td><td></td><td>学号</td><td colspan="2"></td></tr>
<tr><td>项目名称</td><td colspan="4">常见神经系统疾病的康复护理</td></tr>
<tr><td rowspan="2">评价项目</td><td rowspan="2">评价标准</td><td rowspan="2">分值</td><td colspan="2">评分</td></tr>
<tr><td>自评分</td><td>师评分</td></tr>
<tr><td rowspan="5">知识与技能</td><td>掌握脑卒中、颅脑损伤、脑性瘫痪、脊髓损伤患者的康复护理措施</td><td>30</td><td></td><td></td></tr>
<tr><td>熟悉脑卒中、颅脑损伤、脑性瘫痪、脊髓损伤患者的主要功能障碍、康复护理评定内容、康复护理原则与目标</td><td>25</td><td></td><td></td></tr>
<tr><td>了解脑卒中、颅脑损伤、脑性瘫痪、脊髓损伤的概念、病因等</td><td>10</td><td></td><td></td></tr>
<tr><td>能够在实际临床工作中对患者进行康复护理评定</td><td>5</td><td></td><td></td></tr>
<tr><td>能够在实际临床工作中根据患者的康复护理评定结果制订相应的康复护理计划，并进行康复护理指导</td><td>5</td><td></td><td></td></tr>
<tr><td rowspan="2">学习过程与方法</td><td>课前自主预习，发现、提出问题；课上专心听讲，思考、解决问题；课后积极复习，归纳、应用知识</td><td>5</td><td></td><td></td></tr>
<tr><td>主动参与问题讨论和小组活动，积极完成任务实施</td><td>5</td><td></td><td></td></tr>
<tr><td rowspan="3">情感与素质</td><td>能够培养发现问题、分析问题、解决问题的临床思维</td><td>5</td><td></td><td></td></tr>
<tr><td>能够培养尊重患者、保护患者隐私的人文精神</td><td>5</td><td></td><td></td></tr>
<tr><td>能够树立专业、敬业、爱业的护理学价值观，培养多学科协作的团队意识</td><td>5</td><td></td><td></td></tr>
<tr><td colspan="2">合计</td><td>100</td><td></td><td></td></tr>
<tr><td colspan="2">总分（自评分×40%+师评分×60%）</td><td colspan="3"></td></tr>
<tr><td>自我评价</td><td colspan="4"></td></tr>
<tr><td>教师评价</td><td colspan="4"></td></tr>
</table>

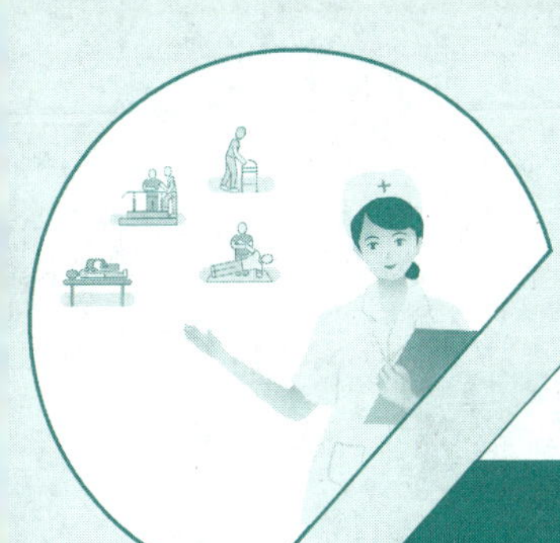

项目六

常见运动系统疾病的康复护理

项目导读

运动系统疾病通常会给患者带来剧烈的疼痛，同时严重限制患者的行为能力，降低患者的生活质量。近年来，随着医学模式的发展，康复护理在运动系统疾病临床护理中的应用日益广泛，运动系统疾病的康复护理也已从单纯的医学护理向多元化综合护理转变。

学习目标

知识目标

- ✧ 掌握颈椎病、肩关节周围炎、腰椎间盘突出症、骨折及人工关节置换术患者的康复护理措施和康复护理指导。
- ✧ 熟悉颈椎病、肩关节周围炎、腰椎间盘突出症、骨折及人工关节置换术患者的主要功能障碍、康复护理评定、康复护理原则与目标。
- ✧ 了解颈椎病的病因和分型、肩关节周围炎和腰椎间盘突出症的病因，以及骨折的愈合过程。

技能目标

- ✧ 能够正确评定颈椎病、肩关节周围炎、腰椎间盘突出症、骨折及人工关节置换患者的功能障碍，并根据评定结果实施科学的康复护理措施，进行正确的康复护理指导。

素质目标

- ✧ 树立专业、敬业、爱业的康复护理职业价值观。
- ✧ 具有人文关怀精神，关心、爱护患者，帮助患者回归社会。

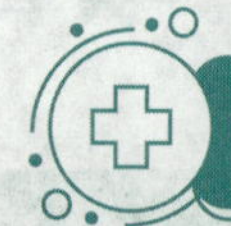

任务一　促进颈椎病患者的康复

任务导入

患者王先生，48 岁，是一位程序员，长期伏案工作。2 个月前，王先生颈部受凉后出现颈部疼痛，且反复发作。1 天前，王先生的症状明显加重，伴有右上肢放射性疼痛，遂来院就诊。入院颈椎 CT 检查显示 C_6～C_7 椎间盘突出，医生诊断王先生为神经根型颈椎病。

任务描述

责任护士小张计划对王先生进行康复护理评定，为其实施康复护理措施，并进行正确的康复护理指导。

一、颈椎病的概述

颈椎病是指由颈椎椎间盘发生退行性改变，以及继发病理改变累及周围组织结构（如神经根、脊髓、椎动脉、交感神经等）而导致的一种临床综合征，多见于中老年人，但近年来发病年龄趋向年轻化。此外，劳损、急性损伤和颈椎先天性畸形等也可引发颈椎病。

根据不同的临床表现，颈椎病可分为颈型颈椎病、神经根型颈椎病、脊髓型颈椎病、交感神经型颈椎病、椎动脉型颈椎病和混合型颈椎病。

二、颈椎病患者的主要功能障碍

（一）颈型颈椎病患者的主要功能障碍

颈型颈椎病患者常出现枕颈部、肩部疼痛，头、颈部活动可因疼痛受限，但其日常生活活动能力不受影响。

（二）神经根型颈椎病患者的主要功能障碍

神经根型颈椎病患者常出现颈肩部疼痛，一侧上肢的疼痛和/或麻木。患者患侧上肢有沉重和无力感，且上举、外展和后伸均有不同程度受限，病程长者可出现患肢肌肉萎缩，日常生活活动能力可受到影响。

（三）脊髓型颈椎病患者的主要功能障碍

脊髓型颈椎病患者常出现四肢麻木感，也可出现肌力减弱或步态异常等运动功能障

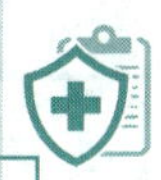

碍，日常生活活动能力可受到影响，严重者可出现截瘫、大便和小便异常。

（四）交感神经型颈椎病患者的主要功能障碍

交感神经型颈椎病患者常出现情绪不稳定，并有恐惧、焦虑等心理，一般不出现四肢运动功能障碍，日常生活活动能力可受到影响。

（五）椎动脉型颈椎病患者的主要功能障碍

椎动脉型颈椎病患者一般不出现四肢运动功能障碍，但其生活和工作会受到轻度影响，头晕严重者日常生活活动能力亦可受到影响。

（六）混合型颈椎病患者的主要功能障碍

混合型颈椎病患者常以某一类型颈椎病的功能障碍为主，同时合并出现其他类型颈椎病的功能障碍。

三、颈椎病患者的康复护理评定

患者的康复护理评定可基于疼痛程度和颈椎活动度进行单项评定，亦可从症状、体征及影响日常生活活动能力的程度进行综合性评定。

（一）单项评定

可采用视觉模拟评分法评定患者的疼痛程度，用量角器评定颈椎关节活动度。

（二）综合性评定

日本骨科协会评估治疗法被广泛应用于脊髓型颈椎病患者的评定，其总分为 17 分，分数越低表示功能越差。它既可用于评定手术治疗效果，也可用于评定康复护理效果。

脊髓型颈椎病患者
17 分评定表

四、颈椎病患者的康复护理原则与目标

（一）康复护理原则

（1）提高患者的防病、治病意识。

（2）使患者了解康复护理的重要性，推进康复进程。

（3）循序渐进。

（二）康复护理目标

1．短期目标

解除患者的疼痛，减轻患者的焦虑，使其能独立活动或部分独立活动。

2．长期目标

调整患者的颈部姿势，控制患者的颈椎病症状。

五、颈椎病患者的康复护理措施

（一）保持良好的睡姿

（1）护士应保证患者睡姿以仰卧为主，头置于枕头中央；以侧卧为辅，左右交替，侧卧时双膝关节微屈。

（2）及时纠正俯卧、半俯卧、半仰卧或上、下段身体扭转等不良睡姿。

康复互动坊

请同学们查阅关于人体脊柱正常生理弯曲的相关资料，讨论以下问题：为什么颈椎病患者的睡姿应以仰卧为主？

（二）选择合适的枕头

护士应为患者选择符合人体生理特点的枕头：

（1）枕头的形状：曲线造型应符合颈椎的生理弯曲特点。

（2）枕头的材质：枕芯应具有支撑力，可承托颈椎全段，使颈椎得到充分的放松和休息；应具有良好的透气性，避免因潮湿而加重颈部不适。

（3）枕头的长度：一般以超过患者肩宽 10～16 cm 为宜。

（4）枕头的高度：应结合患者的体形选择。一般而言，在患者仰卧时，枕头中央在受压状态下的适宜高度为 8～15 cm，枕头两端应比中央高出 10 cm 左右。

（三）使用颈托制动

颈托是颈椎病患者治疗和康复时常用的支具，主要起制动作用，限制颈椎过度活动，如图 6-1 所示。在颈椎病急性发作时、颈椎病微创术后、颈椎错位手法治疗后等颈椎需要制动、固定时，护士可为患者使用颈托，但应避免长期使用，以防患者颈背部肌肉萎缩、关节僵硬。颈托的高度以保持颈椎处于中立位为宜。

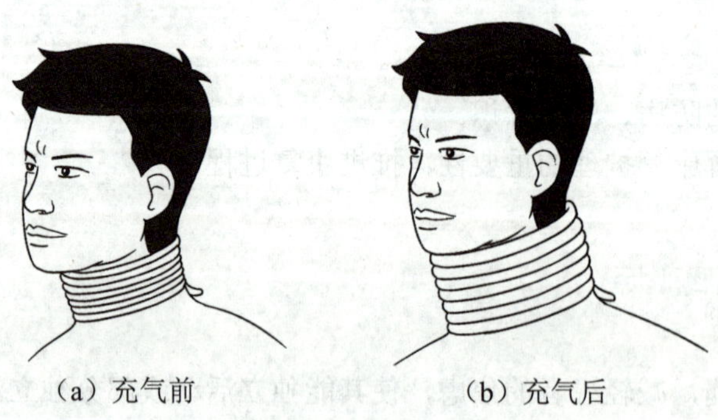

（a）充气前　　（b）充气后

图 6-1　充气式颈托

（四）实施颈椎牵引

颈椎牵引可减轻颈椎椎间盘承受的压力，解除血管、神经所受的压迫，改善血液循

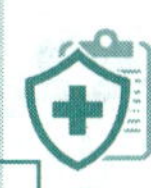

环，消除淤血、水肿。

1．牵引方法

（1）坐位牵引法

颈椎坐位牵引多采用枕颌带牵引法，如图 6-2 所示。护士应协助患者取坐位，充分放松颈部、肩部及整个躯体的肌肉。牵引角度以颈椎前倾 10°～30°为宜，避免过伸位；牵引重量根据患者体重、性别、体质和病情等灵活调整，通常从 3～4 kg 开始，每天或隔天增加 1 kg，最重不超过患者体重的 1/4；每次牵引持续时间一般以 15～30 min 为宜，每天 1～2 次，每 10～20 天为 1 疗程，可持续数个疗程直至症状基本消除。

（2）仰卧位牵引法

牵引重量一般为 2～3 kg，持续牵引 2 h 后休息 15 min 再继续，每天牵引总时间为 10～14 h。因持续卧位会给患者带来诸多不利，故症状好转后应尽早改为坐位牵引。

2．注意事项

牵引过程中应掌握好牵引角度、牵引时间和牵引重量这三个要素。护士应仔细观察患者的病情变化，及时做出相应处理，一旦发现患者出现头晕、恶心、窒息感等不适或原有症状加重的情况，应立即停止牵引或调整牵引角度、牵引时间和牵引重量。

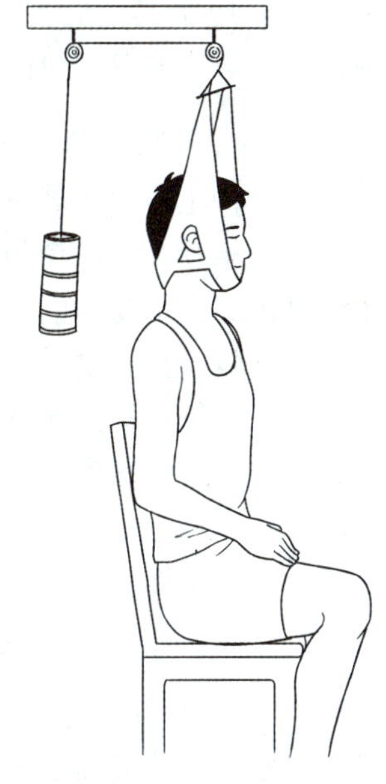

图 6-2　枕颌带坐位牵引法

（五）实施推拿手法治疗

推拿手法治疗对颈椎病的康复有很好的治疗效果，且简便易行，可疏通经脉，减轻疼痛、麻木，缓解肌肉紧张与痉挛。护士在实施推拿手法治疗前，要做好思想工作，说明推拿手法治疗的目的和必要性，以取得患者的配合；在实施推拿手法治疗时，要随时观察患者的反应，有异常情况时应暂停治疗。

（六）改善心理状况

护士应耐心倾听患者的诉说，理解、同情患者的感受，对患者提出的问题（如手术方案、治疗效果和疾病预后等）给予明确、有效的回答，以建立良好的护患关系，使患者能积极配合治疗。同时，护士应向患者委婉说明焦虑可能对身心健康造成不良影响，帮助并指导患者及其家属应用松弛疗法（如按摩、听音乐等）创造安静、无刺激的环境，限制患者与有焦虑情绪的病友或亲友接触，帮助患者树立积极的心态，掌握科学的疾病防治手段。

六、颈椎病患者的康复护理指导

（一）姿势指导

（1）护士应指导患者纠正不良坐姿，使其尽可能保持自然端坐位，头部略前倾。

（2）护士应指导患者调整合适的办公桌椅的高度，原则上以能使患者的头、颈、胸等部位保持正常生理弯曲为宜，避免头、颈过度后仰或过度前倾、前屈。

（3）嘱患者避免长时间处于同一姿势，一般每隔 1～2 h 变换一次体位。对长期伏案工作者，应嘱其定时更换头部姿势，不宜长期低头或仰头工作，工作中随时注意纠正头、颈、肩、背等部位的姿势，不要偏头、耸肩、过度扭曲颈部。

（二）运动指导

（1）护士应嘱患者进行适度的运动训练，这有助于调整颈部组织间的相互关系，使相关的神经和肌肉得到有规律的牵伸，进而促进颈部活动功能的恢复，增加颈椎的稳定性。长期坚持运动对巩固疗效、预防复发具有积极意义。

颈椎病的麦肯基训练

（2）训练方法的选择因人而异，应以能活动颈椎、颈肩关节为宜。护士应嘱患者注意颈部的运动量和运动强度，运动时间以每次 30～40 min 为宜，以体感舒适为准。颈椎操是一种有效的训练方式，可以加强颈部肌肉功能，从而保持颈椎较好的稳定性。

（三）日常生活指导

（1）护士应嘱患者尽量避免各种生活意外导致的损伤。例如，乘车时尽量避免入睡，以防急刹车造成颈椎损伤；运动、劳动或走路时要注意姿势和动作的正确性，以防发生挫伤。此外，在头、颈发生外伤后，应及时到医院治疗。

（2）颈椎病多由椎体增生、骨质退化疏松等引起，故护士应指导患者根据病情调整饮食，以钙、蛋白质、维生素 B 族、维生素 C 和维生素 E 含量高的食物为主，如牛奶、鱼、猪尾骨、黄豆和黑豆等。

任务实施

结合本任务所学知识，根据表 6-1 完成任务实施。

表 6-1　任务实施活动表

类别	任务描述
学习回顾	回顾颈椎病的病因和分型，颈椎病患者的主要功能障碍、康复护理评定、康复护理原则与目标、康复护理措施和康复护理指导
模拟操作	（1）学生自由分组，每组 8～10 人 （2）根据任务导入的情景，组员扮演护士小张和患者王先生，进行情景模拟 （3）模拟内容至少包括以下几个方面：① 护士小张对王先生进行康复护理评定；② 小张为王先生实施康复护理措施，并对其进行康复护理指导 （4）其余组员仔细观看，并提出意见
总结思考	根据点评意见，总结模拟操作中的不足，思考解决问题的方法并改正
	总结本任务学习中遇到的难题及其解决方法
	总结本任务学习的收获与感受

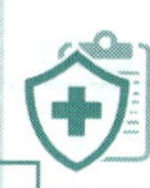

任务二 促进肩关节周围炎患者的康复

任务导入

患者李女士，50岁，因“右侧肩关节痛伴活动受限6月余”入院。李女士自述，6个月前，她开始感到右侧肩部疼痛，自行热敷后疼痛得到缓解。但近1周来疼痛加重，已无法完成梳头等日常生活活动。入院检查后，医生诊断李女士患有肩关节周围炎。

任务描述

责任护士小王计划对李女士进行康复护理评定，为其实施康复护理措施，并进行正确的康复护理指导。

一、肩关节周围炎的概述

肩关节周围炎简称“肩周炎”，是指肩周肌肉、肌腱、滑囊及关节囊的慢性损伤性炎症，主要表现为活动时肩关节疼痛、活动受限。肩周炎多见于中老年人，且在女性群体中的发病率高于男性群体，左侧肩关节较右侧肩关节多发。

二、肩关节周围炎患者的主要功能障碍

（一）肩关节疼痛

肩关节疼痛一般位于肩部前外侧，也可扩大到腕部或手指，有时也会放射至后背、三角肌、肱三头肌和肱二头肌。

（二）肩关节活动障碍和肌萎缩无力

肩关节活动障碍以外展和旋外受限为主，其次为后伸，肩关节屈曲受累常较轻。此外，患侧三角肌可出现萎缩无力。

（三）日常生活活动能力障碍

肩周炎可影响患者穿、脱上衣，洗漱，梳头，系裤带等日常生活活动。

三、肩关节周围炎患者的康复护理评定

肩周炎患者的康复护理评定主要侧重于疼痛程度评定及肩关节活动度测量。此外，还可以进行Rowe肩功能评定。

Rowe肩功能评定表

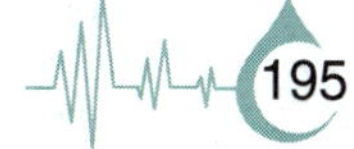

四、肩关节周围炎患者的康复护理原则与目标

（一）康复护理原则

护士应根据肩周炎患者的症状及其严重程度，采取相应的康复护理措施。

（二）康复护理目标

1. 短期目标

解除患者的疼痛和肩关节功能障碍。

2. 长期目标

增强患者的肌力，恢复其三角肌等肩部肌肉的正常功能，提高患者的日常生活活动能力。

五、肩关节周围炎患者的康复护理措施

（一）缓解疼痛

对疼痛不明显者，护士可遵医嘱为患者口服消炎镇痛、舒筋活血的药物，或外用镇痛喷雾剂和红花油等；对疼痛明显者，可遵医嘱选用电疗法、超声波疗法和红外线疗法等。此外，可指导患者学习腹式深呼吸和局部自我按摩等。

（二）保持良好的体位与姿势

护士应指导患者保持仰卧位，并在其患侧肩下放置一薄枕，使肩关节呈水平位，以使肌肉、韧带及关节获得最大限度的放松与休息。

（三）实施关节松动术

关节松动术主要用来活动、牵伸关节，是增加关节活动度的特定技术。护士在行此技术时，应嘱患者完全放松身体；在抓握和推动患者的关节时，应保持手法轻柔，避免加重患者的疼痛；结束后，应嘱患者主动活动。

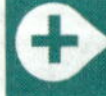
康复风向标

穴位刺激治疗肩周炎

在中医学中，肩周炎被称为“漏肩风”“肩凝”等，多因为年老体虚导致风寒湿邪乘虚而入，进而导致经脉痹阻；也可因为跌仆损伤导致瘀血留内，造成气血不行，经筋作用失常。

针灸穴位刺激治疗肩周炎在《针灸甲乙经》《备急千金要方》《针灸资生经》《针灸大成》等著作中均有记载。此外，近几十年来，多种穴位刺激疗法被用于肩周炎的治疗，诸如刺血、针刺、艾灸、拔罐、穴位激光照射、热针、穴位微波法、电针及穴位注射等。为提高疗效，临床上还常将两种或三种方法结合运用。目前，各种穴位刺激疗法的疗效大致相当，有效率均在95%以上。

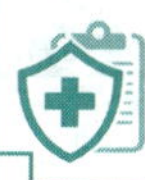

（四）实施推拿按摩

1. 放松肩颈

患者坐位，护士用一指禅推法、揉法、捏法等手法沿各肌群走向按摩 5～10 min，力度由轻到重，位置由浅入深。

2. 弹筋拨络

护士先将拇指尖端垂直紧贴于肱二头肌长头肌腱，沿肌腱走向横行拨络；再沿喙肱韧带拨络；然后将拇指和示指、中指相对，捏拿肱二头肌短头、肱二头肌长头和胸大肌止点等处；最后用捏法和揉法放松局部。

康复小锦囊

拨络是指将指端、指腹或肘尖按于筋腱部位上，沿着肌纤维、韧带和经络等垂直的方向进行往返拨动的治疗方法。

3. 动摇关节

护士一手握住患者的患侧手，边抖边做肩关节展收、屈伸、旋转等活动；另一手揉捏患侧肩部。

（五）加强功能训练

1. 下垂摆动训练

护士先指导患者取躯体前屈位，患侧手臂自然下垂；再指导患者做前后、内外方向的绕臂摆动训练，并逐渐增大摆动的幅度，直至手指出现发胀、麻木感，记录训练的时间（方便后续评估和调整训练计划）。休息片刻后，嘱患者重复训练，建议每天训练 2 次。

肩周炎的体操棒训练

2. 牵张训练

护士指导患者在其可承受范围内（上肢无疼痛或轻度疼痛）做牵张训练，如体操棒训练或吊环训练等，用健侧带动患侧各部位活动，建议每天 1～2 次，每次 10～15 min。

六、肩关节周围炎患者的康复护理指导

（一）用药指导

当患者出现局部疼痛时，护士可遵医嘱为其局部注射醋酸泼尼松龙。若疼痛持续存在，影响夜间睡眠，可遵医嘱为患者短期服用非甾体抗炎药，并可适量加用口服肌肉松弛剂。

（二）日常生活指导

护士应嘱患者避免受寒、过度劳累及外伤，尽量减少使用患侧手或进行剧烈的肩关节活动，以免引发进一步的劳损。

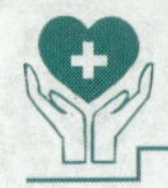

（三）运动指导

1. 梳头训练

嘱患者抬起患侧手，从前额开始，由上到下经健侧头顶、枕后、耳后、下颌，做类似梳头的动作，如图 6-3 所示，建议每组 15～20 次，每天 3～5 组。

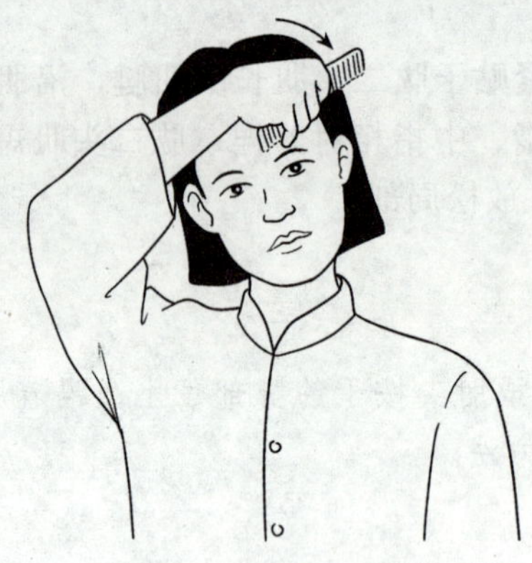

图 6-3　梳头训练

2. 爬墙训练

嘱患者面对墙壁站立，将患侧手上举，尽力做向上攀爬的动作，如图 6-4 所示。

3. 揽腰训练

嘱患者将两手在腰后相握，用健侧手牵拉患侧手，并逐渐提高两手位置，如图 6-5 所示。

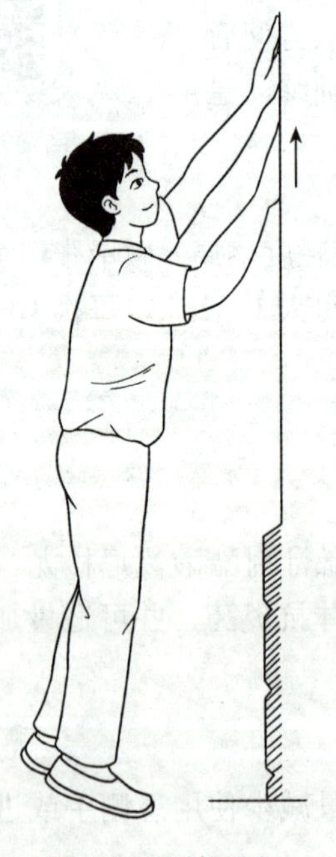

图 6-4　爬墙训练

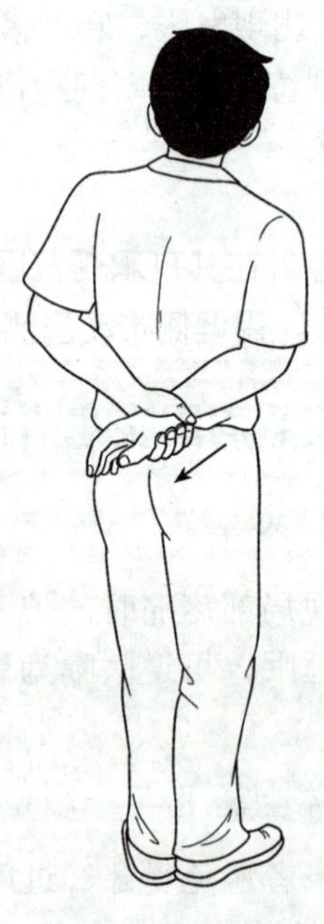

图 6-5　揽腰训练

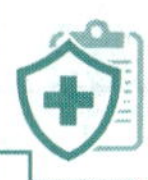

4. 拉轮训练

在墙壁上安装滑轮，在滑轮上穿过一根绳子，并在绳子两端各系上一根小木棍。指导患者用双手往复拉动绳子两端的小木棍。

任务实施

结合本任务所学知识，根据表 6-2 完成任务实施。

表 6-2　任务实施活动表

类别	任务描述
学习回顾	回顾肩关节周围炎的概念，肩关节周围炎患者的主要功能障碍、康复护理评定、康复护理原则与目标、康复护理措施和康复护理指导
模拟操作	（1）学生自由分组，每组 8～10 人 （2）根据任务导入的情景，组员扮演护士小王和患者李女士，进行情景模拟 （3）模拟内容至少包括以下几个方面：① 小王对李女士进行康复护理评定；② 小王为李女士实施科学的康复护理措施，并对其进行正确的康复护理指导 （4）其余组员仔细观看，并提出意见
总结思考	根据点评意见，总结模拟操作中的不足，思考解决问题的方法并改正
	总结本任务学习中遇到的难题及其解决方法
	总结本任务学习的收获与感受

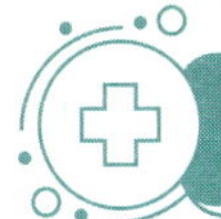

任务三　促进腰椎间盘突出症患者的康复

任务导入

患者刘女士，46 岁，是一位家庭主妇，因腰部疼痛不适伴右下肢放射痛 30 余天入院。刘女士自述，30 多天前，她在搬抬重物后出现腰部疼痛，后疼痛逐渐加重并放射至下肢，导致腰部转身、侧身动作受限，休息后，症状可得到缓解。刘女士入院后行腰椎 CT 检查，结果显示 L_5～S_1 椎间盘膨出，以“腰椎间盘突出症”被收入院接受康复治疗。

任务描述

责任护士小李计划对刘女士进行康复护理评定，为其实施康复护理措施，并进行正确的康复护理指导。

一、腰椎间盘突出症的概述

腰椎间盘突出症是指腰椎间盘变性后，其纤维环局限性膨出或髓核经破裂的纤维环突出，刺激或压迫脊髓或脊神经根而引起的一种脊椎疾病，是骨伤科的常见病、多发病。其中，L_4～L_5、L_5～S_1 椎间盘突出最为多见，占 90%以上；随着年龄的增长，L_2～L_3、L_3～L_4 椎间盘发生突出的概率也随之增加。

二、腰椎间盘突出症患者的主要功能障碍

（一）疼痛

（1）腰痛：是大多数患者最早出现的症状，腰痛程度轻重不一。

（2）坐骨神经痛：多为逐渐发生，典型的坐骨神经痛从下腰部逐渐放射至臀部、大腿后外侧、小腿外侧和足部。

（二）神经功能障碍

（1）感觉神经障碍：表现为肢体麻木、疼痛敏感及感觉减退等。

（2）运动神经障碍：表现为肌力减退，部分病情较严重的患者可完全丧失肌力，最终发展为瘫痪。

（3）反射功能障碍：表现为患侧腱反射减弱或消失。

（三）日常生活活动能力障碍

部分患者可出现排便及排尿困难。

（四）腰部活动障碍

腰部活动障碍主要以后伸障碍为主。部分患者伴有腰部肌肉痉挛，腰部被固定于强迫体位。

（五）步态和姿势异常

病情较重的患者迈步较小，患侧足常以足尖着地，着地后迅速更换到健侧足，导致步态急促不稳、步行缓慢。

（六）心理障碍

由于长时间的急慢性腰腿疼痛及下肢感觉异常，部分患者可能产生焦虑、紧张和压抑等异常心理，有时还伴有各种神经精神症状。

三、腰椎间盘突出症患者的康复护理评定

（一）疼痛评定

疼痛的评定方法详见项目二任务三。此外，临床上常采用日本骨科协会（Japanese Orthopaedic Association, JOA）下腰痛评定表。

JOA 下腰痛评定表

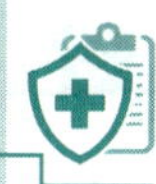

（二）运动功能评定

（1）脊柱形态评定：包括脊柱生理弯曲的测量、脊柱侧弯程度的测量、腰骶角度的测量、两侧肩高度的测量和骨盆倾斜程度的测量等。

（2）腰椎活动度评定：主要包括屈伸、侧屈和旋转的评定，可用量角器测量。

（3）步行功能评定：可通过观察患者的步态类型、行走能力及是否使用助行器等来评定。

（4）肌力评定：通过徒手肌力检查或器械肌力评定来评定肌力。

（三）心理评定

心理的评定方法详见项目二任务六。

四、腰椎间盘突出症患者的康复护理原则与目标

（一）康复护理原则

护士应根据腰椎间盘突出症患者的症状及其严重程度，采取相应的康复护理措施，并以安全性、科学性和循序渐进为原则。

（二）康复护理目标

1. 短期目标

解除患者的疼痛，减少患者的腰椎负荷，改善患者的脊椎关节活动度。

2. 长期目标

指导患者保持良好的步态或姿势，防止疾病复发。

五、腰椎间盘突出症患者的康复护理措施

（一）保持卧床休息

护士应为患者准备硬板床，嘱患者卧床休息，卧床时间一般为 3 周左右。当患者症状缓解后，护士可指导其尽可能下床做一些简单的日常生活活动。

（二）实施腰椎牵引

护士应嘱患者取仰卧位（或俯卧位），使其髋关节与膝关节分别屈曲 60°，然后用牵引带分别固定患者的胸部及骨盆部，以对抗牵拉。牵引重量初始设置为患者体重的 60%，逐渐增至与其体重相等，但不可超过其体重。每天牵引 1～2 次，每次 20～30 min。需要注意的是，患有严重高血压、心脏病者及孕妇禁用腰椎牵引。

（三）实施物理因子疗法

腰椎间盘突出症常用的物理因子疗法有局部冷、热敷疗法，红外线照射疗法，石蜡疗法和温水浴疗法等。

（四）实施手法治疗

手法治疗的主要作用是恢复脊柱的力学平衡，缓解疼痛，特别适用于腰椎间盘突出症。临床上以 Maitland 的脊柱关节松动术最为常用。

康复互动坊

请同学们两人一组，根据上述知识，搜索相关视频观看学习，互相为对方实施一次手法治疗。

（五）运动护理

1．体位疗法

护士协助患者取俯卧位，指导其摆出第 1 式的姿势，嘱其保持一定的时间。患者最初可能仅能保持数分钟，通过不断训练可以增加保持时间。当患者能保持 1～2 h 且无不适感时，护士可指导其开始第 2 式的训练。以此类推，直至患者能保持第 5 式 1～2 h 且无不适感，如图 6-6 所示。

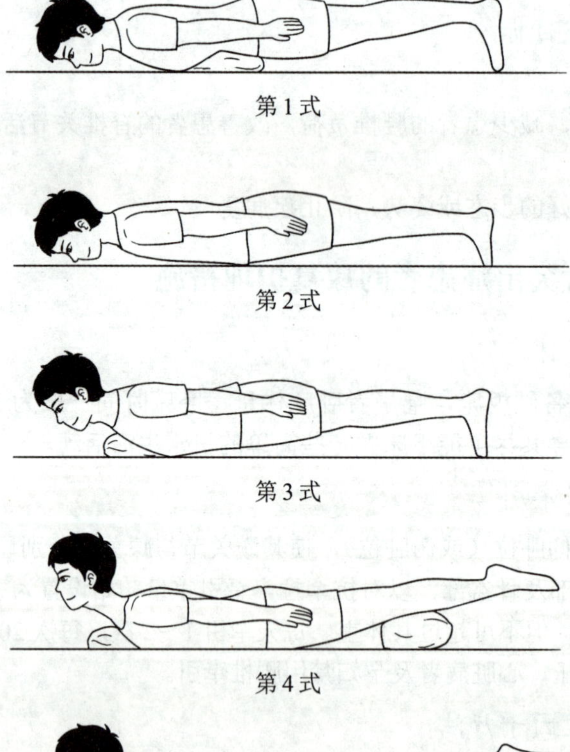

图 6-6　体位疗法

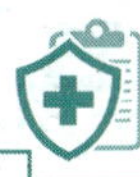

2．肌力训练

（1）五点支撑法：指导患者取仰卧位，以头、双肘及双足跟五个点为支撑点，使臀部抬离床面、腹部前凸，保持数秒后缓慢放下，重复此动作。

（2）三点支撑法：指导患者取仰卧位，双手抱头，以头和双足跟三个点为支撑点，其余步骤同五点支撑法。

（3）燕飞运动：指导患者取俯卧位，双手后伸至臀部，以腹部为支撑点，胸部和双下肢同时抬离床面，如图 6-7 所示。

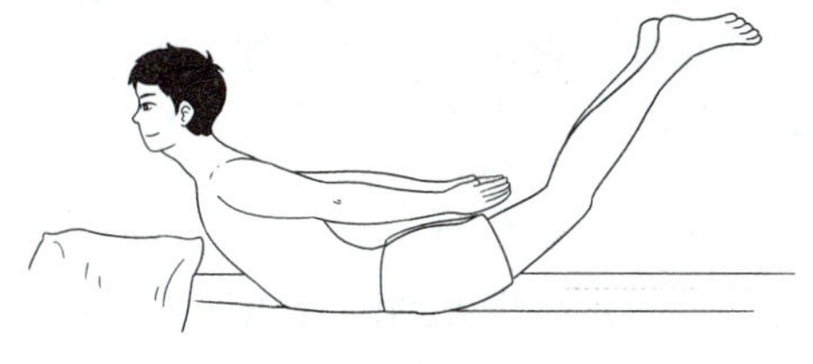

图 6-7　燕飞运动

六、腰椎间盘突出症患者的康复护理指导

（一）姿势指导

护士应指导患者学会并维持正确的姿势：

（1）仰卧位时，应屈髋、屈膝，两腿分开，大腿下垫枕；俯卧位时，在腹部及踝部垫薄枕，使脊柱肌肉放松。

（2）行走时，应抬头、挺胸、收腹，利用腹肌的力量支撑腰部。

（3）坐位时，应使用脚垫，使膝关节与髋关节保持在同一水平高度，身体贴向椅背。对长期使用电脑办公者，护士应指导其保持正确的姿势（见图 6-8），同时要劳逸结合，不宜久坐久站；对从事驾驶工作者，应指导其更换一个设计合理的座椅，以避免或减少震动对腰部的影响；对腰部劳动强度大者，应嘱其工作时戴上具有保护和支撑作用的宽腰带。

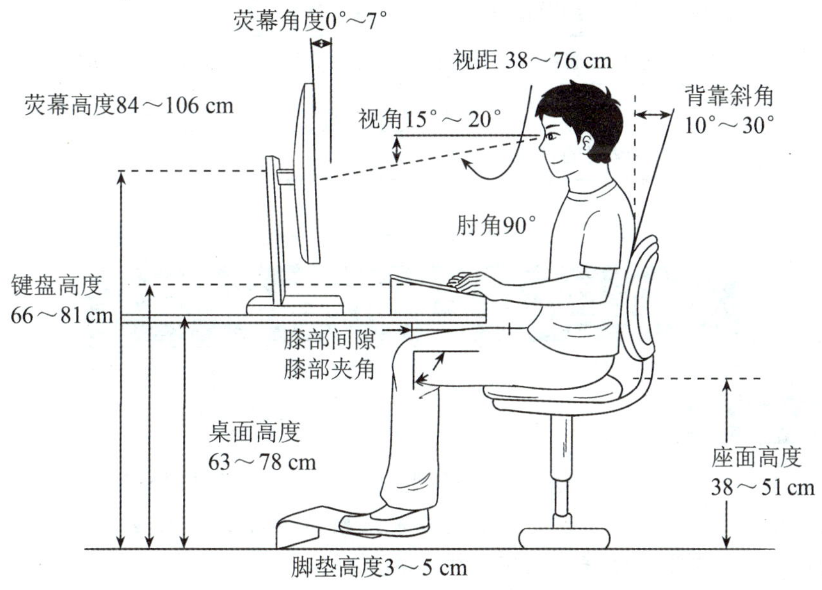

图 6-8　使用电脑办公者的正确姿势

（二）日常生活指导

护士应嘱患者保持良好的生活习惯，防止腰部受凉和过度劳累，避免搬重物、穿高跟鞋；提醒患者均衡饮食，多摄入蛋白质、钙和维生素含量高的食物，减少脂肪和胆固醇的摄入；督促患者戒烟。

腰椎间盘突出症的麦肯基训练

（三）运动指导

护士应指导患者通过自我训练减缓机体组织和器官的退行性改变，如快走、打太极拳、做广播操和游泳等。

任务实施

结合本任务所学知识，根据表 6-3 完成任务实施。

表 6-3　任务实施活动表

类别	任务描述
学习回顾	回顾腰椎间盘突出症的概念，腰椎间盘突出症患者的主要功能障碍、康复护理评定、康复护理原则与目标、康复护理措施和康复护理指导
模拟操作	（1）学生自由分组，每组 8～10 人 （2）根据任务导入的情景，组员扮演护士小李和患者刘女士，进行情景模拟 （3）模拟内容至少包括以下几个方面：① 小李对刘女士进行康复护理评定；② 小李为刘女士实施科学的康复护理措施，并对其进行正确的康复护理指导 （4）其余组员仔细观看情景模拟，并提出意见
总结思考	根据点评意见，总结模拟操作中的不足，思考解决问题的方法并改正
	总结本任务学习中遇到的难题及其解决方法
	总结本任务学习的收获与感受

任务四　促进骨折患者的康复

任务导入

患者赵先生，52 岁，因车祸致右上肢肿痛 2 天入院。体格检查显示右上臂肿胀明显，有皮下瘀斑，右肩活动受限；X 线检查结果显示右肱骨上段骨折。根据检查结果，医生立即为赵先生行切开复位钢板内固定术。

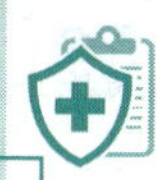

任务描述

责任护士小刘计划对赵先生进行康复护理评定，为其实施康复护理措施，并进行正确的康复护理指导。

一、骨折的概述

骨折是指骨的完整性和连续性遭到破坏的现象，多由机械性损伤造成。骨折愈合是指断裂的骨恢复连续性，并重新获得骨结构强度的过程。

二、骨折愈合的过程

骨折愈合的过程分为三个阶段。

（一）血肿炎症机化期

（1）骨折后，骨髓、骨膜及周围组织内的血管破裂出血，在骨折端及其周围形成血肿。伤后6～8 h，由于内源性和外源性凝血系统被激活，骨折端的血肿会逐渐凝结成血块。

（2）由骨折造成的损伤和局部缺血，可致部分软组织和骨组织坏死，从而引发炎症反应。随着炎症反应的进行，血凝块、坏死的软组织和死骨会被逐渐清除，同时血肿开始机化，形成肉芽组织。

（3）肉芽组织内的成纤维细胞大量合成和分泌胶原纤维，这些胶原纤维逐渐交织在一起，转化成纤维结缔组织，最终将骨折的两端连接起来，这一过程称为纤维连接，约在骨折后2周内完成。

（二）原始骨痂形成期

（1）骨内、外膜增生，新生血管长入，成骨细胞大量增殖，合成并分泌骨基质，使骨折端附近的骨样组织逐渐骨化，形成新骨，这一过程称为膜内成骨。

（2）由骨内、外膜紧贴骨皮质内、外侧形成的新骨，分别称为内骨痂和外骨痂。随着骨痂的不断钙化，其强度会逐渐增强，当其强度足以抵抗肌肉收缩时，标志着骨折已达到临床愈合。在成人中，这一过程一般需要12～24周。

（三）骨痂改造塑形期

（1）在原始骨痂中，新生骨小梁增粗，其排列也逐渐规则和致密。骨折端的坏死骨组织被破骨细胞和成骨细胞侵入并清除，完成死骨清除和新骨形成的“爬行替代”过程。

（2）原始骨痂被板层骨所替代，使骨折部位形成坚强的骨性连接。随着肢体活动和负重的增加，上述过程持续进行，使多余的骨痂被逐渐吸收、清除。髓腔重新恢复通畅，骨折部位恢复为正常的骨结构。

三、骨折患者的主要功能障碍

（一）疼痛

疼痛是炎症反应所致，易造成肌肉痉挛。妥善固定骨折部位后，疼痛可减轻或逐渐消失。

（二）关节活动度减小

长时间不恰当的制动，会使关节囊和韧带缺乏被动牵伸，逐渐缩短，造成关节粘连乃至僵硬，引起关节活动度减小。

（三）肌肉萎缩

骨折后肢体失用，肌肉主动收缩减少，必然会导致肌肉萎缩。

（四）并发症

骨折后常见的并发症有周围神经受损、外伤性骨关节炎、骨折部位感染、肺炎、尿路感染、骨筋膜隔室综合征、脂肪栓塞和压力性损伤等。

康复小锦囊

骨筋膜隔室综合征是指由骨、骨间膜、肌间隔和深筋膜组成的骨筋膜隔室内的肌肉和神经急性缺血而引起的一系列病理改变，多见于前臂掌侧和小腿。

四、骨折患者的康复护理评定

（一）运动功能评定

1. 关节活动度评定

当骨折累及关节时，应重点了解关节活动有无受限及其受限程度，可用量角器测量受累关节的关节活动度，并与健侧关节作对比。

2. 肌力评定

可采用徒手肌力检查或器械肌力评定法评定肌力，重点评定受累关节周围肌肉的肌力。

3. 肢体长度及周径

评定肢体长度可了解骨折后有无肢体缩短或延长，对儿童患者来说，可判断骨折愈合后期是否影响其生长发育。评定肢体的周径有助于判定肢体水肿和肌肉萎缩的程度。

（二）日常生活活动能力评定

对上肢骨折患者，重点评定生活自理情况，如穿衣、洗漱、清洁卫生、进餐和写字等；对下肢骨折患者，重点评定步行和负重等情况。

（三）疼痛评定

疼痛的评定方法详见项目二任务三。

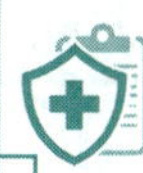

（四）心理评定

心理的评定方法详见项目二任务六。

五、骨折患者的康复护理原则与目标

（一）康复护理原则

治疗骨折的基本原理是复位、固定及功能训练。复位和固定是康复治疗的基础，功能训练是康复治疗的核心。

1．良好复位及固定

良好复位及固定是保证早期康复的前提。骨折复位准确、对位对线良好，骨折复位后内固定及外固定坚实可靠，才能保证骨折部位良好愈合，进而恢复肢体的运动功能。

2．训练与固定相辅相成

长期固定会造成肌肉失用性萎缩、骨质疏松、关节僵硬、关节粘连和挛缩等，故应尽早开始患侧肢体的训练。

3．不同阶段采取不同措施

骨折早期的主要措施是保持骨折两端对位、消除肢体肿胀、避免肌肉萎缩和关节粘连等；骨痂形成期的措施应以促进骨痂形成为主，如肢体运动和纵向加压训练、促进骨折愈合的物理因子治疗等。

（二）康复护理目标

1．短期目标

减轻或解除肢体的肿胀、疼痛，防止关节粘连，改善患者的心理状况。

2．长期目标

恢复患者的关节活动度和肌力，改善患者的运动功能及日常生活活动能力，防止并发症的发生。

六、骨折患者的康复护理措施

（一）骨折愈合早期（骨折后 1～2 周）

1．疼痛的护理

护士可对患者的疼痛部位实施冷疗法，必要时，可遵医嘱给予镇痛药物。

2．肢体肿胀的护理

护士应遵循 PRICE［保护（protection），休息（rest），冰敷（ice），包扎（compress），患肢抬高（elevation）］治疗方案，有效防治肢体肿胀。具体来说，这一治疗方案要求给予患肢足够的保护、适当的制动和及时的冰敷，以减少出血、减轻水肿；用弹力带或弹力袜包扎患肢，促进静脉回流；此外，抬高患肢时，应注意肢体远端必须高于肢体近端和心脏，以进一步促进静脉回流。

3．肌力训练

在患者骨折复位固定后，即可开始缓慢而有节奏的肌肉等长收缩训练。建议每天训练

3 次，每次 5～10 min，以不致患者感到疲劳为宜。

4．关节活动训练

（1）健侧肢体和患肢非固定关节的被动及主动训练在术后麻醉反应解除后即可进行。对于上肢，应注意肩关节外展和旋外、手掌指关节和指间关节的屈伸训练；对于下肢，应注意踝关节的背屈训练。建议每天训练 3 次，每次 5～10 min，并逐渐加大关节活动度。

（2）患肢固定关节的被动及主动活动训练也应尽早进行。在固定 2～3 周内，应每天短暂地解除外固定，在给予一定的保护措施的前提下让受累关节不负重的主动活动，活动结束后继续维持固定。

5．日常生活活动和呼吸训练

（1）鼓励患者尽早下床活动，对绝对卧床的患者，应嘱其每天做床上保健操，以改善全身状况，预防发生失用性萎缩和压力性损伤等。

（2）长期卧床的患者（尤其是老年人及骨折较严重者）易并发坠积性肺炎，可让其通过呼吸训练来预防。

6．实施物理因子疗法

超声波疗法、磁疗法和高频电疗法等均可促进成骨，加速骨折愈合。但需注意的是，疼痛、肿胀明显者应使用冷疗法，有金属内固定者严禁使用物理因子疗法。

（二）骨折愈合中期（骨折后 3～8 周）

1．关节活动训练

（1）护士应鼓励患者进行受累关节各个运动轴方向的主动活动，每个动作重复多遍，每天 3～5 次。同时，应遵循循序渐进的原则，逐渐加大活动幅度。

（2）外固定刚被解除时，可先采用主动助力关节活动训练，之后随着关节活动度的增加逐渐减少助力。若关节挛缩、粘连严重，且骨折愈合情况许可，则可进行被动关节活动训练，动作应平稳、缓和、有节奏。

2．肌力训练

外固定被解除后，可逐步由等长收缩训练过渡到等张收缩训练及等张抗阻训练。

3．物理因子疗法

热疗法可作为手法治疗前的辅助治疗，促进血液循环、软化瘢痕；紫外线照射可促进钙盐沉积和镇痛；音频电疗法和超声波疗法能软化瘢痕、松解粘连。

4．日常生活活动训练

护士应尽早为患者进行作业治疗，注重平衡能力和协调能力训练，改善患者的日常生活活动能力。

（三）骨折愈合后期（骨折后 9～12 周）

1．肌力训练

肌力训练方式应根据肌力情况选择，本阶段可逐步进行等张抗阻训练，有条件者可进行等速训练。

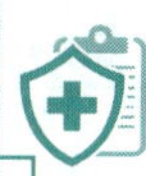

2. 关节活动训练

护士应指导患者继续进行前期的主动关节活动训练、主动助力关节活动训练和被动关节活动训练，若仍存在关节活动度受限，可为患者实施关节功能牵引和关节松动术等。

康复小锦囊

关节功能牵引是指将受累关节的近端固定，在远端沿正常的关节活动方向加以适当力量进行牵引，使关节周围的软组织在其弹性范围内得到牵伸的技术。牵引的力量以患者感到酸痛但可耐受，且不引起肌肉痉挛为宜。

3. 步行训练及负重训练

对上肢骨折的患者，在不影响骨折固定的情况下，应嘱其尽早下地进行步行训练。对下肢骨折的患者，需根据医嘱，以及骨折的类型和固定的方式等决定何时开始负重训练，且负重训练须循序渐进。

4. 日常生活活动训练

护士应逐步增加患者的日常生活活动训练，并鼓励其尝试回归家庭活动；应让患者逐步恢复体育运动，根据医嘱和骨折部位为其选择合适的运动项目，并逐步增加运动量。

（四）常见骨折的康复要点

1. 肱骨外科颈骨折

肱骨外科颈骨折多见于老年人，常由间接暴力所致，临床上将其分为外展型和内收型两类。外展型多属稳定型，可用三角巾悬吊固定 4 周，限制肩关节外展肌力训练。内收型复位后可用三角巾制动 4～6 周，限制肩关节内收肌力训练。早期应做握拳及腕、肘关节屈伸训练；固定去除后，应积极进行肩关节及肩胛带在各个方向上的活动度训练及肌力训练。

2. 肱骨干骨折

肱骨干中、下 1/3 交界处后外侧有一桡神经沟，桡神经位于其中，因此此处骨折容易损伤桡神经。加之肱骨中段骨折常伤及肱骨滋养动脉，故肱骨中段骨折不愈合率较高。肱骨干骨折复位固定后，应将患肢悬吊于胸前，保持肘关节屈曲 90°，前臂稍旋前，并应尽早进行指、掌、腕关节的主动活动，以及上臂肌群的主动等长收缩训练，但禁止做上臂旋转运动。固定 2～3 周后，可在上臂的扶持下行肩关节、肘关节的主动活动和被动活动，增加关节活动度。解除外固定后，可全面进行肩关节、肘关节的活动度训练及肌力训练。

3. 股骨颈骨折

股骨颈骨折多见于老年人，其骨折不愈合率高，且可能导致股骨头缺血、坏死甚至塌陷等不良后果。对于接受加压螺纹钉内固定术的患者，原则上术后第 1 天应开始患肢各肌群的等长收缩训练；第 2～3 天可起床活动，并允许患肢渐进负重；1 周以后可进行髋部肌群的等张训练、髋关节及膝关节的屈伸运动，动作宜轻柔，幅度应逐步增大，避免引起疼痛。康复目标为患者 12 周后恢复原有的社会生活。对于有轻度移位的股骨颈骨

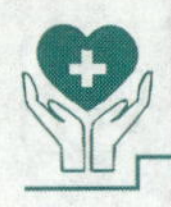

折，为减少股骨头坏死的可能性，应给予患侧股骨头 8～12 周的不负重休息，其间患者可借助双拐下地行走，但要避免患肢负重。

4. 股骨干骨折

对于股骨干骨折后行内固定术的患者，术后第 1 天即可开始肌肉等长训练及踝部、足部运动；术后第 3 天，疼痛反应减轻后，可开始床上足跟滑动训练，以屈伸髋关节和膝关节；术后 5～6 天可扶双拐或助行器行走，确保患肢不负重；术后 2～3 周内，可根据患者的耐受程度，让患肢渐进负重；术后 2 个月左右，可进展至借助单手杖完全负重行走。

5. 胫腓骨骨折

胫腓骨骨折以青壮年和儿童居多，多由直接暴力引起，常合并神经、血管损伤，因此应注意观察足背动脉搏动情况，以及足背、足趾的感觉和运动情况。当骨折部位接近踝关节时，要特别注意预防踝关节功能障碍这一后遗症。此外，胫腓骨中下段血液供应差，因此骨折愈合慢，需要的固定时间较长，功能所受影响也较大。患者术后当天即可开始踝关节和髋关节的主动活动训练，股四头肌、胫骨前肌和腓肠肌的等长收缩训练，注意保持膝关节中立位，防止旋转。术后 3～5 天，可在外固定的情况下进行直腿抬高训练和屈膝位主动伸膝训练。术后 1 周，可增加踝屈伸和内、外翻的抗阻训练，并可通过功能牵引增大踝屈伸的角度；同时可开始下肢部分负重的站立和步行训练，早期负重训练可促使骨痂生长，较快地恢复行走功能。

6. 踝部骨折

踝部骨折早期的康复训练与胫腓骨骨折大致相同，但需要特别加强跖趾关节的屈曲训练和踝内翻的等长收缩训练，以预防相关肌肉萎缩而引起扁平足。从固定第 2 周起，可开始踝关节主动屈伸活动训练，但禁止做旋转及内外翻运动；3 周后可根据患者的具体情况开始借助双拐进行部分负重活动；4～5 周后，解除固定，逐渐增加负重，并开始踝关节主动、被动活动训练及踝部肌力训练；待骨折愈合后，可让患者站在底面为球面的平衡板上进行平衡训练，以恢复平衡反射，预防踝部反复扭伤。

七、骨折患者的康复护理指导

（一）心理指导

患者会因意外受伤而常常自责，加之顾虑手术效果、担忧骨折预后，因此易产生焦虑和恐惧心理。护士应耐心开导患者，详细介绍骨折的治疗方法、康复训练方法及可能的预后等，并给予悉心的照顾，以减轻或消除患者的心理问题。同时，应鼓励患者调适好心理状态，积极参与康复训练，并提醒患者不能急于求成。

（二）饮食指导

（1）绝大部分骨折患者会出现食欲减退、便秘的情况，护士应为患者提供易消化的食物，鼓励其多吃蔬菜和水果。

（2）老年患者常伴有骨质疏松，骨折后易发生失用性骨质疏松，因此，护士应为老年患者提供高钙饮食，必要时可为其补充维生素 D 和钙剂。

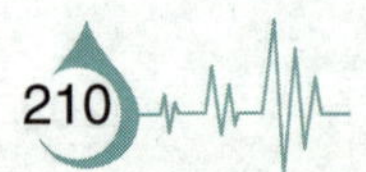

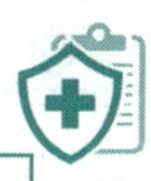

（3）骨折患者体内的锌、铁和锰等微量元素的浓度会明显降低，但这些元素对骨折的康复非常重要。护士应嘱患者适当多吃富含上述微量元素的食物，例如，可多吃海产品、黄豆和蘑菇等含锌较多的食物，动物肝脏、鸡蛋、豆类和绿叶蔬菜等含铁较多的食物，麦片、芥菜和蛋黄等含锰较多的食物。

（三）自我护理指导

指导患者尽早开始日常生活活动训练，以尽早实现生活独立。例如，应做好患肢皮肤的自我清洁护理，以避免局部感染的发生。

（四）运动指导

鼓励患者坚持不懈地进行相关的关节活动训练、肌力训练等功能训练，嘱患者牢记训练注意事项，避免因训练不恰当而发生意外。同时，应嘱患者遵循循序渐进的原则，训练范围由小到大，训练次数由少到多，训练时间由短到长，训练强度由弱到强，以患者不感到过度疲劳、骨折部位无疼痛为度。

（五）随访指导

护士应指导患者于术后 1 个月、3 个月、6 个月到医院接受 X 线检查，以了解骨折的愈合情况；对有石膏外固定者，应嘱其术后 1 周复诊，以确定是否需要更换石膏或调整石膏的松紧度；对正在进行功能训练者，应嘱其每隔 12 周到医院康复科复诊，以便于医务人员了解当前的训练情况及功能恢复情况，及时调整训练方案。

任务实施

结合本任务所学知识，根据表 6-4 完成任务实施。

表 6-4　任务实施活动表

类别	任务描述
学习回顾	回顾骨折和骨折愈合的概念，骨折愈合的过程，骨折患者的主要功能障碍、康复护理评定、康复护理原则与目标、康复护理措施和康复护理指导
模拟操作	（1）学生自由分组，每组 8～10 人 （2）根据任务导入的情景，组员扮演护士小刘和患者赵先生，进行情景模拟 （3）模拟内容至少包括以下几个方面：① 小刘对赵先生进行康复护理评定；② 小刘为赵先生实施科学的康复护理措施，并对其进行正确的康复护理指导 （4）其余组员仔细观看情景模拟，并提出意见
总结思考	根据点评意见，总结模拟操作中的不足，思考解决问题的方法并改正
	总结本任务学习中遇到的难题及其解决方法
	总结本任务学习的收获与感受

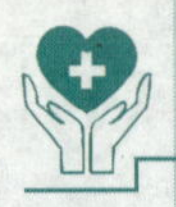

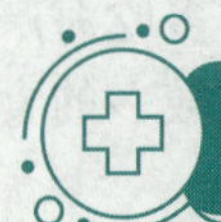

任务五 促进人工关节置换术患者的康复

任务导入

患者张女士，65岁，退休教师。昨日，张女士在卫生间不慎滑倒，当即感到髋部剧烈疼痛，无法自行站立与行走。家人见状，立即将张女士送往医院急诊救治。经过X线检查，医生发现张女士的股骨颈发生骨折。鉴于张女士的年龄和骨折类型，医生建议立即行全髋关节置换术。目前，张女士已结束手术，安全返回病房。

任务描述

责任护士小赵计划对张女士进行康复护理评定，为其实施康复护理措施，并进行正确的康复护理指导。

一、人工关节置换术的概述

人工关节置换术是指采用生物相容性与机械性能良好的金属或非金属材料制成的假体置换被疾病或损伤所破坏的关节，以达到切除病灶、消除疼痛、恢复活动与功能的一种关节成形术，主要用于治疗外伤、肿瘤和骨骼疾病等导致的关节损伤、破坏、畸形等。本任务重点介绍全髋关节置换术（total hip arthroplasty, THA）和全膝关节置换术（total knee arthroplasty, TKA）术后患者的康复护理。

二、人工关节置换术患者的主要功能障碍

（一）疼痛

早期的疼痛多由手术创伤引起，后期可因术后被动活动髋膝关节使部分挛缩的肌肉被伸展而出现，也可能是焦虑所致；此外，局部肿胀、压迫、感染和血栓性静脉炎的发生也会引起疼痛。一般来说，TKA患者的疼痛比THA患者更剧烈、时间更长。

（二）关节活动度减小

关节活动度减小多表现为关节屈曲挛缩，常为体位不当或未行早期关节活动使关节不能有效伸展、长期处于屈曲状态所致。

Charnley 髋关节功能评定表

（三）神经损伤

神经损伤表现为患肢感觉和运动功能障碍，如膝关节及足背伸展无力等。

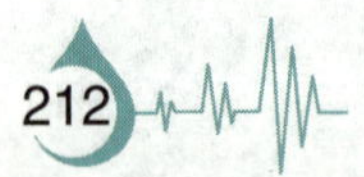

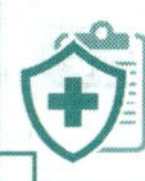

（四）日常生活活动能力障碍

疼痛、关节活动度减小等可限制患者步行，上下楼梯，打理个人卫生，穿、脱裤鞋袜等日常生活活动能力。

三、人工关节置换术患者的康复护理评定

常用的量表为Charnley髋关节功能评定表和纽约特种外科医院（Hospital for Special Surgery, HSS）膝关节功能评定表。

HSS膝关节功能评定表

四、人工关节置换术患者的康复护理原则与目标

（一）康复护理原则

1．个体化

护理方案的制订应综合考虑患者的手术方式、精神状态及对康复治疗的配合程度等多个方面。

2．循序渐进

应根据患者的实际情况循序渐进地安排术后康复训练，切勿操之过急。

3．全面性

康复护理应从患者的整体情况出发，术前术后均应介入康复护理措施。

（二）康复护理目标

1．短期目标

减轻患者的痛苦，恢复患者的体力，增加患者的关节活动度，改善关节稳定性。

2．长期目标

改善和纠正患者由长期疾病造成的不良姿势和步态，提高患者的日常生活活动能力，延长人工关节的寿命。

五、人工关节置换术患者的康复护理措施

（一）THA患者的康复护理措施

1．术前的康复护理措施

术前，护士应对患者及其家属进行有关手术及术后恢复的指导。指导内容包括以下几个方面：① 解释说明住院期间康复治疗的目标；② 教会患者一套基本的下肢训练方法，如踝泵训练、股四头肌和臀肌等长收缩训练、仰卧位髋关节屈曲及旋内训练等；③ 示范如何利用辅助装置在平地和台阶上进行转移及步行训练；④ 强调术前一周停止吸烟，并教会患者深呼吸及腹式呼吸运动。

2．术后第一阶段（第1周）的康复护理措施

（1）病情观察：除生命体征外，护士还应观察患者伤口渗血及负压引流情况（引流是否通畅、引流液的量和性质等）；观察患肢肿胀程度及肢体远端肤色，以了解是否有末梢循环障碍等。若发现异常，应立即通知医生。

康复小锦囊

正常情况下，术后伤口每天的引流量为50～400 mL，引流液呈淡红色。若每天的引流量>400 mL，且引流液颜色鲜红，则需通知医生及时处理；若术后24～72 h，每天的引流量持续减少，并少至50 mL，则可考虑拔除引流管。

（2）术后搬动：护士在术后搬动患者，以实施护理操作、协助排尿或排便时，要注意小心抬臀，托住髋部，防止假体脱位和伤口出血。

（3）体位护理：嘱患者保持平卧位，并于两腿间置楔形枕以保持患髋外展15°～30°。

（4）活动训练：嘱患者先从仰卧位开始训练，包括踝泵训练、股四头肌及臀肌等长收缩训练、足跟滑动使髋关节屈曲45°、髋关节旋内至中立位；再逐步过渡到坐位膝关节伸直及髋关节屈曲训练，训练时嘱患者注意避免髋部禁忌动作，同时提醒患者每次坐位训练的时长不宜超过1 h，以免引起髋部不适及僵硬。若患者条件允许，可继续过渡到站位训练，包括站位髋关节后伸、外展及膝关节屈曲训练。

（5）患肢肿胀的护理：冷疗法与口服药物配合使用可缓解疼痛和肿胀。

3. 术后第二阶段（第2～8周）的康复护理措施

（1）肌力训练：臀中肌和伸髋肌（包括臀大肌、股二头肌、半腱肌和半膜肌）的肌力训练尤为重要。此外，还需加强提踵训练，这有助于增强腓肠肌的肌力，使行走时足趾离地更为轻松。一旦患者恢复正常步态，即可将下肢站位肌力训练（如髋关节外展和后伸训练）过渡到健侧肢体，以增强整体的肌力及平衡性。

（2）上台阶训练：台阶的高度可循序渐进设置。例如，从10 cm开始，逐步提高至20 cm。

4. 术后第三阶段（第9～14周）的康复护理措施

这一阶段可利用器械指导患者进行髋部伸肌、外展肌和屈肌的渐进性抗阻训练。同时，这一阶段持续进行上台阶训练，在下肢肌力足以越过20 cm高的台阶并能保持一定的控制力时，开始下台阶训练，可从10 cm的高度开始。需要注意的是，应指导患者上台阶时健肢先上，下台阶时患肢先下，如图6-9所示。此外，还可指导患者进行无上肢支撑下的站立训练、由稳定平面过渡到不稳定平面的训练、由睁眼站立训练过渡到闭眼单腿站立训练等。

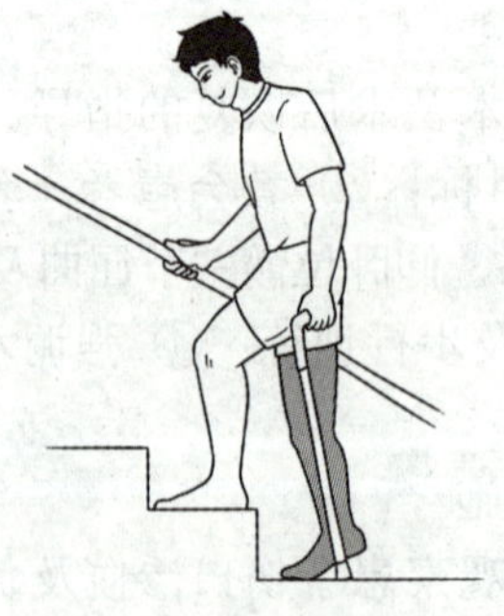
（a）上台阶时健肢先上

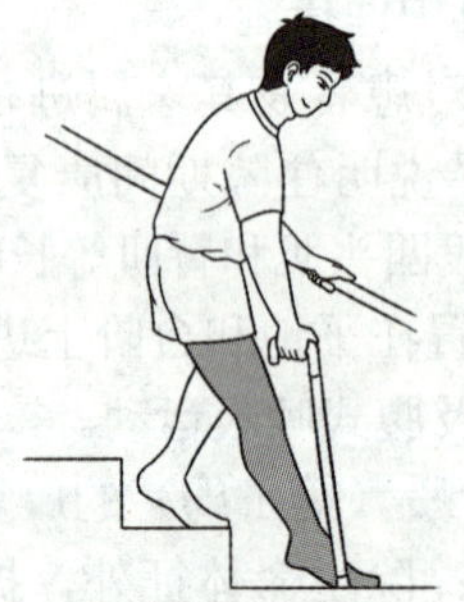
（b）下台阶时患肢先下

图6-9　上下台阶训练

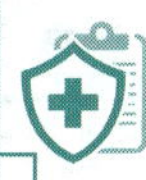

（二）TKA 患者的康复护理措施

1. 术前的康复护理措施

（1）术前护士应给予患者健康宣教，宣教内容包括手术方式、术后总体康复目标、总体康复训练计划、早期训练方案及助行器的使用方法等。

（2）尽可能在术前指导患者掌握康复训练的方法，包括关节活动训练、肌力训练、步态训练及床上排便训练等。

康复互动坊

请同学们结合上述内容，两人一组，一人扮演护士，一人扮演患者，模拟护士对患者进行术前健康宣教的过程。

2. 术后第一阶段（第 1 周）的康复护理措施

（1）病情观察：观察内容与 THA 术后大致相同。

（2）体位护理：术后应协助患者取平卧位，将患肢抬高至略高于右心房的水平；保持患膝伸直，以防止膝关节屈曲挛缩，有利于术后站立和提高行走时患膝的稳定性。

（3）活动训练：术后当日即开始股四头肌和股二头肌等的等长收缩训练，踝关节与足关节的主动屈伸训练；术后 2～3 天，如果没有屈膝限制，可逐步加强治疗性训练，包括卧位、坐位、站位之间的转换训练，主动屈伸髋、膝关节训练，直腿抬高训练，坐位主动伸膝、被动屈膝训练，以及髌骨的主动和被动活动。

（4）冷疗法：应从术后当日开始，并贯穿整个治疗过程。冷疗法有助于减轻水肿和疼痛。

3. 术后第二阶段（第 2～8 周）的康复护理措施

（1）肌力训练：当股四头肌的肌力显著增强且膝关节活动度> 83°时可开始上下台阶训练（起始高度 5 cm 高，逐渐增至 10 cm）。

（2）平衡训练：可利用平衡训练仪或单平面平衡训练板，先进行双侧静态平衡训练，再逐步过渡到单侧静态平衡训练和双侧动态平衡训练。

4. 术后第三阶段（第 9～16 周）的康复护理措施

该阶段的康复护理重点是最大限度地恢复关节活动度，为此，可进行膝关节屈伸训练和股四头肌、股二头肌等的牵伸训练。此外，应持续进行平衡训练，并坚持循序渐进的原则。

六、人工关节置换术患者的康复护理指导

（一）THA 术后康复护理指导

1. 运动指导

（1）避免禁忌动作

护士应告知患者术后 8 周内的禁忌动作，包括髋关节屈曲> 90°、髋关节内收超过中线、髋关节旋内超过中立位等，如图 6-10 所示。术后 8 周后，经手术医生评估后，可解除这些禁忌。

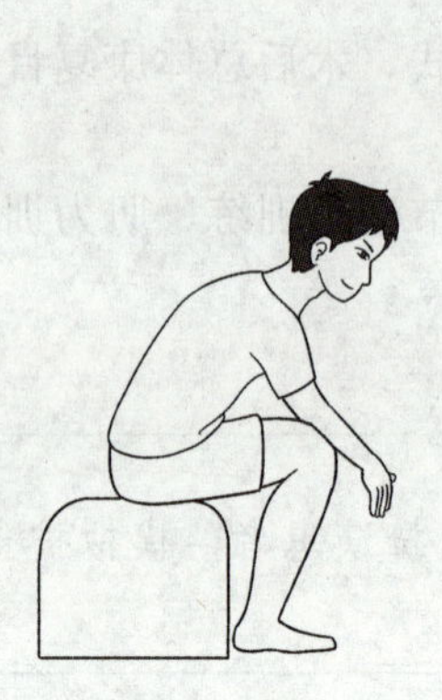
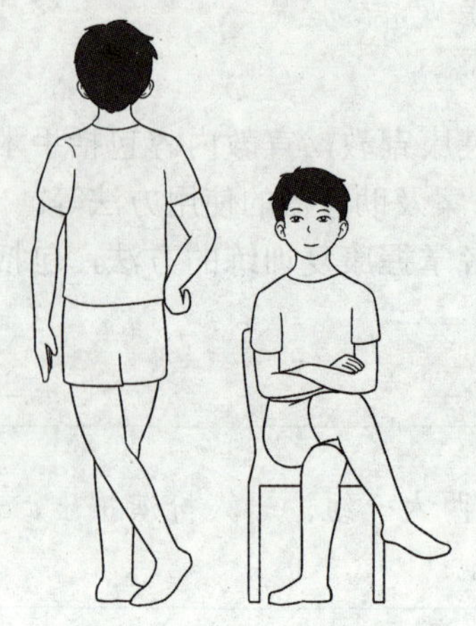
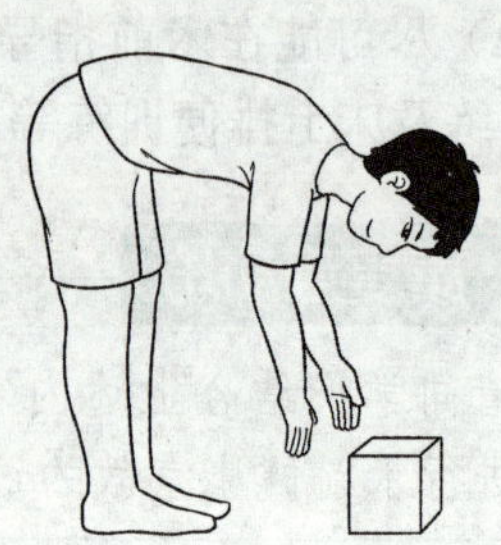

图 6-10　THA 术后的禁忌动作

（2）离床训练指导

早期离床训练时，对单侧 THA 患者，指导其从患侧离床，同时避免髋部禁忌动作，这有助于维持患肢外展位，避免内收、旋内。对双侧 THA 患者，可指导其从任一侧离床，但应避免双下肢交叉或沿床边转动时下肢旋内。

2．下肢水肿预防指导

活动量的增加易引发下肢水肿，可嘱患者穿着加压弹力袜，以最大限度地减轻下肢水肿，并预防深静脉血栓的发生。

3．日常生活指导

（1）文体活动安全参与指导

鼓励患者参与不会对身体造成负担的部分体育和娱乐活动，但禁止其参与高冲击性的运动项目，如打网球、跑步、打壁球等。

（2）家居环境适应性改造指导

对 THA 患者，护士可指导其家属进行必要的家居环境改造，以预防跌倒，减少假体脱位和骨折的风险。例如，清除居室走道上的障碍物；把常用的物品放在患者容易拿到的位置；保持浴室地面及台面干燥；在座椅和坐便器上放置较硬、较厚的坐垫，保证患者坐位时髋关节屈曲≤90°，如图 6-11 所示。

图 6-11　THA 患者坐位正确姿势

（二）TKA 术后康复护理指导

1．负重训练指导

告知患者负重的程度需根据自身身体反应和主观耐受程度来确定，如负重后膝关节疼痛是否加重等。

2．站立与行走指导

指导患者站立与行走时控制好时间和强度，避免长时间站立或行走，以免引起患肢过度水肿和疼痛。

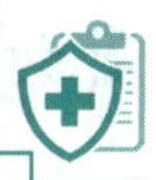

3．上下楼梯训练指导

指导患者进行上下楼梯训练时，遵循正确的顺序：上楼梯时健侧腿先上，患侧腿后上，最后跟上手杖；下楼梯训练时，手杖先下，再将身体重心转移到健侧腿上，然后下患侧腿，最后下健侧腿。

4．适宜运动推荐

护士可建议患者选择骑固定式自行车及水中运动等，这些运动可减轻运动中患膝的负荷，减少由运动引起的关节肿胀和疼痛。同时，应提醒患者避免高强度的运动，以免增加患膝的负荷。

任务实施

结合本任务所学知识，根据表 6-5 完成任务实施。

表 6-5　任务实施活动表

类别	任务描述
学习回顾	回顾人工关节置换术的概念，人工关节置换术患者的主要功能障碍、康复护理评定、康复护理原则与目标、康复护理措施和康复护理指导
模拟操作	（1）学生自由分组，每组 8～10 人 （2）根据任务导入的情景，组员扮演护士小赵和患者张女士，进行情景模拟 （3）模拟内容至少包括以下几个方面：① 小赵对张女士进行康复护理评定；② 小赵为张女士实施科学的康复护理措施，并对其进行正确的康复护理指导 （4）其余组员仔细观看情景模拟，并提出意见
总结思考	根据点评意见，总结模拟操作中的不足，思考解决问题的方法并改正
	总结本任务学习中遇到的难题及其解决方法
	总结本任务学习的收获与感受

项目学习效果检测

一、填空题

1．根据临床表现，颈椎病可分为________、________、脊髓型颈椎病、交感神经型颈椎病、________和________。

2．肩关节周围炎的肩关节活动障碍以________和________受限为主，其次为后伸，肩关节屈曲受累常较轻。

3．骨折愈合的过程分为________、________和骨痂改造塑形期三个阶段。

4．TKA 术后患者上楼梯时________侧腿先上，________侧腿后上，最后跟上手杖。

5．护理骨折后肢体肿胀的患者时，护士需要遵循 PRICE 治疗方案，具体包括________、________、冰敷、________和________。

二、单项选择题

1. 下列关于肩关节周围炎患者的主要功能障碍的描述，错误的是（　　）。
   A. 肩关节疼痛　　B. 肩关节活动障碍
   C. 肌萎缩无力　　D. 日常生活活动能力障碍
   E. 腰痛
2. 腰椎间盘突出症的好发部位是（　　）。
   A. L_4～L_5　　B. L_1～L_2　　C. L_3～L_4
   D. L_2～L_3　　E. L_3～S_1
3. 下列关于 THA 术前宣教内容的描述，错误的是（　　）。
   A. 解释说明住院期间康复治疗的目标
   B. 教会患者一套基本的上肢训练方法
   C. 示范如何利用辅助装置在平地和台阶上进行转移及步行训练
   D. 强调术前一周停止吸烟
   E. 教会患者深呼吸及腹式呼吸运动

三、多项选择题

1. 神经根型颈椎病可能会出现的功能障碍有（　　）。
   A. 上肢与手出现麻木、无力
   B. 患肢肌肉萎缩
   C. 大便和小便异常
   D. 患肢上举、外展和后伸有不同程度的受限
   E. 截瘫
2. 符合人体生理特点的枕头应具有的特点包括（　　）。
   A. 曲线造型符合颈椎的生理弯曲特点
   B. 枕芯可承托颈椎全段，使颈椎得到充分放松和休息
   C. 枕芯透气性良好
   D. 长度以超过患者肩宽 12～18 cm 为宜
   E. 越低越好
3. 骨折愈合中期的康复护理措施包括（　　）。
   A. 日常生活活动训练　　B. 肌力训练
   C. 实施腰椎牵引　　D. 护理肢体肿胀
   E. 实施物理因子疗法

四、思考题

1. 简述颈椎病患者的坐位牵引法。
2. 简述腰椎间盘突出症的主要功能障碍。
3. 简述骨折患者康复护理指导的内容。
4. 简述 TKA 术后患者的康复护理措施。

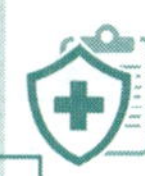

项目学习成果评价

结合自身的学习情况，按照表 6-6 中的评价标准对本项目的学习成果进行自评，并请任课教师进行评价。

表 6-6　项目学习成果评价表

<table>
<tr><td>班级</td><td></td><td>任课教师</td><td colspan="3"></td></tr>
<tr><td>姓名</td><td></td><td>学号</td><td colspan="3"></td></tr>
<tr><td>项目名称</td><td colspan="5">常见运动系统疾病的康复护理</td></tr>
<tr><td rowspan="2">评价项目</td><td rowspan="2" colspan="2">评价标准</td><td rowspan="2">分值</td><td colspan="2">评分</td></tr>
<tr><td>自评分</td><td>师评分</td></tr>
<tr><td rowspan="4">知识与技能</td><td colspan="2">掌握颈椎病、肩关节周围炎、腰椎间盘突出症、骨折、人工关节置换术患者的康复护理评定、康复护理措施及康复护理指导</td><td>20</td><td></td><td></td></tr>
<tr><td colspan="2">熟悉颈椎病、肩关节周围炎、腰椎间盘突出症、骨折、人工关节置换术患者的主要功能障碍</td><td>10</td><td></td><td></td></tr>
<tr><td colspan="2">了解颈椎病的病因和分型、肩关节周围炎及腰椎间盘突出症的病因、骨折愈合的过程、人工关节置换术的概念和适用范围</td><td>10</td><td></td><td></td></tr>
<tr><td colspan="2">能够采取相应的护理措施促进运动系统疾病患者的康复，并进行科学的康复护理指导</td><td>20</td><td></td><td></td></tr>
<tr><td rowspan="2">学习过程与方法</td><td colspan="2">课前自主预习，发现、提出问题；课上专心听讲，思考、解决问题；课后积极复习，归纳、应用知识</td><td>10</td><td></td><td></td></tr>
<tr><td colspan="2">主动参与问题讨论和小组活动，积极完成任务实施</td><td>10</td><td></td><td></td></tr>
<tr><td rowspan="2">情感与素质</td><td colspan="2">具有自律、慎独、严谨求实的工作态度</td><td>10</td><td></td><td></td></tr>
<tr><td colspan="2">具有良好的团队精神和跨学科合作的意识</td><td>10</td><td></td><td></td></tr>
<tr><td colspan="3">合计</td><td>100</td><td></td><td></td></tr>
<tr><td colspan="3">总分（自评分×40%+师评分×60%）</td><td colspan="3"></td></tr>
<tr><td>自我评价</td><td colspan="5"></td></tr>
<tr><td>教师评价</td><td colspan="5"></td></tr>
</table>

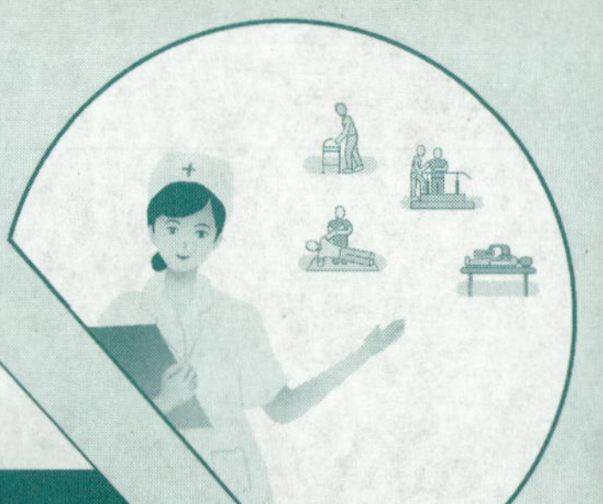

项目七

常见慢性非传染性疾病的康复护理

项目导读

人口老龄化、不良的生活方式（如不健康的饮食习惯、吸烟和缺乏运动等）和环境等因素，导致慢性非传染性疾病的发生率逐年上升。慢性非传染性疾病包括冠心病、慢性阻塞性肺疾病和糖尿病等，不仅给患者个人带来重大负担，也给患者的家庭及社会带来了严重影响，已成为危害我国乃至全球人民健康的重大公共卫生问题。而康复护理是应对这类疾病所带来的挑战的关键措施。

学习目标

知识目标

- ✧ 掌握冠心病、慢性阻塞性肺疾病、糖尿病患者的康复护理措施、康复护理指导。
- ✧ 熟悉冠心病、慢性阻塞性肺疾病、糖尿病患者的主要功能障碍、康复护理评定、康复护理原则与目标。
- ✧ 了解冠心病、慢性阻塞性肺疾病、糖尿病的概念、病因等。

技能目标

- ✧ 能够针对患者的功能障碍进行康复护理评定。
- ✧ 能够指导患者进行康复护理。

素质目标

- ✧ 形成科学的临床康复护理思维和素养，严谨求实，勤勉精艺。
- ✧ 培养护士的职业素养，尊重患者的人格需求，与患者恰当沟通，注意维护患者安全，遵守职业规范。

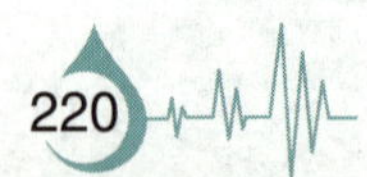

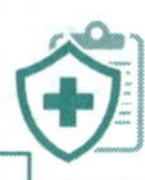

任务一　促进冠心病患者的康复

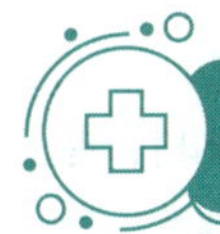

任务导入

患者张先生，62 岁，反复胸痛 2 年，因胸痛加重伴胸闷、大汗 2 h 入院。医生经询问得知：患者 2 年前出现劳累后胸骨后压榨样疼痛，疼痛持续 3～5 min，休息后可缓解；此后上述症状反复发作，休息或含服硝酸甘油均可缓解；患者在入院 2 h 前与他人争吵时，再次出现胸骨后压榨样疼痛、胸闷、大汗，但休息及含服硝酸甘油都无法缓解，遂来医院就诊。

患者既往有高血压病史 12 年，吸烟史 15 年。体格检查结果显示，体温 36.5℃，心率 100 次/min，呼吸 24 次/min，血压 120/80 mmHg，双肺呼吸音清，心律齐，各瓣膜听诊区未闻及明显病理性杂音，腹部平软，双下肢无水肿。辅助检查结果显示，心电图示急性前壁心肌梗死。综合临床症状和检查结果，该患者被诊断为冠心病（急性心肌梗死）。

任务描述

根据诊断结果，护士长计划带实习护士小李一起完成对患者张先生的康复护理。

一、冠心病的概述

冠心病是指由冠状动脉粥样硬化导致血管狭窄、阻塞，或冠状动脉功能性改变而引起心肌缺血、缺氧或坏死的心血管疾病。冠心病的发病与年龄、性别、高血压、糖尿病、肥胖及饮酒等因素有关。

二、冠心病患者的主要功能障碍

（一）心血管功能障碍

长期缺乏体力活动会导致患者出现心血管功能障碍，具体表现为血容量减少，回心血量增加；心脏前负荷增大，心肌耗氧量相对增加；血流较缓慢，血液黏滞性相对增加。

（二）呼吸功能障碍

长期心血管功能障碍会导致患者出现肺循环功能障碍，影响肺血管与肺泡间的气体交换，加重患者的缺氧症状。

（三）全身运动耐力减退

心血管功能障碍、呼吸功能障碍和肌肉失用性萎缩（由肌肉组织长时间缺乏运动造

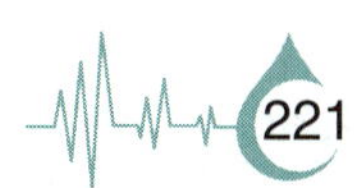

成的组织萎缩和功能减退现象），会导致患者出现全身运动耐力减退。

（四）代谢功能障碍

患者长期缺乏运动可导致自身脂质代谢障碍，表现为血清总胆固醇和甘油三酯水平升高，高密度脂蛋白水平降低；也可导致胰岛素抵抗，表现为高胰岛素血症。

（五）行为和心理障碍

患者往往有不良的生活方式，常承担着极大的心理和精神压力，存在各种行为和心理障碍。

三、冠心病患者的康复护理评定

（一）心功能评定

根据患者的临床症状，纽约心脏病学会将心功能分为四级，如表 7-1 所示。

表 7-1　心功能分级

分级	临床症状
Ⅰ级	活动不受限。日常体力活动不会引起明显的气促、疲乏或心悸
Ⅱ级	活动轻度受限。休息时无症状，日常体力活动可引起明显的气促、疲乏或心悸
Ⅲ级	活动明显受限。休息时可无症状，轻于日常体力活动的活动即可引起明显的气促、疲乏或心悸
Ⅳ级	休息时也有症状，任何体力活动均会引起不适。无须静脉给药，可在室内或床边活动者为Ⅳa 级；不能下床并需静脉给药支持者为Ⅳb 级

（二）心电图运动试验

心电图运动试验以心电图为主要检测手段，通过逐步增加患者的运动负荷，监测其运动前、中、后的症状、体征及心电图变化，来评定患者的心肺功能。

（三）超声心动图

超声心动图是一种利用超声波检查心脏与大血管结构和功能的医学影像技术。它能够直接反映心肌的收缩与舒张功能，以及心脏内血流的动态变化。临床上常采用卧位踏车仪（见图 7-1）或活动平板（见图 7-2）等设备来提高超声心动图的准确性。

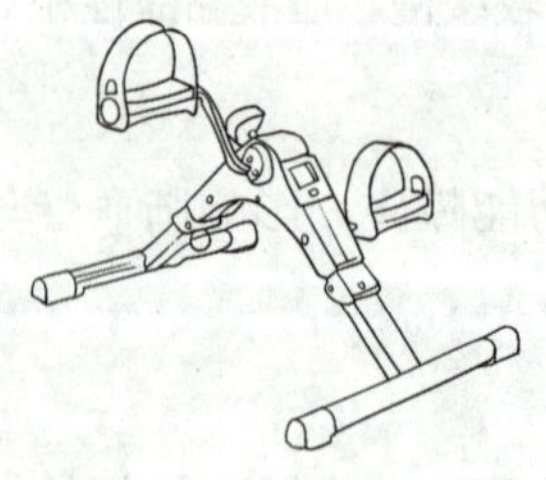

图 7-1　卧位踏车仪

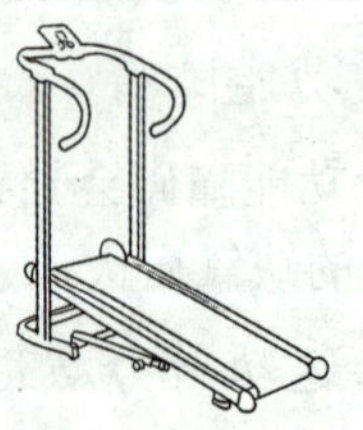

图 7-2　活动平板

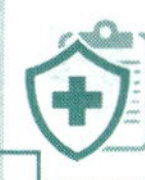

（四）冠状动脉造影

冠状动脉造影可通过明确冠状动脉狭窄性病变的部位与程度，判断心肌缺血的情况。

四、冠心病患者的康复护理原则与目标

（一）康复护理原则

（1）对冠心病的危险因素进行积极干预，帮助患者改变不良生活方式、保持情绪稳定，以阻止或延缓疾病的发展进程。

（2）协助患者主动、积极地训练，以改善其心血管功能，增强身体耐力，提高生活质量。

（二）康复护理目标

国际上将冠心病的康复阶段分为三期，各期康复护理目标如下。

1. Ⅰ期康复护理目标

Ⅰ期康复是指患者因急性发病住院时的康复阶段，时间为3～7天，适用于急性心肌梗死2周以内，生命体征稳定，无明显心绞痛的患者。

冠心病患者Ⅰ期康复护理

Ⅰ期康复护理目标如下：① 缩短患者的住院时间；② 促进患者日常生活活动及运动能力的恢复，例如，患者接受Ⅰ期康复护理后能按正常节奏连续行走100～200 m或上下1～2层楼而无症状和体征；③ 避免卧床带来的不利影响，如血栓栓塞、低血容量等；④ 增加患者的信心，降低其心理负担，减少住院次数；⑤ 提醒患者远离烟草，并为Ⅱ期康复提供全面的病情信息。

2. Ⅱ期康复护理目标

Ⅱ期康复是指从患者出院开始，至其病情完全稳定为止的康复阶段，时间为5～6周，适用于病情稳定的心肌梗死、劳力性心绞痛、心律失常的患者等。

Ⅱ期康复护理目标如下：① 改变患者不良的生活方式，控制危险因素；② 改善患者的心血管功能，提高其心功能水平；③ 进一步恢复患者的运动能力，使其逐步恢复社会活动；④ 进一步恢复患者的日常生活活动能力，提高其生活质量。

3. Ⅲ期康复护理目标

Ⅲ期康复是指患者病情长期处于较稳定状态、已回归家庭生活时的康复阶段，时间为2～3月。Ⅲ期康复护理的关键是使患者维持已形成的健康的生活方式和运动习惯。

Ⅲ期康复护理目标如下：① 巩固Ⅱ期康复护理的成果；② 控制危险因素；③ 进一步改善或提高患者的心血管功能和运动能力，最大限度地恢复患者的日常生活活动与工作。

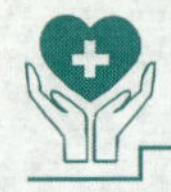

五、冠心病患者的康复护理措施

（一）Ⅰ期康复护理措施

1. 床上肢体运动

先从主动运动开始，如活动远端肢体的小关节，再逐步过渡到抗阻运动，如捏皮球或拉皮筋等。运动时应注意以下几点：① 适度运动，减少不必要的动作和体力消耗；② 保持呼吸自然、平稳，不要憋气。

2. 呼吸训练

Ⅰ期康复护理的呼吸训练主要以腹式呼吸训练为主，具体方法详见项目三任务一。

3. 坐位训练

开始时可将患者的床头抬高，将枕头或被子垫在患者背后，进行有依托的坐位训练，然后让患者逐步过渡到无依托的独立坐位训练。

4. 步行训练

先从床边站立训练开始，再逐步过渡到床边步行训练。训练时应注意以下几点：① 应使患者缓慢站起，以避免直立性低血压；② 避免患者训练时出现上肢超过心脏平面的运动，如患者自己手举输液瓶等，这种运动会增加患者的心脏负荷，导致意外的发生。

5. 上下楼训练

上下楼训练是保证患者出院后在家安全活动的重要环节。护士可指导患者缓慢地上下楼，并且每上下一级台阶时都稍事休息，以保证不出现任何不适症状。

6. 排便指导

护士应鼓励患者使用坐便器排便，避免蹲位排便或排便时过分用力。若患者出现便秘，则遵医嘱为其使用开塞露或服用润肠药物，慎用灌肠法；若患者出现腹泻，则应遵医嘱为其使用止泻药，防止其因肠道活动过多而出现心律失常。

7. 心理指导和常识宣教

在急性发病后，患者常常有显著的焦虑和恐惧。护士应对患者开展心理康复护理和医学常识教育，使患者了解冠心病的发病特点、注意事项和预防再次发作的方法，从而减轻患者的心理压力。此外，对于吸烟的患者，要特别强调吸烟对冠心病的影响，并使其戒烟。

（二）Ⅱ期康复护理措施

Ⅱ期康复护理措施主要包括指导患者进行一系列活动，如室内外散步、做医疗体操（如太极拳、八段锦等）、家务打理、园艺劳作和在邻近区域购物等。需要注意的是，这些活动均应循序渐进地开展，以免患者出现疲劳和气喘。此外，嘱患者每两周到门诊复查一次，出现任何不适时应暂停运动，及时就诊。

（三）Ⅲ期康复护理措施

Ⅲ期康复护理措施以指导患者进行有氧运动为主，如步行、登山、游泳、骑车、练习中国传统拳操等。在有氧运动过程中，应注意患者的运动量和运动方式。

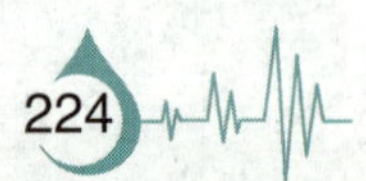

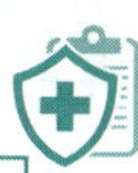

1．运动量

控制运动量是Ⅲ期康复护理的核心。判断患者的运动量是否合适的标准如下：运动时稍出汗，呼吸频率轻度加快但不影响对话，以及次日早晨起床时无持续疲劳感和其他不适感。运动量的基本要素包括以下几个方面。

（1）运动强度

运动过程中必须达到的基本运动强度称为靶强度，可用最大心率（HR_{max}）、心率储备（实测的最大心率和安静心率之差）、最大摄氧量（VO_{2max}）等表示。靶强度一般为70%～85% HR_{max} 或 40%～85% VO_{2max}。靶强度越高，产生心脏中心训练效应（主要是指心脏侧支循环形成、冠状动脉供血量增加、心肌收缩力提高）的可能性越大。

（2）运动时间

运动时间是指每次实际运动所持续的时间，不包括运动前准备活动和运动后拉伸、整理的时间。在额定运动总量的前提下，运动时间与运动强度成反比。一般来说，建议在下午或傍晚进行靶强度运动，运动时间为 10～60 min。

（3）运动频率

运动频率多为 3～5 次/周。

2．运动方式

患者的运动方式包括间断性运动和连续性运动：

（1）间断性运动：指运动期间有若干次高峰强度（指运动强度达到或接近最大心率或最大摄氧量），而高峰强度之间运动强度会降低的运动方式。这种运动方式的主要优点是患者既可获得较强的运动刺激，又能缩短运动时间，不至于引起可逆性的病理改变；缺点是在一次运动中需要不断改变运动强度。

（2）连续性运动：指运动期间保持靶强度不变的运动方式。这种运动方式的主要优点是简便易行，患者较容易适应。

六、冠心病患者的康复护理指导

（一）科普疾病知识

向患者及其家属介绍心脏的结构、功能，患者冠状动脉的病变情况，药物的使用方法及运动的重要性。

（二）纠正危险因素

倡导健康的生活方式，指导患者控制高血压、糖尿病和肥胖等冠心病的危险因素；嘱患者定期体检并根据自身情况调整康复措施，避免过度运动。

（三）指导饮食

（1）指导患者饮食应清淡、易消化；嘱其多吃水果蔬菜，尤其是纤维素含量高的蔬菜，如芹菜、竹笋等。

（2）严禁患者暴饮暴食，嘱其避免摄入酸、辣、刺激性食物和调味品，不食或少食食用盐、脂肪、胆固醇含量高的食物，戒烟酒。

（3）指导患者定期测定体重指数，为饮食调整提供依据。

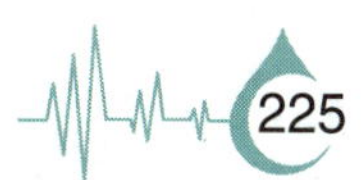

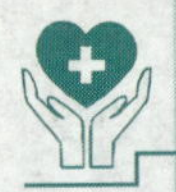

康复充电站

冠心病患者的饮食方案

冠心病患者的饮食需要从多个方面进行考虑，以下是一些推荐的饮食方案：

（1）芹菜根红枣汤：取芹菜根 5 个和红枣 10 个，加水煮沸，食枣饮汤，此汤可每天食用 2 次。

（2）蜂蜜玉米粥：先取玉米粉 50 g，用冷水调和均匀后煮成玉米粥，再加入蜂蜜 1 匙，搅拌均匀后即可食用。此粥可每天食用 2 次。此外，还可根据个人口味，在蜂蜜玉米粥中加入适量去核切碎的山楂一同食用。

（四）改善心理状况

增强患者康复的信心与决心，教会患者处理异常心理的技巧，使患者保持乐观轻松的精神状态。

（五）培养良好的运动习惯

嘱患者运动时穿宽松、舒适、透气的衣服；遇到寒冷和炎热的天气时，要相对降低运动量和运动强度；上坡时宜减慢速度；感冒或发热时，待症状和体征消失 2 天后再恢复运动。此外，嘱患者运动须持之以恒，若间隔 4 天以上重新开始运动时，则需要稍微降低运动强度。

（六）指导用药

指导患者随身携带并在家中常备硝酸甘油、速效救心丸等急救药物，以便发病时能及时服用。

康复风向标

《中国冠心病康复循证实践指南（2024 版）》解读

一、制定背景

冠心病是心血管疾病的重要类型，具有发病率高、死亡率高和致残率高的特点。有循证医学证据表明，心脏康复治疗能够降低心血管疾病患者的死亡率和再住院率，改善患者的生活质量并减少相关医疗费用。

因此，为了进一步为我国冠心病心脏康复的临床诊疗规范提供依据，全国多家心脏康复医学机构及相关方法学专家，在结合我国国情的基础上，严格遵循国际指南，梳理和总结现有证据，不断修改完善，制定了《中国冠心病康复循证实践指南（2024 版）》（以下简称《指南》）。

二、主要内容

（1）冠心病康复分期：建议患者在急性期治疗后依次进行Ⅰ期、Ⅱ期、Ⅲ期康复治疗，并规划冠心病康复临床路径，包括心血管综合评估、危险分层、个性化康复处方、

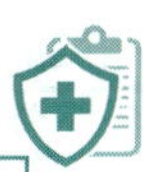

康复程序、随访计划等。

（2）心肺运动试验：推荐患者进行心肺运动试验，用于评估心肺功能、运动风险分层等。对于不能进行心肺运动试验的患者，推荐使用 6 min 步行距离试验作为替代评估方法。

（3）急性心肌梗死的心脏康复：急性期心脏康复原则为“每日评估、循序渐进”，具体内容包括病情评估、患者教育、床上及床边活动指导、心理支持以及安全过渡至出院的运动评估指导。

（4）运动风险分层：强调了运动风险评估的重要性，并推荐根据风险分层为患者制定运动处方。低、中危患者至少接受 3～6 次门诊康复，高危患者应在严密监护下接受 18～36 次的门诊康复，中途停止者需再次评估后才可继续接受干预。

（5）有氧训练：推荐患者在完成运动耐量测试后，进行以有氧训练为主的干预。对症状稳定且能耐受 30 min 中等强度持续训练的患者实施高强度间歇训练。

（6）抗阻训练：对运动测试期间无心肌缺血、无严重室性心律失常、无症状和体征加重表现的患者，建议在有氧训练的基础上加入抗阻训练。

（7）传统运动训练：对于无法参与现代心脏康复项目的老年患者或病情较重的患者，推荐采用个性化的传统运动训练，如太极拳、八段锦等。

资料来源：中华医学会物理医学与康复学分会，《中国冠心病康复循证实践指南（2024 版）》，《中华物理医学与康复杂志》2024 年第 46 期，有改动

任务实施

结合本任务所学知识，根据表 7-2 完成任务实施。

表 7-2　任务实施活动表

类别	任务描述
学习回顾	回顾冠心病的概述，冠心病患者的主要功能障碍、康复护理评定、康复护理原则与目标、康复护理措施、康复护理指导
模拟操作	（1）学生自由分组，每组 8～10 人 （2）根据任务导入的情景，组员扮演护士长、实习护士小李和患者张先生进行情景模拟 （3）模拟内容至少包括以下几个方面：① 护士长协助小李对张先生进行宣教；② 护士长协助小李详细了解张先生的功能障碍，并对其进行康复护理评定；③ 护士长指导小李对张先生实施 Ⅰ 期康复护理 （4）其余组员仔细观看，并提出意见
总结思考	根据点评意见，总结模拟操作中的不足，思考解决问题的方法并改正
	总结本任务学习中遇到的难题及其解决方法
	总结本任务学习的收获与感受

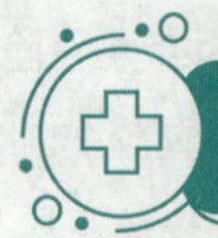

任务二　促进慢性阻塞性肺疾病患者的康复

任务导入

患者周先生，65 岁，退休工人，咳嗽、咳痰、喘憋 30 年，心悸 10 年，因症状加重伴双下肢水肿 1 周入院。体格检查结果显示，神清，消瘦，发绀明显，颈静脉怒张，桶状胸，双肺叩诊呈过清音，呼吸音粗，呼气相延长，双肺均可闻及干、湿啰音，腹部无异常，双下肢凹陷性水肿。血常规：白细胞计数 12×10^9/L。血气分析：氧分压 45 mmHg，二氧化碳分压 60 mmHg。肺功能检查结果显示，FEV_1/FVC 为 50%，FEV_1 占预计值 40%（具体含义详见本任务的“肺功能评定”）。X 线检查结果显示，肋间隙增宽，膈低平，两肺透亮度增加，双肺纹理增粗，心脏呈垂直位，心影狭长。综合临床症状和检查结果，诊断该患者为慢性阻塞性肺疾病。

任务描述

根据诊断结果，护士长计划带实习护士小张一起完成对患者周先生的康复护理。

一、慢性阻塞性肺疾病的概述

慢性阻塞性肺疾病是指以不完全可逆且呈进行性发展的气流受限为特征的慢性肺部疾病。目前认为慢性阻塞性肺疾病的发生与吸烟、遗传、肺组织老化等因素有关，其中吸烟与慢性阻塞性肺疾病的发生最为密切。慢性阻塞性肺疾病的主要临床症状包括慢性咳嗽（首发症状）、咳痰、气短、呼吸困难、喘息和胸闷等。

二、慢性阻塞性肺疾病患者的主要功能障碍

（一）有效呼吸降低

慢性阻塞性肺疾病患者可出现有效呼吸降低，主要原因包括以下几个方面：

（1）患者肺组织弹性减弱，这不仅会影响呼吸过程中膈肌的上下移动，还会降低对小气道的牵拉作用，导致呼气末小气道闭合，从而使有效通气量减少和气道阻力增加。

（2）当患者有长期、慢性的呼吸道炎症时，其呼吸道管壁会增厚，管腔会变窄，这一情况会进一步加剧气体交换障碍，导致缺氧和二氧化碳潴留。

（3）当患者出现驼背或肋软骨钙化等情况时，其胸廓活动会受限，进而会导致有效呼吸降低。

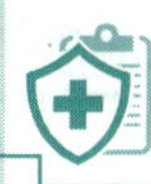

（二）病理性呼吸

为了弥补有效通气量的不足，患者会加快呼吸频率以提高摄氧量，甚至通过耸肩等动作使辅助呼吸肌（如胸锁乳突肌、斜角肌和斜方肌等）参与呼吸。长期下来，即使在安静状态下，患者也会出现浅快呼吸、耸肩呼吸等病理性呼吸。

（三）呼吸肌无力

患者有效呼吸降低及病理性呼吸的产生，影响了膈肌、胸大肌、肋间肌等呼吸肌的活动，这些肌肉失代偿后会产生呼吸肌无力。

（四）能量消耗增加

病理性呼吸让辅助呼吸肌参与活动，气短、气促会使患者颈肩背部甚至全身肌群紧张，从而使患者机体能量消耗增加。

（五）日常生活活动能力减弱

患者早期会出现劳力性呼吸困难，之后症状会逐渐加重，致使其在日常生活活动甚至休息时也会感到呼吸困难，从而丧失工作及学习能力。

（六）心理障碍

长期有效呼吸降低会导致患者休息和睡眠质量降低，使其易产生精神紧张、烦躁、焦虑等心理障碍。

三、慢性阻塞性肺疾病患者的康复护理评定

（一）肺功能评定

1．肺活量

肺活量（vital capacity, VC）是指尽力吸气后做深呼气所能呼出的最大气体量，是反映肺通气功能的基本指标。患者的肺活量会随病情的进展而下降。

2．用力肺活量

用力肺活量（forced vital capacity, FVC）是指深吸气至肺总量（肺能容纳的最大气体量）位置后，用最大力量、最快速度呼气所呼出的最大气体量。对于阻塞性通气功能障碍的患者，其用力肺活量常小于正常肺活量。

3．第 1 秒用力呼气容积

第 1 秒用力呼气容积（forced expiratory volume in one second, FEV_1）是指在肺总量位置用最大力量、最快速度呼气 1 s 所呼出的气体量。FEV_1/FVC 是评价气流受限的敏感指标。若患者吸入支气管扩张药后，测得 $FEV_1/FVC<70\%$，则可被诊断为不完全可逆性气流受限。

4．慢性阻塞性肺疾病严重程度分级

临床上可根据 FEV_1 的下降程度和临床症状进一步评定患者病情的严重程度，具体分级标准如表 7-3 所示。

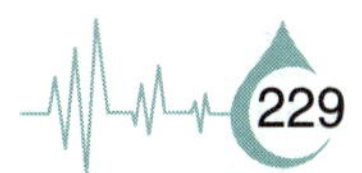

表 7-3　慢性阻塞性肺疾病患者病情的严重程度分级标准

分级	FEV_1 占预计值百分比	气流受限程度	临床症状
Ⅰ级	≥80%	轻度	伴有或不伴有咳嗽、咳痰等慢性症状
Ⅱ级	50%～80%	中度	常伴有咳嗽、咳痰、活动后呼吸困难等慢性症状
Ⅲ级	30%～50%	重度	多伴有咳嗽、咳痰、呼吸困难等慢性症状，且反复出现急性加重情况
Ⅳ级	<30%	极重度	伴慢性呼吸衰竭，可合并肺心病及右心功能不全或衰竭

（二）运动功能评定

1．运动负荷试验

指导患者在活动平板或功率自行车上运动，并按一定程序逐步增加患者的运动负荷，观察其最大摄氧量、最大心率、最大代谢当量（维持静息代谢所需要的耗氧量）、运动时间等，以判断其心、肺、骨骼肌等的储备功能和机体对运动的耐受能力。

2．计时步行距离试验

指导患者步行 6 min 或 12 min，记录其步行的距离，吸氧和暂停步行的次数、时间，以判断患者的运动能力及运动中发生低氧血症的可能性。

3．耐力运动试验

指导患者在固定自行车或步行器上运动，并选用最高运动负荷（由运动负荷试验测得）的 75%～85%作为固定负荷，记录患者的运动速度和时间。

4．呼吸肌力测定试验

呼吸肌力测定主要包括最大吸气压（在残气容积或功能残气量位置阻断气道，用最大力量、最快速度吸气所能产生的口腔压）、最大呼气压（在肺总量位置阻断气道，用最大力量、最快速度呼气所能产生的口腔压）和跨膈压（腹内压与胸腔内压的差值）的测定。它代表全部呼吸肌的最大功能，是反映咳嗽和排痰能力的指标。

康复小锦囊

在运动功能评定中，停止试验的指征有以下几种：① 重度气短，血氧分压下降幅度超过 2.67 kPa；② 血氧分压小于 7.33 kPa，二氧化碳分压上升幅度超过 1.33 kPa；③ 二氧化碳分压大于 8.6 kPa，出现心肌缺血或心律失常的症状与体征，疲劳，收缩压上升幅度超过 2.67 kPa；④ 收缩压大于 33.3 kPa；⑤ 在增加运动负荷时血压反而下降。

（三）日常生活活动能力评定

日常生活活动能力评定的方法详见项目二任务五。

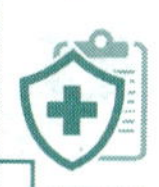

（四）心理评定

心理的评定方法详见项目二任务六。

四、慢性阻塞性肺疾病患者的康复护理原则与目标

（一）康复护理原则

1. 个体化

依据患者的全身情况、康复需求、家庭情况及所处的疾病阶段等，为患者制订个体化的康复护理方案。

2. 整体化

在对患者进行康复护理时，不仅要考虑心、肝等脏器的具体情况，还要兼顾患者的心理状况、体能和周围环境等因素。

3. 循序渐进

对患者进行康复护理时，应使护理项目从少到多，护理内容从易到难，项目训练量从小到大。此外，要注意观察患者在训练时和训练后的反应，以防其出现呼吸性酸中毒和呼吸衰竭等并发症。

（二）康复护理目标

1. 短期目标

（1）改善患者的胸廓活动，使其获得轻松、正常的呼吸方式；指导患者形成有效的呼吸模式，以支持和改善其心肺功能。

（2）提高患者的机体能量储备，以改善或维持其体力；帮助患者放松相关呼吸肌，以提高其呼吸效率。

（3）改善患者的心理状况，使其建立控制呼吸能力的信心；指导患者放松精神，缓解其焦虑、抑郁、紧张、暴躁等精神症状。

2. 长期目标

（1）积极为患者开展呼吸和运动训练，改善其呼吸功能；通过物理治疗手段防治并发症、消除后遗症。

（2）提高患者的机体免疫力，改善其全身情况；增强患者的日常生活活动能力，提高其生活质量。

五、慢性阻塞性肺疾病患者的康复护理措施

（一）生活护理

（1）为患者提供安静、清洁、冷暖适宜的环境，保持室内空气流通。

（2）为患者提供高能量、高蛋白、高维生素、易消化的饮食，同时应注意维生素及矿物质的补充。

（3）嘱患者忌烟、酒及辛辣食物。

（4）指导患者多饮水，以稀释痰液。对于痰液黏稠难以咳出者，嘱其少量多次饮水

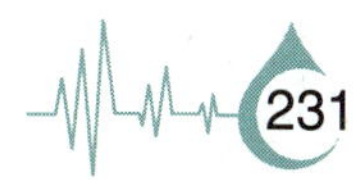

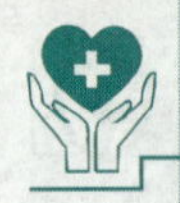

（每次饮水 30～50 mL，每 10～20 min 饮水 1 次），并保证每天饮水量为 1 500～2 000 mL。

（二）病情观察

（1）观察患者咳嗽、咳痰、呼吸困难的严重程度，以及痰液的量、颜色和性状。

（2）监测患者动脉血气、水电解质平衡和酸碱平衡的情况。

（3）观察患者的呼吸状况和机体缺氧的程度，以及有无二氧化碳潴留的表现。

（4）观察患者的精神状态。

（三）排痰训练

1．有效咳嗽训练

指导患者进行有效咳嗽训练，具体方法如下：① 在咳嗽前，指导患者进行数次腹式呼吸训练；② 嘱患者先深吸气，以达到必要的吸气容量；③ 在吸气末短暂（3～5 s）屏气，使气体在肺内达到最大的分布；④ 嘱患者身体前倾、收缩腹肌，使腹压增大；⑤ 指导患者在感到肺泡压力明显增高时，将声门打开，连续进行 2～3 次短促有力的咳嗽，将痰液迅速咳出体外。

慢性阻塞性肺疾病患者的排痰训练

2．胸部叩击

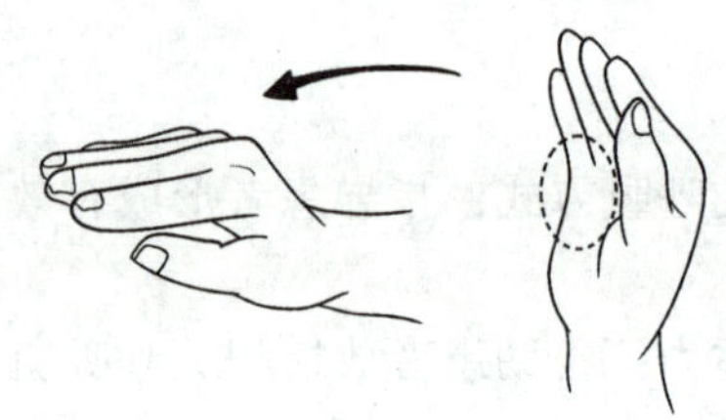
图 7-3　叩击手势

利用叩击可使黏附在支气管上的分泌物从支气管壁脱离并移至较大的支气管而排出。胸部叩击的具体方法如下：① 帮助患者取合适的体位，一般为坐位或侧卧位；② 一手五指并拢成弓形（见图 7-3），用腕关节带动手掌，以患者能承受的中等力度，以 40～50 次/min 的频率，由上至下、由外至内叩击其需要治疗的肺部所对应的胸壁，每次持续 10～15 min；③ 指导患者身体略向前倾，腹肌用力收缩，在深吸气后屏气 3～5 s 再咳嗽，重复数次；④ 注意患者咳嗽后的心率、血氧饱和度和呼吸音。

需要注意的是，对于高龄或皮肤易破损的患者，可用薄毛巾或其他保护物覆盖在叩击部位，以保护皮肤。

康复互动坊

两人一组进行胸部叩击模拟练习。

3．体位引流

帮助患者取适当的体位，利用重力的作用，将患者肺段内积聚的分泌物引流至支气管开口处并排出。引流的部位不同，采取的体位也不同。例如，引流肺上叶时，取高坡位；引流肺上叶后段时，取半俯卧位，并左右侧交替；引流右侧肺部时，取左侧卧位，且胸下垫枕头；引流肺下段时，取头低脚高位；等等。

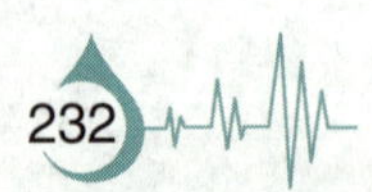

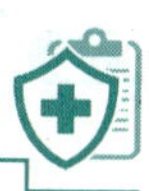

（四）有氧训练

根据计时步行距离试验结果，为患者制订亚极量（运动负荷为最高运动负荷的70%～85%）行走和登梯训练计划，以改善患者的耐力。待患者有一定耐力后，指导患者进行户外步行（走平路）、游泳和爬山等有氧训练，具体方法如下：

（1）指导患者进行 5 min 适宜运动强度的有氧训练，适应后逐渐增加训练时间。

（2）当患者能耐受每次 20 min 训练后，逐步增加训练的运动量。

需要注意的是，患者每次训练后的心率应较安静值至少增加 20%～30%，并在停止训练后 5～10 min 恢复到安静值。

康复小锦囊

提高有氧训练康复效果的方法有以下几种：① 在训练前使用支气管扩张剂；② 对于训练期间出现低氧血症者，可在吸氧状态下训练；③ 对于肺功能极重度障碍者，可在吸氧联合无创通气状态下进行训练；④ 对于处于重症监护室或卧床时间较长的患者，可联合神经肌肉电刺激进行训练。

（五）呼吸训练

具体方法详见项目三任务一。

（六）氧疗护理

嘱患者每天进行 15 h 以上或夜间持续低流量（1～2 L/min）的氧疗。此外，应根据患者的缺氧程度和二氧化碳潴留程度，为其选择鼻导管、面罩或机械通气给氧。

（七）作业治疗

根据患者的实际情况，有针对性地为其选择可接受的作业治疗。这样不仅可以改善患者的心肺功能，还能增强患者独立生活的信心，减少对他人的依赖，使患者可以发挥更大的潜能，更好地回归家庭、社会。

（八）心理康复护理措施

根据患者的心理评定结果，采取相应的心理康复护理措施，帮助患者以积极主动的态度参与康复治疗，以提高治疗效果。

六、慢性阻塞性肺疾病患者的康复护理指导

（一）科普疾病知识

向患者及其家属介绍肺的结构与功能、慢性阻塞性肺疾病的药物治疗方案和日常的运动锻炼方式等。

（二）正确使用氧气

在使用氧气时，嘱患者及其家属将氧疗设备远离火源，避免发生火灾及爆炸。

（三）预防呼吸道感染

指导患者注意保暖，预防感冒；适当运动，以增强体质，提高免疫力。也可建议患者通过注射生物制剂、服用中药等方法，调理身体、提高免疫力，以预防感冒。

（四）戒烟

对于吸烟的患者，向其强调吸烟的危害，并督促其戒烟。

（五）避免吸入有害粉尘、烟雾或气体

指导患者戴口罩，以避免吸入有害粉尘、烟雾或气体。

康复风向标

《慢性呼吸系统疾病防治行动实施方案（2024—2030年）》解读

一、制定背景

为进一步细化《健康中国行动（2019—2030年）》任务目标，明确工作路径，切实保障慢性呼吸系统疾病防治行动落地生效，国家卫生健康委制定了《慢性呼吸系统疾病防治行动实施方案（2024—2030年）》（以下简称《方案》）。

二、目标要求

《方案》要求到2030年，慢性呼吸系统疾病防治体系进一步完善，危险因素综合防控取得阶段性进展，慢性呼吸系统疾病基层筛查能力及规范化管理水平显著提升，70岁及以下人群慢性呼吸系统疾病死亡率下降到8.1/10万及以下。

三、主要内容

（1）控制危险因素，降低慢性呼吸系统疾病发病风险。

（2）完善慢性呼吸系统疾病防治服务体系。

（3）加强慢性呼吸系统疾病规范诊疗和质量控制。

（4）提升慢性呼吸系统疾病中医药防治能力。

（5）推动慢性呼吸系统疾病健康支持和康复治疗。

（6）加强慢性呼吸系统疾病的监测与评定。

（7）实施综合保障，减轻患者疾病负担。

（8）加强相关学科专业建设和科学研究。

四、实施措施

（1）要求各地、各有关部门建立健全防治工作领导协调机制，加强资源协同，密切协调配合。

（2）将慢性呼吸系统疾病防治纳入地方重要民生工程，统筹推进慢性呼吸系统疾病防治行动与健康中国其他有关专项行动。

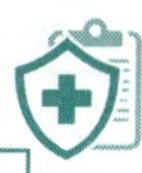

（3）强化宣传引导，充分调动社会力量广泛参与，营造有利于慢性呼吸系统疾病防治的良好氛围。

（4）加强对防治工作的动态评定，督促各项目标和任务完成。

资料来源：《关于印发健康中国行动——慢性呼吸系统疾病防治行动实施方案（2024—2030 年）的通知》，中华人民共和国中央人民政府官网，2024 年 7 月 19 日，有改动

任务实施

结合本任务所学知识，根据表 7-4 完成任务实施。

表 7-4　任务实施活动表

类别	任务描述
学习回顾	回顾慢性阻塞性肺疾病的概述，慢性阻塞性肺疾病患者的主要功能障碍、康复护理评定、康复护理原则与目标、康复护理措施、康复护理指导
模拟操作	（1）学生自由分组，每组 8～10 人 （2）根据任务导入的情景，组员扮演护士长、实习护士小张和患者周先生进行情景模拟 （3）模拟内容至少包括以下几个方面：① 护士长协助小张对周先生进行宣教；② 护士长协助小张详细了解周先生的功能障碍并对其进行康复护理评定；③ 护士长指导小张对周先生实施康复护理 （4）其余组员仔细观看，并提出意见
总结思考	根据点评意见，总结模拟操作中的不足，思考解决问题的方法并改正
	总结本任务学习中遇到的难题及其解决方法
	总结本任务学习的收获与感受

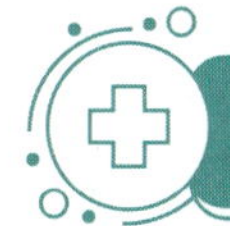

任务三　促进糖尿病患者的康复

任务导入

患者李先生，65 岁，因多饮、多尿、消瘦 2 月余，加重 1 周就诊。医生经询问得知：患者自发病以来体重已下降 5 kg，既往身体健康状况良好，无其他重大疾病，但有过量饮酒和饮食不规律的习惯，以及糖尿病家族史。体格检查结果显示，体温 36.8℃，心率 76 次/min，血压 130/85 mmHg，身高 170 cm，体重 90 kg。实验室检查结果显示，空腹血糖在 6.5～7.5 mmol/L，餐后 2 h 血糖在 13～13.5 mmol/L，糖化血红蛋白为 7%。医生综合临床症状和检查结果，诊断该患者为糖尿病。

任务描述

根据诊断结果，护士长计划带实习护士小王一起完成对患者李先生的康复护理。

一、糖尿病的概述

糖尿病是指由多种病因引起的以慢性高血糖为特征的内分泌疾病，可分为1型糖尿病、2型糖尿病、妊娠糖尿病、特殊类型糖尿病四种类型，其中常见的是1型糖尿病和2型糖尿病。糖尿病的典型症状是“三多一少”，即多饮、多食、多尿、不明原因体重下降。

二、糖尿病患者的主要功能障碍

（一）生理功能障碍

1. 糖尿病视网膜病变

糖尿病可导致微血管病变，累及视网膜后引起视网膜病变，轻者出现视力模糊，严重者出现继发性视网膜脱离而失明。

2. 糖尿病神经病变

糖尿病神经病变以周围神经病变常见。患者常先出现肢端感觉异常，伴麻木感、烧灼感、针刺感或踩棉花感，有时伴有痛觉过敏；随后出现肢体隐痛、刺痛，夜间及寒冷季节加重；后期感觉丧失，运动神经受累，出现肌力减弱甚至肌肉萎缩。

3. 糖尿病心血管病变

糖尿病易引起心脏微血管病变和心肌代谢紊乱，导致心肌广泛性坏死，诱发心力衰竭、心律失常、心源性休克和猝死。糖尿病引起的大动脉病变可诱发冠心病，使患者出现胸闷、胸痛、心悸等症状，甚至发生心肌梗死而危及生命。

4. 糖尿病脑血管病变

临床上，糖尿病脑血管病变常引起脑梗死，导致患者出现运动感觉功能障碍（偏瘫）、言语障碍（失语）和认知功能障碍等。

5. 糖尿病肾病

糖尿病肾病早期多表现为蛋白尿、水肿和高血压，随病情进展可发展为终末期肾衰竭。

6. 糖尿病下肢动脉血管病变

糖尿病可导致下肢动脉（如股深动脉、胫前动脉等）血管病变，表现为下肢动脉狭窄或闭塞。大多数糖尿病下肢动脉血管病变患者无症状，但有10%～20%的患者会出现间歇性跛行（行走时出现腓肠肌麻木、疼痛甚至痉挛，皮肤有蚁行感，休息后症状自行消失，但行走一段距离后又出现上述症状），严重者会因下肢缺血性溃疡、坏死而截肢。

7. 糖尿病足

糖尿病足是糖尿病患者截肢、致残的主要原因之一。根据病因，糖尿病足可分为神

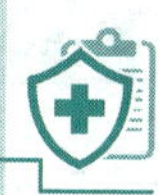

经性糖尿病足、缺血性糖尿病足和混合性糖尿病足三类，轻者表现为足部畸形，皮肤干燥、发凉，严重者可出现足部溃疡与坏疽。

（二）心理障碍

患者需终身服药、严格控制饮食及频繁测血糖或注射胰岛素，不仅给日常生活带来极大的不便，同时也加重了经济负担，这些使患者承受了巨大的心理负担，导致其易产生抑郁、焦虑和自卑等异常心理。

（三）日常生活活动能力与社会参与能力障碍

患者的生理功能障碍和心理障碍，均会导致患者的日常生活活动、劳动和社会交往等能力降低，严重影响生活质量。

三、糖尿病患者的康复护理评定

（一）实验室检查指标评定

我国目前采用 WHO 糖尿病专家委员会于 1999 年提出的诊断标准，如表 7-5 所示。其中，糖化血红蛋白 A_1 能反映患者检查前 2～3 个月的平均血糖水平，是评定患者长期血糖控制情况的“金标准”。

表 7-5　糖尿病的诊断标准

诊断标准	静脉血浆葡萄糖或糖化血红蛋白 A_1 水平
有典型糖尿病症状者	
加上随机血糖	≥ 11.1 mmol/L
或加上空腹血糖	≥ 7 mmol/L
或加上口服葡萄糖耐量试验 2 h 血糖	≥ 11.1 mmol/L
或加上糖化血红蛋白 A_1	≥ 6.5%
无糖尿病典型症状者，须改日复查确认	

注：随机血糖是指不考虑上次用餐时间，一天中任意时间的血糖；空腹是指至少 8 h 没有进食；若无典型糖尿病症状，则需隔日将同一指标再测一次予以证实，诊断才能成立。

（二）靶器官损害程度评定

1．眼

每半年为患者检查一次视力及眼底，以评定患者的视网膜情况，确认有无发生糖尿病视网膜病变。

2．肾脏

每半年为患者检查一次尿常规、尿白蛋白/肌酐比值、血肌酐、尿素氮和肝肾功能，以评定患者的肾脏情况，确认有无发生糖尿病肾病。

3．神经系统

每半年到一年为患者检查一次肌电图，以评定患者神经传导速度和痛觉阈值情况；或

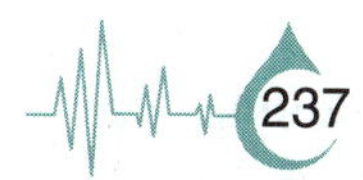

检查患者四肢腱反射、振动觉、触觉等，以评定患者的神经系统情况，确认有无发生糖尿病周围神经病变。

4. 足

定期观察患者足背动脉、胫后动脉的搏动情况，皮温、皮色情况，以及足部有无溃疡、真菌感染等表现；也可每年为患者检查一次双下肢血管彩超，以评定患者的足部情况，确认有无发生糖尿病足。

5. 其他

建议合并冠心病或脑血管疾病的患者定期复查心电图、心脏彩超，必要时复查头颅CT，以评定自身身体状况。

（三）糖尿病治疗效果评定

糖尿病的控制目标（见表7-6）对评定患者的康复治疗效果有较好的参考价值。

表7-6 糖尿病的控制目标

项目	控制目标
空腹血糖	4.4～7 mmol/L
餐后2 h血糖	<10 mmol/L
糖化血红蛋白 A_1	<7%
血压	<130/80 mmHg
体重指数	<24 kg/m^2

（四）心理评定

心理的评定方法详见项目二任务六。

（五）日常生活活动能力评定

日常生活活动能力评定的方法详见项目二任务五。

（六）生活质量评定

生活质量评定的方法详见项目二任务五。

四、糖尿病患者的康复护理原则与目标

（一）康复护理原则

1. 早期开展

明确患者的主要功能障碍，尽早制订正确的康复护理方案。

2. 综合康复

为患者提供饮食康复护理、运动康复护理、药物康复护理、血糖监测和心理康复护理等全面的康复护理。

3. 个性化方案

依据患者的不同类型、不同临床表现、不同并发症制订个性化的康复护理方案。

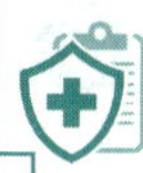

（二）康复护理目标

1．短期目标

（1）控制血糖，纠正各种代谢紊乱，促进糖、蛋白质、脂肪代谢功能正常，消除临床症状。

（2）控制病情，防治并发症，或减轻由各种并发症导致的功能障碍，降低患者的致残率和病死率。

（3）保证患有妊娠糖尿病的妇女正常妊娠、分娩。

（4）巩固和提高患者饮食康复护理和药物康复护理的效果。

2．长期目标

（1）通过开展糖尿病教育，使患者掌握糖尿病的防治知识，提升自我保健能力，学会自我监测技能。

（2）维持患者基本的体能和运动量，提高其生活和工作能力。

（3）提高患者的生活质量，使其能正常参与社会劳动和社交活动。

（4）保证患有糖尿病的儿童、青少年的正常生长发育。

五、糖尿病患者的康复护理措施

（一）饮食康复护理措施

饮食康复护理是糖尿病康复护理的首要措施，其目的是通过控制患者的总能量摄入和体重，来调节其血糖水平和代谢紊乱状况。在饮食康复护理中应注意以下几点：

（1）向患者说明饮食康复护理的目的和重要性，调动其积极性。

（2）根据患者的性别、年龄和体重计算其每天所需的总能量，并按少食多餐的方式分配能量。此外，要严格限制患者糖果、蜂蜜及含糖饮料的摄入量。

（3）鼓励患者多摄入纤维素含量高的食物，如麦麸、玉米、燕麦、豆类、蔬菜等，以保持患者大便通畅。

（4）每周为患者测量一次体重。注意测量时衣服重量要相同，且用同一磅秤。患者每周的体重改变应尽量控制在 2 kg 以内。

（5）控制患者食盐的摄入量，一般建议每天食盐摄入量不超过 5 g，合并高血压的患者每天食盐摄入量应小于 3 g。

（二）运动康复护理措施

1．运动前护理

在制订运动康复护理方案前，应对患者进行全面体格检查，尤其注意对其双足的检查。若为患者选择下肢运动，则注意嘱其选择较软的运动鞋和宽松的袜子，以免运动中摩擦造成皮肤破损。

2．运动时机、时长、频率的选择

（1）患者的运动康复护理应与药物康复护理、饮食康复护理等相互配合。最佳运动时机为餐后 1～2 h。

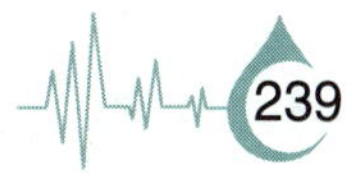

（2）运动时长应从 10 min 开始，逐步增至 40 min，其中要穿插必要的休息时间。此外，达到靶心率的运动时长以 20～30 min 为宜。

康复小锦囊

靶心率是指临床上能获得最佳运动效果，并能确保运动安全的心率。

（3）运动频率以每周 3～4 次或每天 1 次为宜。

3．适应证

运动康复护理主要适用于病情控制稳定、体重超重（此为最佳适应证）的 2 型糖尿病患者，稳定期的 1 型糖尿病患者、妊娠糖尿病患者。

4．禁忌证

运动康复护理的禁忌证包括以下几种：① 并发各种感染、心功能或肾功能衰竭的患者；② 高血压难以控制的患者；③ 有严重坏疽、糖尿病肾病、视网膜病变、眼底出血的患者；④ 空腹血糖超过 16.8 mmol/L，血糖控制不佳的患者；⑤ 有酮症酸中毒或高渗状态的患者；⑥ 近期发生血栓的患者；等等。

5．注意事项

（1）最好协助患者做有氧训练，如步行、慢跑、骑自行车、做广播体操、打太极拳等，其中步行安全且容易坚持，可作为首选运动。

（2）嘱患者运动时尽量避免恶劣天气，天气炎热时要保证水的摄入，天气寒冷时要注意保暖。

（3）避免在患者将要运动的肢体上注射胰岛素，以免加快该部位对胰岛素的吸收，诱发低血糖反应。

（4）指导患者从小运动量开始并逐步增加运动量，同时密切观察患者运动前、中、后的血糖及症状的改变，不断调整运动方案。而且运动要适量，避免患者过度劳累引起酮症酸中毒，使病情加重。

（5）嘱患者运动时随身携带糖果，当出现饥饿感、心慌、出冷汗、头晕、四肢乏力或颤抖等低血糖症状时可及时食用。当患者身体状况不好时，应立即使其停止运动。

（6）指导患者在运动时随身携带糖尿病卡，卡上注明患者的姓名、年龄、家庭住址、电话号码和病情，以备不时之需。

（三）药物康复护理措施

1．口服降糖药康复护理

（1）嘱患者遵医嘱服用降糖药物，不可随意增减药量或停药。如果患者某次忘记服用降糖药，应告知其下次服药时按平常剂量服用，不要补服，否则会引起低血糖反应。

（2）嘱患者按时服用降糖药物，例如，磺酰脲类药物多在餐前半小时服用；双胍类药物因有胃肠道反应，宜餐中或餐后服。

（3）定期观察并记录患者的尿量、血糖、自觉症状等，以便医生及时为患者调整药物和剂量。

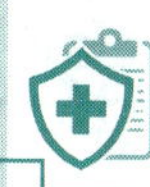

2. 胰岛素康复护理措施

胰岛素制剂分为超短效胰岛素类似物、短效胰岛素、中效胰岛素、长效胰岛素、长效胰岛素类似物、预混胰岛素、预混胰岛素类似物和双胰岛素类似物。胰岛素注射应遵医嘱正确执行，确保制剂种类和剂量准确，以及注射时间、部位、方法准确。

（1）注射时间：由于不同种类的胰岛素具有不同的起效时间，护士应严格遵照医嘱，在规定的时间内为患者注射相应的胰岛素。

（2）注射部位：常选用腹部、大腿外侧和臀部外上侧等处。注射部位应经常更换，以免形成局部硬结和皮下脂肪增生，影响药物吸收及治疗效果。

（3）注射方法：通常采用皮下注射法。若采用肌内注射，则可能引发不良反应。

（4）注射后观察：测量患者餐后 2 h 的血糖，根据餐后血糖变化，遵医嘱为患者调整胰岛素的剂量。

（5）胰岛素的存取：未开封的胰岛素应储存在 2～8℃的环境中，避免冷冻、阳光直射和反复振荡；已开封的胰岛素可在室温下阴凉、避光处保存（一般可保存 1 个月）。此外，抽取胰岛素前，应先确认胰岛素是否存在结晶体、浮游物或颜色变化等异常现象。

（四）血糖监测

血糖监测是糖尿病康复护理的重要组成部分。坚持长期监测血糖对了解病情、调整药物、预防或延缓并发症非常重要。

糖尿病患者的血糖测定

1. 监测方法

血糖监测多采用血糖仪法。

2. 监测时间

血糖监测时间主要包括以下两种方案：一种是 5 点法，即测量空腹、三餐后 2 h、睡前的血糖；另一种是 7 点法，即测量三餐前、三餐后 2 h、睡前或夜间的血糖。当患者感觉不适或出现特殊情况时，可随时增加测量的次数。

（五）心理康复护理措施

根据患者的心理评定结果，对其进行个性化的心理康复护理，以改善其焦虑、烦躁等异常心理。常用的方法有精神分析法、生物反馈疗法和音乐疗法。

（六）常见并发症的预防与康复护理措施

1. 糖尿病足的康复护理措施

（1）减轻足部的压力：① 指导患者使用治疗性鞋（根据足畸形和患者的活动水平所设计的开放型运动鞋或特制的矫正鞋）。例如，对于只允许使用足后部步行的患者，建议穿“半鞋”（见图 7-4）和“足跟开放鞋”等；② 指导患者使用能将足装入的全接触式支具或特殊的支具靴；③ 必要时指导患者使用拐杖和轮椅。

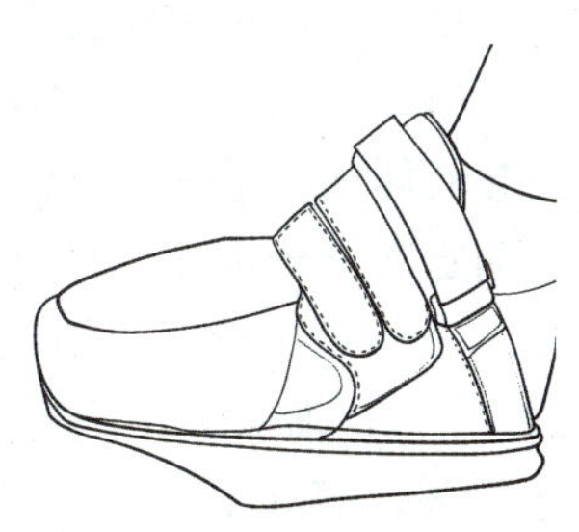

图 7-4　半鞋

（2）运动护理：① 指导患者做患肢伸直抬高运动、踝关节的背伸和跖屈运动、足趾的伸屈运动等；② 推荐足部保护性感觉丧失的患者进行游泳、骑自行车、划船、坐式运动及手臂运动；③ 避免患者长时间行走、跑步和爬楼梯。

（3）局部护理：协助医生对患者病变局部进行清创、包扎、用药、手术等。对足部深部感染的患者，嘱其积极接受治疗，如抗生素治疗、切开排脓、截肢术治疗等。

（4）物理治疗：主要适用于糖尿病足出现溃疡的患者，可控制感染、增加血供和刺激溃疡面肉芽组织生长。常采用的方法有红外线疗法、激光疗法和高压氧治疗等。

（5）作业治疗：根据患者足部的具体情况，选择合适的作业治疗技术（详见项目三任务二），以改善其步行功能，提高其日常生活活动能力。

（6）心理康复护理：糖尿病足溃疡经久不愈及其对步行功能的限制，影响了患者的工作、生活和社会交往，加之面临截肢的风险，进一步加重了患者的心理负担。因此，对患者进行及时的心理康复护理至关重要，这不仅可以帮助患者缓解心理负担、树立战胜疾病的信心，还可以提高治疗效果。

2. 感染性疾病的预防与康复护理措施

（1）呼吸系统感染的预防与康复护理：① 定时为患者翻身拍背；② 鼓励患者咳嗽和做深呼吸，每天至少为患者做一次彻底有效的体位排痰，并按支气管走向叩击背部，使痰液排出；③ 怀疑呼吸道感染时，应遵医嘱为患者做痰培养检查。

（2）尿路感染的预防与康复护理：① 指导并协助患者每次小便后用温水清洗外阴部，洗后擦干，以防止和减少瘙痒与湿疹的发生；② 每天为留置导尿管的患者进行尿道口清洗及消毒，操作前后应洗手，并严格无菌操作；③ 鼓励患者多饮水，指导其训练膀胱功能。

（3）皮肤感染的预防与康复护理：① 鼓励患者勤洗澡、勤换衣服，保持皮肤清洁，以防皮肤感染；② 指导患者选择质地柔软的衣服；③ 若患者出现有皮肤感染，则应立即告知医生并协助处理，同时嘱患者伤口局部不可随意用药，尤其是刺激性药物，不使用偏方；④ 要严格无菌操作。

（4）口腔感染的预防与康复护理：① 嘱患者注意口腔卫生，勤刷牙；② 定期测试患者口腔的酸碱度和菌群情况，配制具有针对性治疗作用的漱口水；③ 推荐患者使用软毛牙刷，以避免损伤牙龈。

3. 糖尿病酮症酸中毒的康复护理措施

当患者出现明显乏力、口渴、食欲减退、恶心、呕吐、头痛、烦躁、嗜睡、呼吸有烂苹果味时提示酮症酸中毒，应采取以下康复护理措施：

（1）病情观察：① 严密观察和记录患者的神志、瞳孔、呼吸、血压、脉搏、心率及24 h液体出入量等的变化情况；② 监测并记录患者的血糖、尿糖、血酮、尿酮水平，以及动脉血气分析和电解质的变化情况，注意有无水电解质平衡及酸碱平衡紊乱。

（2）对症护理：① 立即为患者建立静脉通道，准确执行医嘱，确保液体和胰岛素的输入；② 确保患者绝对卧床休息，注意为其保暖；③ 对昏迷患者，按昏迷常规程序进行护理，直至其尿酮转为阴性，若患者神志恢复、可进食，则遵医嘱予皮下注射胰岛素，纠正水电解质及酸碱失衡；④ 积极协助医生消除诱因和预防并发症。

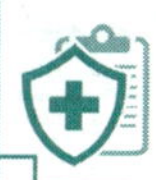

六、糖尿病患者的康复护理指导

康复护理指导是糖尿病患者康复护理的核心，贯穿其康复护理的全过程。

（一）疾病知识科普

指导患者及其家属了解糖尿病的相关知识，使其能积极配合护士进行康复，能规律生活、戒烟酒、注意个人卫生、做好足部护理。

（二）饮食指导

指导患者了解饮食在控制病情、防治并发症中的重要作用，指导其掌握饮食康复护理的具体要求和措施。

（三）运动指导

指导患者了解运动的重要性，使其掌握基本的运动方法。此外，嘱患者牢记运动时的注意事项，例如，在外出运动时随身携带糖尿病卡和糖果，以便发生紧急情况时能够得到及时救治。

（四）用药指导

向患者详细讲解药物的名称、剂量、给药时间和方法，指导患者正确用药。嘱患者不要随意增减药量，并指导其掌握正确处理低血糖的措施。

（五）血糖自我监测指导

指导患者定期监测血糖。例如，指导使用口服降糖药的患者每周测量 2～4 次空腹或餐后 2 h 血糖；指导使用胰岛素治疗的患者根据胰岛素治疗方案进行相应血糖测量；嘱所有患者每 2～3 个月复查糖化血红蛋白，每年定期检查眼底和肾功能。

（六）心理指导

帮助患者找到缓解心理负担的方法；鼓励家属关心和帮助患者，给予患者精神支持和生活照顾。

任务实施

结合本任务所学知识，根据表 7-7 完成任务实施。

表 7-7　任务实施活动表

类别	任务描述
学习回顾	回顾糖尿病的概述，糖尿病患者的主要功能障碍、康复护理评定、康复护理原则与目标、康复护理措施、康复护理指导
模拟操作	（1）学生自由分组，每组 8～10 人 （2）根据任务导入的情景，组员扮演护士长、实习护士小王和患者李先生进行情景模拟

续表

类别	任务描述
模拟操作	（3）模拟内容至少包括以下几个方面：① 护士长协助小王对李先生进行宣教；② 护士长协助小王详细了解李先生的功能障碍，并对其进行康复护理评定；③ 护士长指导小王对李先生实施康复护理 （4）其余组员仔细观看，并提出意见
总结思考	根据点评意见，总结模拟操作中的不足，思考解决问题的方法并改正
	总结本任务学习中遇到的难题及其解决方法
	总结本任务学习的收获与感受

项目学习效果检测

一、填空题

1．冠心病患者的Ⅲ期康复运动以________为主。

2．糖尿病患者的康复护理原则为________、________、________。

3．糖尿病足严重者可出现________和________。

4．慢性阻塞性肺疾病的康复护理原则为________、________、________。

5．通常来说，慢性阻塞性肺疾病的首发症状为________。

6．冠心病患者的Ⅲ期康复护理的核心是________。

7．糖尿病患者康复护理的核心是________。

二、单项选择题

1．下列关于冠心病患者的主要功能障碍描述，错误的是（　　）。

A．心血管功能障碍　　B．呼吸功能障碍

C．全身运动耐力减退　　D．认知障碍

E．代谢功能障碍

2．为评定视网膜的状况，糖尿病患者应每（　　）检查一次视力及眼底。

A．3 个月　　B．6 个月　　C．9 个月

D．12 个月　　E．18 个月

3．与慢性阻塞性肺疾病的发生关系最密切的因素是（　　）。

A．遗传　　B．吸烟　　C．肺组织老化

D．血管改变　　E．过敏

4．下列检查中，可反映患者一段时间内血糖水平的是（　　）。

A．空腹血糖　　B．体重指数　　C．糖化血红蛋白 A_1

D．尿糖　　E．餐后血糖

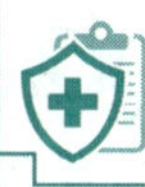

5．糖尿病患者运动的最佳时间是（　　）。

A．空腹　　B．餐后 30 min 内　　C．餐后 30 min 到餐后 1 h 内

D．餐后 1～2 h　　E．睡觉前

三、多项选择题

1．下列关于慢性阻塞性肺疾病患者的氧疗护理的描述，正确的有（　　）。

A．持续低流量吸氧

B．吸氧浓度为 1～2 L/min

C．每天吸氧 15 h 以上

D．每天吸氧 15 h 以下

E．氧疗装置定期清洁更换

2．下列关于糖尿病患者的运动康复护理注意事项的描述，正确的有（　　）。

A．运动前胰岛素或口服降糖药减量

B．运动时应随身携带糖果

C．胰岛素注射部位原则上以腹壁脐旁为好

D．最好在餐后 2 h 进行运动

E．运动时必须携带糖尿病卡

3．对慢性阻塞性肺疾病患者实施的排痰训练措施包括（　　）。

A．体位引流　　B．手法叩击排痰　　C．咳嗽排痰

D．有氧训练　　E．腹式呼吸训练

四、思考题

1．简述心功能的分级。

2．简述对慢性阻塞性肺疾病患者实施的排痰训练措施。

3．简述糖尿病足患者的康复护理措施。

项目学习成果评价

结合自身的学习情况，按照表 7-8 中的评价标准对本项目的学习成果进行自评，并请任课教师进行评价。

表 7-8　项目学习成果评价表

<table>
<tr><td>班级</td><td></td><td colspan="2">任课教师</td><td colspan="2"></td></tr>
<tr><td>姓名</td><td></td><td colspan="2">学号</td><td colspan="2"></td></tr>
<tr><td>项目名称</td><td colspan="5">常见慢性非传染性疾病的康复护理</td></tr>
<tr><td rowspan="2">评价项目</td><td rowspan="2" colspan="2">评价标准</td><td rowspan="2">分值</td><td colspan="2">评分</td></tr>
<tr><td>自评分</td><td>师评分</td></tr>
<tr><td rowspan="5">知识与技能</td><td colspan="2">掌握冠心病、慢性阻塞性肺疾病、糖尿病患者的康复护理措施、康复护理指导</td><td>25</td><td></td><td></td></tr>
<tr><td colspan="2">熟悉冠心病、慢性阻塞性肺疾病、糖尿病患者的主要功能障碍、康复护理评定、康复护理原则与目标</td><td>20</td><td></td><td></td></tr>
<tr><td colspan="2">了解冠心病、慢性阻塞性肺疾病、糖尿病的概念、病因等</td><td>10</td><td></td><td></td></tr>
<tr><td colspan="2">能正确对患者实施康复护理评定</td><td>10</td><td></td><td></td></tr>
<tr><td colspan="2">能根据患者的具体情况，实施针对性的康复护理措施</td><td>10</td><td></td><td></td></tr>
<tr><td rowspan="2">学习过程与方法</td><td colspan="2">课前自主预习，发现、提出问题；课上专心听讲，思考、解决问题；课后积极复习，归纳、应用知识</td><td>5</td><td></td><td></td></tr>
<tr><td colspan="2">主动参与问题讨论和小组活动，积极完成任务实施</td><td>5</td><td></td><td></td></tr>
<tr><td rowspan="3">情感与素质</td><td colspan="2">热爱康复护理行业，具备良好职业素养</td><td>5</td><td></td><td></td></tr>
<tr><td colspan="2">具有较强的协作能力，共同营造积极向上的小组氛围</td><td>5</td><td></td><td></td></tr>
<tr><td colspan="2">具有科学的临床康复护理理念，尊重患者的人格需求</td><td>5</td><td></td><td></td></tr>
<tr><td colspan="3">合计</td><td>100</td><td></td><td></td></tr>
<tr><td colspan="3">总分（自评分×40%+师评分×60%）</td><td colspan="3"></td></tr>
<tr><td>自我评价</td><td colspan="5"></td></tr>
<tr><td>教师评价</td><td colspan="5"></td></tr>
</table>

参考文献

[1] 梁娟，王琼，蔡佳佳．康复护理［M］．北京：中国医药科技出版社，2023．

[2] 马素慧，李葆华．康复护理学［M］．2版．北京：北京大学医学出版社，2023．

[3] 谭工，邱波．康复护理学［M］．2版．北京：中国医药科技出版社，2019．

[4] 王茂斌．中华医学百科全书•康复医学［M］．北京：中国协和医科大学出版社，2019．

[5] 吕玉梅，李海舟．康复护理学基础［M］．2版．北京：人民卫生出版社，2018．

[6] 姜贵云，李文忠．康复护理学［M］．北京：化学工业出版社，2018．

[7] 黄晓琳，燕铁斌．康复医学［M］．6版．北京：人民卫生出版社，2018．

[8] 燕铁斌，尹安春．康复护理学［M］．4版．北京：人民卫生出版社，2017．